多囊卵巢综合征
指南解读

主　编　陈子江　乔　杰　黄荷凤
副主编　田秦杰　石玉华

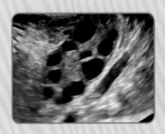 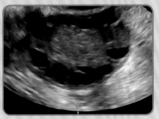

U0231954

人民卫生出版社

图书在版编目（CIP）数据

多囊卵巢综合征指南解读 / 陈子江，乔杰，黄荷凤
主编 . —北京：人民卫生出版社，2019.11
　ISBN 978-7-117-28942-9

　Ⅰ.①多… Ⅱ.①陈…②乔…③黄… Ⅲ.①卵巢疾
病 - 综合征 - 诊疗 - 指南 Ⅳ.①R711.75-62

中国版本图书馆 CIP 数据核字（2019）第 212903 号

人卫智网	www.ipmph.com	医学教育、学术、考试、健康，
		购书智慧智能综合服务平台
人卫官网	www.pmph.com	人卫官方资讯发布平台

多囊卵巢综合征指南解读

主　　编：陈子江　乔　杰　黄荷凤
出版发行：人民卫生出版社（中继线 010-59780011）
地　　址：北京市朝阳区潘家园南里 19 号
邮　　编：100021
E - mail：pmph @ pmph.com
购书热线：010-59787592　010-59787584　010-65264830
印　　刷：北京顶佳世纪印刷有限公司
经　　销：新华书店
开　　本：710×1000　1/16　印张：16
字　　数：279 千字
版　　次：2019 年 11 月第 1 版　2019 年 11 月第 1 版第 1 次印刷
标准书号：ISBN 978-7-117-28942-9
定　　价：89.00 元
打击盗版举报电话：010-59787491　E-mail：WQ @ pmph.com
质量问题联系电话：010-59787234　E-mail：zhiliang @ pmph.com

编 者（以姓氏笔画为序）

刁飞扬（南京医科大学第一附属医院 / 江苏省人民医院）

马　翔（南京医科大学第一附属医院 / 江苏省人民医院）

石玉华（山东大学附属生殖医院）

田秦杰（中国医学科学院北京协和医院）

吕淑兰（西安交通大学第一附属医院）

乔　杰（北京大学第三医院）

刘嘉茵（南京医科大学第一附属医院 / 江苏省人民医院）

阮祥燕（首都医科大学附属北京妇产医院）

孙　赟（上海交通大学医学院附属仁济医院）

李　昕（复旦大学附属妇产科医院）

李　敬（山东大学附属生殖医院）

李　蓉（北京大学第三医院）

李光辉（首都医科大学附属北京妇产医院）

杨　菁（武汉大学人民医院）

杨冬梓（中山大学孙逸仙纪念医院）

吴　洁（南京医科大学第一附属医院 / 江苏省人民医院）

吴瑞芳（北京大学深圳医院）

张　丹（浙江大学医学院附属妇产科医院）

张　炜（复旦大学附属妇产科医院）

陈子江（山东大学附属生殖医院）

赵君利（宁夏医科大学总医院）

郝桂敏（河北医科大学第二医院）

徐丛剑（复旦大学附属妇产科医院）

黄　薇（四川大学华西第二医院 / 华西妇产儿童医院）

黄荷凤（中国福利会国际和平妇幼保健院）

梁晓燕（中山大学附属第六医院）

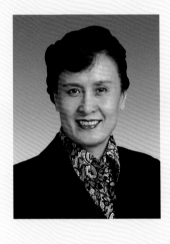

陈子江　教授

妇产科学、生殖医学主任医师，山东大学讲席教授，国家百千万人才。现任山东大学副校长、齐鲁医学院院长，山东省立医院妇产科主任，山东大学附属生殖医院首席专家，国家辅助生殖与优生工程技术研究中心主任，生殖内分泌教育部重点实验室主任，上海市辅助生殖与优生重点实验室主任；担任国际生殖学会联盟（IFFS）常务执委兼秘书长，*Human Reproduction Update* 副主编，《中华妇产科杂志》副总编辑。

从事妇科内分泌、生殖医学和生殖遗传学临床与基础研究工作 30 多年，以妇科内分泌重大疾病及不孕症为重点，进行了系统性、原创性研究。主持国家重大科学研究计划（"973 计划"项目）、"863 计划"、国自然重点和重大项目（课题）、国家卫健委行业重大专项等国家级课题 20 多项。以通讯作者在 *The New England Journal of Medicine*、*Lancet*、*Cell*、*Nature Genetics*、*Cell Reasearch* 等杂志发表 SCI 论文 200 余篇；牵头完成《多囊卵巢综合征诊断标准》《不孕症诊断指南》《排卵障碍性异常子宫出血诊治指南》等多个行业规范制订；主编《生殖内分泌学》《人类生殖与辅助生殖》《妇产科学》《月经异常》等专著及教材 10 余部；获国家科学技术进步二等奖 3 项、国家发明三等奖 1 项、何梁何利科技奖、山东省科学技术最高奖和省部级一等奖 4 项。

曾任第十、十一和十二届全国政协委员。获全国五一劳动奖章、吴阶平医学研究奖、"霍英东奖"、"林巧稚杯·妇产科好医生"和全国"三八"红旗手（全国十佳标兵）等多项荣誉。

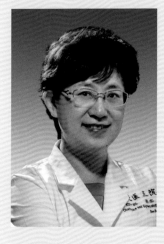

乔杰　教授

中国工程院院士，北京大学第三医院院长，科技部生殖与发育重大专项首席科学家。现任国家妇产疾病临床医学研究中心主任，中国女医师协会会长，中国医师协会生殖医学专业委员会主任委员，中华医学会妇产科学分会委员会副主任委员，*British Medical Journal Quality & Safety*（中文版）、*Human Reproduction Update*（中文版）主编等。

多年来始终从事妇产及生殖健康相关临床与基础研究工作，领导团队不断揭示人类早期胚胎发育机制并开展女性生殖内分泌疾病病因与防治策略多角度分析。牵头开展全国大规模流行病学调查研究，首次明确中国育龄人群排卵障碍最主要病因 PCOS 发病特征、制订符合中国人群特征的多毛症诊断行业标准，由此不断规范我国临床 PCOS 诊断。同时，针对中国 PCOS 防治患病人群特点着重探讨 PCOS 代谢异常、慢性炎症、肠道免疫等发病机制，并提出有效干预措施。近来，乔杰团队又从炎症 - 肠道菌群失衡角度为 PCOS 防治提供了新视角。在此基础上，乔杰带领团队不断开发胚胎植入前遗传诊断新技术，为改善女性生育力、防治遗传性出生缺陷做出了贡献，推动了我国女性生殖健康科研事业发展。

目前已作为第一或责任作者在 *Lancet*、*Science*、*Cell*、*Nature*、*The Journal of the American Medical Association*、*Nature Medicine* 等国际顶尖知名杂志发表 SCI 文章 211 篇。主编我国首部生殖医学专业高等教育国家级规划教材《生殖工程学》《妇产科学》《生殖内分泌疾病诊断与治疗》等专著 19 部，获发明专利等 6 项，国家科技进步二等奖 3 项、省部级一等奖 3 项及何梁何利科学与技术进步奖等多项荣誉。

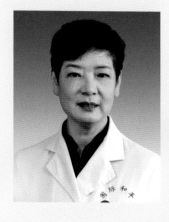

黄荷凤　教授

中国科学院院士，发展中国家科学院院士。教授、主任医师、博士生导师，上海交通大学讲席教授，浙江大学求是特聘教授。现任上海交通大学医学院附属国际和平妇幼保健院院长，上海市胚胎源性疾病重点实验室主任，教育部生殖遗传重点实验室主任，中国医学科学院学部委员，英国皇家妇产科学院荣誉院士，香港大学荣誉教授，澳大利亚阿德莱德大学客座教授。兼任中国妇幼保健协会副会长；"973 计划"首席科学家、"十二五"国家科技支撑计划项目牵头人、"863 计划"项目负责人、国家自然科学基金重大国际合作项目负责人，国家重点研发计划重点专项负责人；担任 *Endocrinology* 等多家 SCI 杂志编委，*Journal of Bio-X Research* 杂志副主编，《中华生殖与避孕杂志》副总编辑。

首次提出"配子源性疾病"理论学说，对精/卵源性疾病的代间及跨代遗传/表观遗传机制进行了开创性研究。针对辅助生殖技术（ART）出生子代近远期健康的关键科学问题，通过 ART 出生队列和基础研究，创建生殖新技术，提高了试管婴儿的安全性，源头阻断遗传性出生缺陷。作为第一完成人获国家科技进步奖二等奖。主编多部著作，主编中国第一部 ART 工具书《现代辅助生殖技术》和第一部胚胎植入前遗传学检测工具书《植入前遗传学诊断临床实践》；主编配子/胚胎源性疾病专著 *Gamete and embryo-fetal origins of adult diseases*。在 *Nature Medicine* 和 Proceedings of the National Academy of Sciences of the United States of America 等 SCI 杂志上发表论文 260 余篇。

曾获"全国三八红旗手"、"白求恩式好医生"、"卫生部有突出贡献中青年专家"等多项荣誉。

前　言

　　多囊卵巢综合征（polycystic ovary syndrome，PCOS）是临床常见的一类疾病，从追溯最早的 1721 年描述类似的表现，到近 300 年的今天，"多囊"名称似乎人人皆知，又似乎无人能讲得明白。它的定义？它是如何发生的？它的发展结局如何？这是 PCOS 亟需解决的问题！患者困惑，家长担心，医生无奈！它不仅仅是妇科医生的问题，同样也是生殖医生、产科医生、内分泌医生、内科医生、营养科医生，甚至是精神科医生会遇到的问题。

　　月经紊乱、高雄激素、多囊卵巢，三者剪不断理还乱的关系，时时困扰着临床医生与研究者。PCOS 的常见性、不可预知性与异质性，也很难用一两句话就能把它解释清楚，给患者与家属一个清晰的交待与指导。但忽略、轻视与不顾，则容易导致一系列的问题，从简单的痤疮，到令人讨厌的多毛；从"大姨妈"的"该来不来"，到"来了不走""乱来"，以致"大出血"、贫血；从起初不容易怀孕的不安，到令人焦虑的不育；从单纯的肥胖，到致命的代谢综合征；从简单的不满，到令人发狂的抑郁、焦虑。它不仅仅是一个生育的问题，一个月经的问题，而是一个影响女性一生生命质量的问题。

　　就上述大家关注的问题，中华医学会妇产科学分会内分泌学组及指南专家组根据近年来国内外有关 PCOS 的研究进展，制订了《多囊卵巢综合征中国诊疗指南》，并于 2018 年 1 月发表在《中华妇产科杂志》上，本书将围绕该指南进行详细的解读，内容围绕对 PCOS 的认知与研究发展历史，PCOS 的诊断发展变迁，如何认识和处理 PCOS 相关的月经紊乱、高雄激素、代谢综合征、肥胖、不育问题、心理问题，药物促排卵、短效复方口服避孕药的使用、中西医结合治疗、微创手术的选择指征、促排卵、辅助生殖等进行了较全面和权威的介绍，供广大临床医生、患者和家属参考、学习。希望本书能为大家解惑答疑、提供帮助。

　　本书出版之际，衷心感谢参与编写和编辑的各位专家、朋友！恳切希望广大读者在阅读过程中不吝赐教，欢迎发送邮件至邮箱 renweifuer@pmph.com，或扫描封底二维码，关注"人卫妇产科学"，对我们的工作予以批评指正，以期再版修订时进一步完善，更好地为大家服务。

主编

二零一九年九月

目 录

第一章
多囊卵巢综合征的历史

对多囊卵巢综合征（polycystic ovary syndrome，PCOS）的认识最早可以追溯到 1721 年，一位意大利的内科医生 Vallisneri 曾有过这样的描述："年轻的已婚不孕妇女，中度肥胖，其卵巢较正常的稍大，表面凹凸不平，白色，鸽卵样大小"。1844 年，Chereau 和 Rokitansky 也描述了这种卵巢的形态学改变。1879 年，Lawson 提出对卵巢多囊样变性患者进行双侧卵巢切除手术，进而发展出部分卵巢切除术的观点。由于许多学者对此持批判态度，1915 年，McGlinn 建议以卵巢打孔术替代。1921 年，Achard 和 Thiers 报道了 1 例多毛的糖尿病妇女，首次把高雄激素血症和胰岛素联系到了一起。1935 年，Stein 和 Leventhal 在《美国妇产科杂志》发表论文，报道了 7 例双侧卵巢多囊性增大病例和卵巢的病理学改变。这些病例的临床症状包括：①闭经或月经稀发；②与慢性无排卵相关的不孕；③男性型多毛；④肥胖等。经过卵巢楔形切除手术，这 7 例女性均恢复了规律月经，且其中 2 位获得了妊娠。此后，双卵巢多囊性增大合并上述临床表现，被称为 Stein-Leventhal 综合征。

一、病因及发病机制

关于 PCOS 的病因已经进行了大量的研究，但仍不明确，目前普遍认为是遗传、环境、表观遗传等多因素互相作用的结果。目前对 PCOS 病因学的研究主要集中在遗传学、肥胖、胰岛素抵抗、高雄激素血症等方面。

1. **遗传因素**　PCOS 的遗传学证据在 1968 年由 Cooper 等提出，研究发现 PCOS 具有家族聚集性，表现为一级亲属中发病率更高，推测与常染色体有关。目前多采用单核苷酸多态性（single nucleotide polymorphism，SNP）来检测其可能的致病基因，主要有：①参与性激素作用的基因，如雄激素受体、黄体生成激素 / 人绒毛膜促性腺激素受体相关的基因被认为是 PCOS 重要的候选基因；

②与代谢相关的基因,如胰岛素基因(INS)、胰岛素受体(INSR)、胰岛素样生长因子(IGF)、肥胖基因(FTO)等;③与炎症细胞因子相关的基因;④其他基因,如脂联素基因多态性、瘦素受体基因等。由于 PCOS 表型的多态性,目前学者多使用全基因组关联分析(genome-wide association analysis,GWAS)研究来分析相关基因位点的突变。2011 年,陈子江教授团队对汉族女性首次 GWAS 结果发现 *2p16.3*、*2p21* 和 *9q33.3* 与 PCOS 发病有关。第二次扩大样本量之后新发现 8 个位点,这些相关基因与胰岛素信号通路、2 型糖尿病、钙信号通路等有关,为 PCOS 的遗传学研究提供了新靶点。

2. 环境及其他因素 1990 年,Barker 等最早提出假设,胎儿及婴儿时期暴露在高雄激素水平的环境中,会导致成年后某些基因的突变。研究表明女性胎儿宫内高雄激素刺激可能是成年后发生 PCOS 的危险因素。另有研究认为端粒缩短是 PCOS 及其并发症的另一种机制,排除年龄干扰的条件下,PCOS 患者端粒长度比正常人明显更短。近年来 DNA 甲基化也被认为是 PCOS 的表观遗传改变潜在的可能原因。

二、诊断标准与治疗共识

在 20 世纪,多囊卵巢综合征的诊断取得了很大的进展。从前只能通过反复的阴道及直肠检查,但这并不有助于多囊卵巢的发现。Stein 和 Leventhal 利用充气造影术或是剖腹探查发现了增大的硬化囊性卵巢,并以此及伴有无排卵或多毛症来诊断这种疾病。后来也有学者用充气造影术来检查,并同时进行碘化油滴入勾画出输卵管的轮廓,但这种方法并没有得到推广,剖腹探查和楔形切除活检成为诊断及治疗的主要措施。

随着放射免疫法的发展及枸橼酸氯米芬的应用,剖腹探查和活检已不再用于诊断。1957 年,Keettel 首次用生物学测定法测定了 11 例 Stein-Leventhal 综合征患者尿中黄体生成素(luteinizing hormone,LH)的水平,结果显示病例中有 10 例 LH 值显著增加。1958 年,McArthur、Ingersoll 和 Worcester 也报道了双侧多囊卵巢(polycystic ovary,PCO)表现的妇女尿 LH 水平增高。此后,研究者们开始注意到患者具有促性腺激素异常分泌的现象,并将之纳入该综合征的诊断标准之中。1962 年,Goldzicher 和 Green 对 187 篇 PCOS 的相关文献总结后认识到,该疾病存在许多非典型表现,如有的患者不出现多毛表现或具有排卵功能等,提出将病名改为多囊卵巢综合征。1970 年,Yen 等对 PCOS 的发病提出肾上腺初现过度学说,形成 PCOS 研究的高潮。1980 年,有研究发现持续应用睾酮治疗的变性患者出现卵巢多囊样改变。这个时期随着 LH 和卵泡刺激素(follicle stimulating hormone,FSH)的放射免疫测定法问世,发现了 PCOS 患者血清中的 LH 显著增高,而 FSH 常处于正常范围,两者的比值增加,并一度将此也纳入诊断标准,一开始是 2∶1,后来是 3∶1 及 2.5∶1。最终,这一比值还是被废弃了。但只是用 LH 升高来定义 PCOS 并不恰当,随着具有较高敏感性和特异性的检测技术被用来测定循环中的雄激素水平,高雄激素血症成为诊断标准中最重要的内容之一。不过,激素测定所存在的误差、皮质醇释放的节律性等一系列问题都说明仅用生化指标来诊断 PCOS 是不完善的。因此需要一种可以观察卵巢但又不会对其及之后的生育力造成伤害的方法。

20 世纪 70 年代随着盆腔超声(腹部超声和阴道超声)的出现,这种非侵袭性、简单、可反复操作的检查方法逐渐成为诊断 PCOS 的一个有效工具。它可以观察到卵巢表面下的卵泡结构及致密增厚的间质。1981 年,Swanson 等首次用超声检查发现卵巢多囊样改变:卵泡直径在 2~6mm,分布在周边或是整个实质内。超声检查和腹腔镜及组织学检查的结果相比并无差异。Eden 等的研究表明,相比腹腔镜检查结果,超声检查的敏感性是 97%,特异性是 100%。Saxton 等对 24 小时内准备做开放性子宫切除术及双侧卵巢切除术的妇女(14 名)进行仔细的超声检查,包括测量卵巢并描绘其外形,且在术中由另一位并不知道超声测量结果的研究者再次测量实体。结果表明,超声检查的敏感性和特异性是 100%。借助这项检查手段,研究者们对 PCOS 有了进一步的认识,并使诊断变得更加复杂。人们逐步意识到卵巢多囊样改变也可以发生在正常女性、下丘脑性闭经或肾上腺异常增生的患者中,应把排卵正常且没有其他典型内分泌疾病特征,而有卵巢多囊样改变的现象与 PCOS 区别开来。

1980 年,Burghen 等报道了在一部分 PCOS 患者中存在高胰岛素血症(hyperinsulinemia)和胰岛素抵抗现象(insulin resistance)。此后,关于胰岛素活性的一些实验室检测也被纳入了诊断过程之中。研究发现胰岛素抵抗与高胰岛素血症可直接导致肥胖的发生发展,并促进雄激素生成过多。1989 年,PCOS 被认为是一种卵巢源性雄激素过量的综合征,进而诞生了 PCOS 的第一个规范的诊断标准——NIH 标准。可以说,随着人们对 PCOS 认识的不断深入和检查手段的逐步改进,PCOS 的诊断经历了一个从单纯的临床表现,到辅以实验室生化检查,进而物理学检查的过程,并且随着认识的深化和技术的发展,PCOS 的诊断得到逐步完善。虽然对 PCOS 的研究由狭到广、由浅到深,在检查手段上也有了长足的进展,但由于 PCOS 在临床表现上的多样性,很少有 PCOS 患者表现所有上述症状和体征,多数患者只表现其中的一两种或几种,这给诊断带来了困难,造成了诊断标准上的分歧。

1990 年，在美国国立卫生研究院（National Institutes of Health，NIH）的资助下，专家组第一次对 PCOS 的诊断标准做出定义，需满足以下条件：①稀发排卵或无排卵；②高雄激素血症的临床表现或生化改变；③排除可引起排卵障碍或高雄激素的其他已知疾病，如高泌乳素血症、先天性肾上腺皮质增生症等。该标准主要关注于卵巢源性雄激素过量及其对排卵的影响，未将彼时仍有争议的卵巢多囊样超声改变列入其中，且并未对标准的每一项内容做出明确解释。这个标准是第一个受到广泛认可的 PCOS 诊断标准，是向着诊断规范化的重大进步，许多重要的多中心临床试验因此得以进行。在之后的 10 余年内，NIH 标准得到广泛应用。

通过研究，学者们发现 PCOS 的临床特征较之 NIH 标准所涵盖的内容更为广泛。部分 PCOS 患者还存在卵巢形态学改变、促性腺激素异常分泌和肥胖等表现，其临床症状、病理生理变化及卵巢改变也存在着极大的种族差异。日本妇产科学家发现，日本 PCOS 患者的男性化多毛、肥胖等临床症状的发生率明显低于欧美人群，而月经异常及不孕的发生率高，卵巢增大及高雄激素表现的程度轻。日本已婚 PCOS 女性的不孕率高达 99%；多毛症状仅为 23%，是欧美患者的 1/3，而声音低哑、阴蒂肥大等男性化症状仅为欧美患者的 1/10；肥胖仅为欧美患者的 1/2。因此，日本妇产科学会成立了 PCOS 诊断标准委员会，通过对全国近百家医院的近 500 例 PCOS 患者的资料进行归纳分析，于 1993 年制订了日本的 PCOS 诊断标准。在诊断标准中，确诊为该病的必备条件包括：月经异常，内分泌检查显示 LH 水平分泌增高，超声检查提示卵巢有多囊样改变。以上诊断标准突出了日本人和欧美人在该病上的显著差异。与日本 PCOS 患者相似，我国 PCOS 患者的高雄激素血症和肥胖的表现也较轻，但我国妇产科学界彼时尚未提出一个符合我国实际情况的 PCOS 诊断标准。既往有学者沿用石一复提出的该病诊断标准，即临床症状合并生化参数异常和 / 或超声或腹腔镜下多囊样卵巢中的至少 1 项。

2003 年，由欧洲人类生殖与胚胎学协会（European Society for Human Reproduction and Embryology，ESHRE）和美国生殖医学协会（American Society for Reproductive Medicine，ASRM）发起的鹿特丹 PCOS 专题会议（Rotterdam 会议）对 PCOS 的诊断标准重新进行了定义。会议指出，与美国 NIH 在 1990 年所定义的该病诊断标准相比，PCOS 包括了一系列更为广泛的卵巢功能障碍的临床表现。其核心特点为高雄激素和卵巢多囊样改变（polycystic ovary，PCO）。根据专家们的一致意见，在排除其他引起高雄激素血症的疾病后，符合以下 3 项中任何 2 项，可确诊为 PCOS：①稀发排卵和 / 或无排卵；②有高雄激素血症的临床表现和 / 或生化改变；③ PCO：超声提示卵巢体积 ≥ 10ml（卵巢体积=0.5 × 长 × 宽 × 厚），和 / 或同一个切面上直径 2~9mm 的卵泡数 ≥ 12 个。该标准在 NIH 标准表型上增加了 PCO 这一指标，是对原标准的扩充，其所具有的灵活性使得可诊断为 PCOS 的群体极大增加，有学者认为该标准过于宽泛，在临床应用过程中可能使部分生殖功能正常的女性被诊断为 PCOS 而接受了不恰当的治疗。但也有研究发现，有 PCO 和高雄激素表现的女性即使排卵正常，其代谢改变也与正常对照人群存在显著差异。ESHRE/ASRM 的鹿特丹诊断标准是 PCOS 诊治的重要里程碑，到目前为止仍是国际上应用最广泛的诊断标准。专家组还就以下问题达成了初步共识。

1. **对 PCOS 的诊断主要是一种排除性诊断** 诊断时要排除以多毛和月经紊乱为突出特点的其他疾病。如先天性肾上腺增生（congenital adrenal hyperplasia，CAH）、库欣综合征（Cushing syndrome）和分泌雄激素的肿瘤。除此之外，还要检测患者雌二醇（estradiol，E_2）、FSH 和泌乳素（prolactin，PRL）的水平，以排除其他疾病。

2. **雄激素过多症的表现** 雄激素过多症在临床上可表现为多毛、痤疮、雄激素性脱发、阴蒂增大、声调低沉等。多毛是雄激素过多在临床上最早的表现，但在评估时存在以下问题：①缺少大样本研究的正常数值；②评估是相对主观的；③只有少数在临床工作中使用标准的评分方法；④往往在患者进行内分泌检查前就获得了很好的治疗；⑤不同人种多毛发生的严重程度各不相同，在东亚血统或青春期的高雄激素患者中的发生率较低。单独存在的痤疮也是雄激素过多的潜在指标。虽然部分 PCOS 患者雄激素水平是正常的，但大多数患者有高雄激素血症的证据，并且在亲属中存在高雄激素血症的家族性聚集现象。通过测定循环雄激素水平来定义雄激素升高有其局限性：①没有考虑雄激素的多样性；②雄激素在正常人群中有较大的变异范围；③没有用标准化的对照人群来制订正常范围；④界定雄激素水平正常值时没有考虑年龄和体质量指数；⑤青少年和老年妇女的正常数据很少；⑥雄激素能够比其他临床表现更快地被药物抑制，并在停用药物后仍可以继续保持抑制状态。尽管有着这些局限性，游离睾酮（free testosterone）或游离睾酮指数测量仍是较为敏感的判定高雄激素血症的指标。

3. **多囊卵巢** 多囊卵巢是指月经规律女性在卵泡早期（周期的第 3~5 天），月经稀发或闭经的女性（随时或在孕激素撤退出血的第 3~5 天）行超声检查发现一侧或两侧卵巢各有 12 个以上直径为 2~9mm 的卵泡，和 / 或卵巢体积增大（>10ml）。但这个定义不适于口服避孕药的女性，且有 25% 排卵周期正常的女性也会出现多囊卵巢。

4. 胰岛素抵抗 胰岛素抵抗是指胰岛素介导的葡萄糖利用下降,在 PCOS 妇女中的发生率取决于所用检验方法的敏感性和特异性及 PCOS 的异质性。文献报道高达 50%~70% 的 PCOS 患者会发生胰岛素抵抗。因此有专家推荐采用口服糖耐量试验(oral glucose tolerance test,OGTT)以检测患者的糖代谢功能。但是仍然有不少因素限制了其在临床的应用,包括胰岛 B 细胞功能随着糖尿病进展而发生改变(这将改变试验的敏感性)、胰岛素的正常生理波动和缺少标准的胰岛素分析方法。

5. PCOS 患者血清中 LH 和 FSH 水平与正常人相比有明显升高 大约 60% 的 PCOS 患者 LH 水平升高,95% 的 LH/FSH 比值升高,但近期排卵可能会影响 LH 水平,使之出现暂时性的正常。尽管基础 LH 脉冲频率的增加与体脂分布无关,但大量研究显示,PCOS 患者的 LH 脉冲幅度与 BMI 和体脂分布呈负相关。同样,渐进性肥胖对 LH 的抑制作用降低了促性腺激素作为 PCOS 诊断标准的有效性。由于争议性较大,不主张将 LH/FSH 作为诊断标准之一。

6. 远期健康风险 PCOS 患者具有较高发生代谢异常风险,包括肥胖、2 型糖尿病家族史、胰岛素抵抗等。而且有迹象表明,PCOS 患者发生脂代谢紊乱、心血管疾病及子宫内膜癌的风险显著增加。但有关这方面的流行病学资料非常有限,需要更多的相关研究来评估这种风险的水平。

在 PCOS 的病理生理过程中雄激素过量发挥重要作用。2006 年,雄激素过多协会(Androgen Excess Society,AES)通过系统性回顾已发表的相关医疗文献,将有关 PCOS 流行病学或表型方面的研究结果进行统计分析后指出,PCOS 应首先是一种雄激素过量性疾病或雄激素过多症。即高雄激素是诊断的必要条件,只要满足稀发排卵或无排卵和 PCO 其中一条并排除其他引起高雄激素的疾病(如 CAH、库欣综合征、分泌雄激素的肿瘤等)即可诊断。该标准可以说是对 NIH 诊断标准人群的相对放宽,而对 Rotterdam 诊断标准人群的进一步限制。

鹿特丹会议后,我国学者基本达成共识,在我国没有自己的 PCOS 诊断标准的情况下,推荐采用鹿特丹标准,以便临床诊治和研究。但上述标准都是由欧美国家制定并且适用于欧美人种。大量证据表明,亚洲人种与欧美人种在血清雄激素水平、临床高雄激素表现或代谢改变等方面存在明显的种族差异。因此尽快建立起适合我国 PCOS 人群的标准化诊断及治疗规范势在必行。2008 年,原卫生部正式立项"多囊卵巢综合征诊断标准",于 2011 年 12

月正式实施。中国标准基于相关文献以及针对中国人群的循证医学研究,并广泛征求全国范围内各省市临床工作者的意见,对 PCOS 的危险因素、临床表现进行了定义,并规范了辅助检查和实验室检查。PCOS 的诊断需经过病史询问、体格检查、辅助检查和实验室检查后才能确定。该标准首次提出"疑似PCOS"这一概念。该标准提出,月经稀发、闭经或不规则子宫出血是诊断的必需条件。另外,再符合下列 2 项中的 1 项,即可诊断为疑似 PCOS:①高雄激素的临床表现或高雄激素血症。②超声表现为 PCO。具备上述疑似 PCOS 诊断条件后还必须逐一排除其他可能引起高雄激素的疾病和引起排卵障碍的疾病才能确定诊断。此外,在进行 PCOS 诊断时还应考虑其分型,以便采取相应的临床干预手段。依据患者有无肥胖及中心型肥胖,有无糖耐量受损、糖尿病、代谢综合征等,可将 PCOS 分为经典型(月经异常和高雄激素,有或无 PCO),此表型代谢障碍较重;无高雄激素 PCOS(只有月经异常和 PCO),此表型代谢障碍较轻。中国"多囊卵巢综合征诊断标准"是由原卫生部发布的权威性、规范性文件,适用于中国各级医疗行业,立足于我国现状,具有实用性和重要的临床指导意义。

2013 年,美国内分泌学会(The Endocrine Society,TES)颁布了 PCOS 的诊疗指南,以进一步扩大共识,规范操作。该指南以循证医学为基础,用 GRADE系统明确了证据质量和推荐强度,从诊断标准、合并的其他临床问题及治疗策略 3 个方面提出建议。该指南沿用 2003 年鹿特丹诊断标准,对于育龄期女性及非育龄期女性(青春期、围绝经期及绝经后女性),诊断的侧重点各有不同。青春期 PCOS 至今尚未有国际权威性的诊断标准。青春期女性的下丘脑 - 垂体 - 卵巢轴仍未建立成熟,是一个动态的变化过程,此时期可表现一些生理改变难以与真正的 PCOS 相鉴别。指南建议诊断应基于临床和 / 或生化高雄激素表现及持续性稀发月经(尤其初潮后持续 2 年以上的),并除外其他原因导致的高雄激素表现。此外,对有家族史、异常生长史及肥胖体征的青春期女孩,可以作为一个重要的综合线索来鉴别潜在的 PCOS 患者。由于痤疮在青春期相当常见且绝大多数呈现暂时性特点,因此无法独立定义高雄激素临床表现。尽管青春期的多毛症状并不如成年人明显,但相比痤疮来说能更为有力地提示高雄激素血症。经腹超声判断卵巢多囊样改变具有相对局限性,然而经阴道超声在青春期女性的实施中存在伦理问题,此外,青春期女性超声下常可见到卵巢多卵泡现象(可为性成熟过程中的自然阶段),因此指南不建议将卵巢多囊样改变作为诊断青春期 PCOS 的依据。对于围绝经期及绝经后女性,追溯生育期内持续的月经稀发史与高雄激素表现可为 PCOS 的诊断提供证据,此外 PCOS 患者进入围绝经期后,其卵巢功能衰退的速度往往慢于非 PCOS 女性,卵巢多囊样改变更加支持该诊断,且雄激素水平的下降可能改善月经稀发,部分临床症状可得到缓解。该指南强调了对相关临床问题的认识。

1. **皮肤改变**　多毛、痤疮和雄激素性脱发是典型的高雄激素血症的皮肤表现,合并肥胖者中还可见到黑棘皮症。65%~75% 的 PCOS 有多毛表现,但有人种和地域差异(亚洲人种低于欧美人种),但在合并腹型肥胖患者中更为突出,指南仍推荐使用 Ferriman Gallwey 评分来评估多毛的程度。痤疮在青少年患者中较多见,发病率为 14%~25%。雄激素性脱发较少见且出现较晚,有研究表明其与代谢综合征及胰岛素抵抗有关。指南要求全面评估 PCOS 的皮肤改变,对避孕药治疗无效者建议皮肤科会诊。

2. **不孕**　大样本调查显示,一半以上的 PCOS 女性合并不孕症(50% 合并原发性不孕症,25% 合并继发性不孕症),且是无排卵性不孕症的最主要病因,占 70%~90%。但这并非意味着 PCOS 患者不能自发排卵。因此指南建议备孕期的 PCOS 患者检查排卵情况,同时筛查排卵异常以外的其他不孕病因。

3. **产科并发症**　PCOS 患者,尤其是合并肥胖患者流产、产科并发症风险增加,如妊娠糖尿病(GDM)、早产和先兆子痫等。指南强烈推荐对这类人群筛查体质指数、血压及口服糖耐量试验,以更好地指导孕期保健。

4. **子代情况**　动物模型研究提示,母体宫腔的高雄激素环境可能导致子代成年后 PCOS 的发生风险增加。胚胎起源的成人疾病相关研究表明,胎儿宫内生长受限可能与成年后 PCOS 发病有关;"低出生体重的女婴,日后肾上腺早现、胰岛素抵抗及 PCOS 发病率增加;出生后体重快速增长也可促进代谢异常及 PCOS 的发生。

5. **子宫内膜癌**　1949 年,有研究首次将子宫内膜癌与 PCOS 联系在一起。年轻的子宫内膜癌患者中,多数为未产妇或不孕者,且多毛及月经稀发的比例较高。荟萃分析结果表明 PCOS 患者患子宫内膜癌的风险是正常女性的 3 倍。PCOS 合并的肥胖、高胰岛素血症、糖尿病和子宫异常出血都可能是子宫内膜癌发病的危险因素,但目前尚无证据表明 PCOS 是子宫内膜癌的独立危险因素。

6. **肥胖、2 型糖尿病和心血管疾病**　肥胖,特别是腹型肥胖与高雄激素血症相关,亦可增加代谢异常风险。指南强烈推荐对于 PCOS 患者进行 BMI、体脂含量及腰围的测定,使用 OGTT 作为筛查糖代谢异常的有效指标;推荐对于

PCOS 患者筛查心血管疾病的危险因素,包括:肥胖(特别是腹型肥胖),吸烟,高血压,高脂血症(特别是 LDL 胆固醇升高),亚临床血管疾病,IGT,家族性早发(男性 55 岁前,女性 65 岁前)心血管疾病。

7. 抑郁 一些观察性研究和问卷调查表明,PCOS 患者抑郁的发生率增加,自杀倾向较正常人群高 7 倍。指南建议对 PCOS 患者进行详细的病史询问以及时发现是否存在抑郁或焦虑。

临床工作中,明确诊断是合理治疗的前提,选择合适的治疗方案进行临床干预则是最终目的,而治疗方案的有效性及安全性都需要大量高质量的临床研究及流行病学调查来证实。PCOS 患者无论是否有生育要求,均应进行生活方式调整,戒烟酒、减重等基础治疗,有研究表明减重 5%~10% 就可改变月经周期紊乱与高雄激素症状,并对不孕治疗的结局产生有利影响。对于无生育要求患者,调整月经周期,治疗多毛和痤疮,改善代谢异常,从而防治远期并发症;对于有生育要求患者促进排卵以达到正常妊娠目的。①以往一线促排卵药物为氯米芬(clomiphene citrate,CC)。2014 年,发表于 *The New England Journal of Medicine* 的一项多中心临床随机试验表明,PCOS 患者使用来曲唑治疗后的排卵率与累积活产率均较克罗米芬组显著升高,为来曲唑推广为一线的促排卵药物提供了强有力的临床依据;②二线方案为外源性促性腺激素;③三线治疗为辅助生殖技术,也是 PCOS 患者的有效助孕方案之一,常见于合并其他 IVF 指征者。PCOS 为公认的卵巢过度刺激综合征(OHSS)高危因素之一,对 PCOS 患者采取全部胚胎冷冻策略可有效预防 OHSS 的发生或加重。2016 年,陈子江教授带领团队牵头完成的一项多中心、前瞻性随机对照临床试验结果在《新英格兰医学杂志》发表,在世界上首次证明 D3 全胚冷冻可明显提高 PCOS 助孕后的活产率,降低流产及 OHSS 发生风险,而新生儿出生体重增加,妊娠期及新生儿并发症发生风险与鲜胚移植周期近似。该结论具有里程碑意义,对辅助生殖技术相关临床实践、PCOS 临床治疗指南的修订和实施起到了积极作用。

为规范化临床诊治和管理我国 PCOS 患者,中华医学会妇产科学分会内分泌学组组织国内该领域的相关专家在参考国外相关共识及指南后,结合我国患者情况、临床研究及诊疗经验,经过讨论后制订了《多囊卵巢综合征中国诊疗指南》,旨在对中国多囊卵巢综合征的诊断依据、诊断标准和治疗原则方面给出指导意见,适用于青春期、育龄期和围绝经期 PCOS 患者的治疗及管理。

(陈子江)

参 考 文 献

1. 多囊卵巢综合征诊断 - 中华人民共和国卫生行业标准 . 中华妇产科杂志,2012,47 :74-75.

2. 杨昱,刘超 .2013 年美国内分泌学会多囊卵巢综合征诊疗指南解读 . 中华内分泌代谢杂志,2014,30(2):89-91.

3. 陈子江,田秦杰,乔杰,等 . 多囊卵巢综合征中国诊疗指南 . 中华妇产科杂志,2018,1(53):1-5.

4. Stein IF,Leventhal ML.Amenorrhoea associated with bilateral polycystic ovaries.Am J Obstet Gynecol,1935,29 :181-191.

5. Axelrod LR,Goldzieher JW.The polycystic ovary.III.Steroid biosynthesis in normal and polycystic ovarian tissue.J Clin Endocrinol Metab,1962,22 :431-440.

6. Rebar R,Judd HL,Yen SS,et al.Characterization of the inappropriate gonadotropin secretion in polycystic ovary syndrome.J Clin Endocrinol Metab,1976,57 :1320-1329.

7. Barker DJ.The fetal and infant origins of adult disease.BMJ,1990,301(6761):1111.

8. Saxton DW,Farquhar CM,Rae T,et al.Accuracy of ultrasound measurements of female pelvic organs.Br J Obstet Gynaecol,1990,97 :695-699.

9. Fox R,Corrigan E,Thomas PA,et al.The diagnosis of polycystic ovaries in women with oligo-amenorrhoea:Predictive power of endocrine tests.Clin Endocrinol(Oxf),1991,34 :127-131.

10. Legro RS,Finegood D,Dunaif A.A fasting glucose to insulin ratio is a useful measure of insulin sensitivity in women with polycystic ovary syndrome.J Clin Endocrinol Metab,1998,83 :2694-2698.

11. Balen AH,Laven JS,Tan SL,et al.Ultrasound assessment of the polycystic ovary:international consensus definitions.Hum Reprod Update,2003,9(6):505-514.

12. The Rotterdam ESHRE/ASRM-Sponsored PCOS Work shop Group.Revised 2003 consensus on diagnostic criteria and long term health risks related to polycystic ovary syndrome.Fertil Steril,2004,81(1):19-25.

13. Thessaloniki ESHRE/ASRM-Sponsored PCOS Consensus Workshop Group.Consensus on infertility treatment related to polycystic ovary syndrome.Hum Reprod,2008,23(3):462-477.

14. Chen ZJ,Zhao H,He L,et al.Genome-wide association study identifies susceptibility loci for polycystic ovary syndrome on chromosome 2p16.3,2p21 and 9q33.3.Nat Genet,2011,43(1):55-59.

15. Shi Y,Zhao H,Shi Y,et al.Genome-wide association study identifies eight new risk loci for polycystic ovary syndrome.Nat Genet,2012,44(9):1020-1025.

16. Legro RS, Brzyski RG, Diamond MP, et al.Letrozole versus clomiphene for infertility in the polycystic ovary syndrome.N Engl J Med,2014,371 (2):119-129.

17. Chen ZJ, Shi Y, Sun Y, et al.Fresh versus frozen embryos for infertility in the polycystic ovary syndrome.N Engl J Med,2016,375 (6):523-533.

18. Sánchez-Ferrer ML, Mendiola J, Hernández-Penalver AI, et al.Presence of polycystic ovary syndrome is associated with longer anogenital distance in adult Mediterranean women.Hum Reprod,2017,32 (11):2315-2323.

第二章
多囊卵巢综合征不仅是生育问题

多囊卵巢综合征（PCOS）是育龄期女性最常见内分泌疾病，发病率高达5%~10%，临床表现以多囊卵巢、排卵及月经异常、雄激素增高、胰岛素抵抗和不孕为主要特征，严重影响女性生育健康。

目前国际 PCOS 诊断标准主要采用欧洲生殖胚胎学会（European Society for Human Reproduction and Embryology，ESHRE）——美国生殖医学学会（ASRM）的鹿特丹标准，诊断中着重强调了 PCOS 生殖内分泌问题。随着对疾病的深入研究，国际一些权威的专业组织，包括美国雄激素学会（AES）、美国内分泌学会、欧洲内分泌学会等发布一系列关于 PCOS 诊疗的共识和新的建议，值得注意的是，这些共识和建议均提出了 PCOS 不仅是生育问题，而是涉及代谢、血脂和心血管、情绪、肿瘤等多个系统的慢性疾病，影响女性一生，需要长期管理。在 2018 年美国生殖医学学会（ASRM）及欧洲 ESHRE 联合Monash 大学、CRE PCOS 研究中心发布一份基于 PCOS 评估与管理的国际循证指南中，再次强调 PCOS 长期管理除了生育，代谢、精神心理等方面的表现都应涵盖，因此可见，PCOS 生育以外的问题已成为目前研究的热点和焦点，值得重视。

根据现有的专家共识、诊断指南，描述 PCOS 生育以外的问题主要涉及以下几个方面：①代谢相关问题：胰岛素抵抗、糖耐量异常、2 型糖尿病、血脂异常、代谢综合征、非酒精性脂肪肝，以及心血管疾病：包括高血压、增加口服避孕药引起的脑血栓风险等；②肿瘤风险；③情绪障碍疾病等多个方面，需要长期管理。

第一节 多囊卵巢综合征临床表型与 生育以外疾病的关系

目前 PCOS 主要有 4 种表型(表 2-1),其中 PCOS-A 与 B 表型是临床最多见的两种经典型 PCOS 表型,然而 A+B 型发病率是基于来医院就诊 PCOS 特定人群计算,可能存在偏倚;在 2016 年一项非选择性 13 796 例 PCOS 人群的 Meta 分析中统计,PCOS-A 表型发生率 19%,显著低于 PCOS-B(25%)与 PCOS-C(34%)。众多研究显示,不同 PCOS 临床表型出现生育之外的相关问题也不尽相同,且存在种族差异性。中国汉族女性多表现为月经周期紊乱表型,而多毛体征低于欧美人群;PCOS 患者发生糖耐量异常风险存在种族差异,亚洲、美洲及欧洲人群较正常人分别增高 5 倍、4 倍和 3 倍。另外在一项长达 20 年 PCOS 前瞻性队列研究发现,PCOS 的高雄激素及稀发排卵现象随着年龄的增长逐渐改善,因此,理解 PCOS 远期并发症发病率还应充分考虑临床分型、种族差异及年龄等多个因素。

表 2-1 PCOS 临床表型分型

临床特征	PCOS 临床表型			
	PCOS-A	PCOS-B	PCOSC	PCOS-D
高雄激素体征/高雄激素血症	√	√	√	
月经紊乱及排卵障碍	√	√		√
卵巢多囊性形态	√		√	√

PCOS 与肥胖的关系研究提示,PCOS 患者肥胖发生率为 30%~75%;荟萃分析也提示 PCOS 患者超重与肥胖发生率显著高于正常人群组;肥胖存在种族之间差异,欧美人群 PCOS 肥胖比例显著高于亚洲人群。

肥胖女性加重和恶化了 PCOS 患者远期并发症的风险,包括代谢综合征、持续高雄激素暴露下的某些肿瘤、降低生活质量、情绪低落等;肥胖恶化 PCOS 疾病发展,加重 PCOS 患者出现胰岛素抵抗、高胰岛素血症、代谢紊乱、高雄激素血症、血脂异常的风险;既往多个研究已显示,相较于瘦型 PCOS,肥胖型 PCOS 更易出现胰岛素抵抗,增加远期代谢综合征患病风险。

第二节　多囊卵巢综合征生育以外的近期并发症

一、皮肤改变

多毛、痤疮和雄激素性脱发是 PCOS 合并高雄激素血症患者常见的皮肤改变,PCOS 女性 70% 出现多毛症状,采用改良的 Ferriman-Gallway 评分系统(表2-2)进行评估,目前认为黑种人和白种人 ≥ 6~8 分为多毛,中国人的阈值还有待确定。

表 2-2　改良的 Ferriman-Gallway 评分系统

分区	部位	分度	标准
1	上唇	1	外缘少许毛
		2	外缘少许胡须
		3	胡须自外缘向内达一半
		4	胡须自外缘向内达中线
2	颏	1	少许稀疏毛发
		2	稀疏毛发,伴有少量浓密毛发
		3	覆盖 3/4 面积
		4	完全覆盖,淡或浓密毛发
3	胸	1	乳晕周围毛
		2	乳晕周围毛,伴有中线毛发
		3	毛发融合,覆盖 3/4 的面积
		4	完全覆盖
4	上背	1	少许稀疏毛发
		2	增多仍稀疏
		3	覆盖 3/4 的面积
		4	完全覆盖,淡或浓
5	下背	1	骶部一簇毛发
		2	稍向两侧伸展
		3	覆盖 3/4 的面积
		4	完全覆盖

续表

分区	部位	分度	标准
6	上腹	1	中线少许毛发
		2	毛发增加,仍分布在中线
		3	覆盖一半
		4	覆盖全部
7	下腹	1	中线少许毛发
		2	中线毛发,呈条状
		3	中线毛发,呈带状
		4	呈倒 V 形
8	臂	1	稀疏毛发,不超过上臂 1/4 面积
		2	超过上臂 1/4 面积,未完全覆盖
		3	毛发完全覆盖上臂
		4	毛发延伸至下臂
9	腿	1,2,3,4	类似上肢

PCOS 合并痤疮发生为 15%~25%,而雄激素性脱发发生率报道较为宽泛,在 3.2%~34%;在一项基于医院就诊的 PCOS 患者研究发现,22% 存在雄激素性脱发,而雄激素脱发患者更易出现痤疮和多毛体征(分别为 96.3% *vs.* 70.6%);然而与高雄激素血症的关系并不显著,因此,未来还需设计大样本、更高质量研究,针对不同种族、PCOS 表型、年龄,精准化研究 PCOS 患者与雄激素性脱发的关系。

二、情绪障碍(抑郁、焦虑)

在一项纳入 10 个国家、3 050 例 PCOS 和 3 858 例正常女性的荟萃分析显示,PCOS 患者更易出现中度或以上程度的抑郁、焦虑症状,健康相关生活质量下降,进一步的分析发现,尽管不能完全解释 PCOS 情绪障碍原因,然而年龄、高雄、不孕、胰岛素抵抗和肥胖的作用不容忽视。

第三节　生育以外的远期并发症

一、代谢相关问题

(一)胰岛素抵抗与糖尿病

目前专家共识认为胰岛素抵抗是 PCOS 代谢相关问题的关键性独立危险因素之一。约30%的瘦型和70%的肥胖型 PCOS 患者存在着胰岛素抵抗。较非 PCOS 女性,在年龄、体重匹配的情况下,PCOS 女性胰岛素抵抗、糖耐量异常发生风险更高;胰岛素抵抗发生风险存在种族差异,较非西班牙裔白种人女性,西班牙裔的 PCOS 女性更易出现严重的代谢表型和胰岛素抵抗,非西班牙裔的黑种人女性表现出更轻的胰岛素抵抗表型;此外,肥胖进一步恶化 PCOS 女性胰岛素抵抗的表型。

无论是否合并肥胖或中枢性肥胖,高雄激素和卵巢排卵功能紊乱表型的 PCOS 患者更易发生胰岛素抵抗。事实上,不同的 PCOS 表型发生胰岛素抵抗的严重程度也有所不同,在一项1 222例 PCOS 女性研究中发现,PCOS-A 表型较其他3种表型,伴随着更为严重的胰岛素抵抗和高雄激素;PCOS-B 表型、合并超重/肥胖的 PCOS-D 表型较 PCOS-C 表型更易出现胰岛素抵抗;而肾上腺来源的高雄激素似乎并不增加胰岛素抵抗。高胰岛血症出现是由于基础胰岛素分泌增加、肝胰岛素清除率下降所致,在体内胰岛素参与调控卵巢甾体激素合成的通路,是高雄激素血症发生的主要协同因素。因此,高雄激素与高胰岛素相互促进,增加了 PCOS 患者出现内脏型肥胖的风险。

既往报道 PCOS 患者糖耐量异常(IGT)与2型糖尿病(T2DM)发生率分别为23%~35%和4%~10%,与肥胖、糖尿病家族史等危险因素相关;而其中瘦型 PCOS 的 IGT 与 T2DM 发生率分别为10%~15%和1%~2%。在一项欧洲长达17年 PCOS 女性前瞻性的队列研究中发现,PCOS 出现 T2DM 累计发生率约16.9%,且发生率从最初2.2%最后可达39.3%,其中患者基线体质指数(BMI)、空腹葡萄糖及曲线下葡萄糖面积是 T2DM 独立风险因子,而高性激素结合球蛋白降低 T2DM 发生风险;另一项荟萃分析显示较正常女性,PCOS 患者发生糖耐量异常、T2DM 及代谢综合征的风险比(OR)分别为2.48[95%可信区间(CI)为1.63~3.77],4.43(95%CI　4.06~4.82)和2.88(95%CI　2.40~3.45),进一步分层分析显示,即使瘦型 PCOS,出现 IGT 风险比也高达3.22(95%CI

1.26~8.24);而青春期 PCOS 统计显示无论是否合并肥胖,出现 IGT 风险相似。

因此,欧洲内分泌协会建议所有肥胖型 PCOS 和超过 40 岁以上的瘦型 PCOS 均应该进行 OGTT 的筛查,而空腹胰岛素和胰岛素抵抗并不作为常规推荐筛查项目。与此对比的是,鉴于 PCOS 患者 IGT 与 T2DM 发生的高风险,ESHRE/ASRM 及中华医学会妇科内分泌学组推荐,所有的青春期和育龄期 PCOS 均应该进行 OGTT 筛查,不建议将糖化血红蛋白 A1c 作为筛查指标,除非患者不能或不愿意进行 OGTT 检查。然而,目前还缺乏再次进行 OGTT 筛查的适宜时间,除非病情过早进展或恶化,经验性建议每 3~5 年进行筛查。

(二)血脂异常与心血管疾病风险(CVD)、非酒精性脂肪肝(NAFLD)

报道显示肥胖型 PCOS 患者约 70% 出现血脂异常。无论 NIH 或鹿特丹 PCOS 诊断标准,匹配年龄与 BMI 后,PCOS 血脂水平包括三酰甘油、低密度胆固醇、非高密度胆固醇水平均高于对照组女性。PCOS 患者的脂代谢异常与遗传因素和个人家庭背景及生活习惯等密切相关;PCOS 女性血脂异常有家族聚集性,家族成员中血脂异常的发生率是正常人群 2 倍,其家族代谢性疾病的发病率是正常人群 3 倍;不同种族血脂异常比例也不同,在对美国 PCOS 女性调查显示,HDL-c 水平下降和三酰甘油水平升高发生率分别为 66.7% 和 34.9%,而意大利女性仅为 49.1% 和 7.4%。

PCOS 血脂异常主要表现为:①低密度(LDL-c)及极低密度脂蛋白胆固醇(VLDL-c)升高;②三酰甘油及游离脂肪酸水平升高;③高密度脂蛋白胆固醇(HDLc)水平下降,特别是 HDL2,主要是由于载脂蛋白 A-I(apoA-I)水平下降所致。研究显示非肥胖型 PCOS 患者主要以 HDL 与 HDL2 显著减少为主,肥胖型 PCOS 同时还伴有三酰甘油的异常升高,而 HDL2 是主要的抗动脉粥样硬化的脂蛋白,即使是非肥胖型个体,其水平下降亦与冠心病密切相关。此外,无论高或正常 BMI,较正常女性,PCOS 女性的氧化型 LDL-c 浓度升高,增加了心血管疾病的发生风险,而氧化型 LDL-c 浓度临床常用胆固醇(TC)/HDL-c 比例(肥胖型 PCOS)和载脂蛋白 B/apoA-I 比例(正常体重 PCOS)进行预测。合并胰岛素抵抗患者,增加肝合成 VLDL 和 HDL 清除,从而进一步加重 PCOS 患者的血脂异常谱。

目前脂蛋白 a［Lipoprotein(a),Lp(a)］和载脂蛋白 B(apoB)被认为是心血管疾病(CVD)的独立风险因子,值得注意的是,即使 PCOS 女性拥有正常的血脂谱,其 Lp(a)、apoB 水平依然较正常女性升高。尽管众多研究提示

PCOS 心血管疾病的高危因子显著增加,然而截至现有的研究数据似乎未显示其急性心脏疾病发生率增加,如心肌梗死等,推测可能和研究人群数量有限或对象还太年轻有关。有趣的是,研究证据显示 PCOS 患者静脉血栓和脑血管疾病的发生率异常升高。

自 2005 年首次报道 PCOS 患者合并非酒精性脂肪肝(nonalcoholic fatty liver disease,NAFLD),此后众多研究证实两者关系密切。NAFLD 发病高危因素有脂代谢异常、高龄、男性、种族差异、低促性腺激素、睡眠综合征等。研究显示年轻人群中,PCOS 是 NAFLD 发病的高危因素。肥胖型 PCOS 的 NAFLD 发病率约 28%,尤以向心性肥胖的 PCOS 患者为多,而非肥胖型 PCOS 的 NAFLD 发病率约 5%,推测这可能与 PCOS 患者的脂代谢异常及 IR 有关。IR 在 NAFLD 疾病进展中起着非常重要的作用,早在 1999 年提出 IR 两次打击学说(two-hit theory):①第一次打击,IR 致肝脂肪变性,出现脂代谢异常,肝细胞内 TG 及游离脂肪酸合成增多,清除减少;②第二次打击,细胞因子的应激和凋亡,最终出现非酒精性脂肪性肝炎。

因此可见,肥胖与胰岛素抵抗加重了 PCOS 女性血脂异常,尽管部分研究显示高雄激素与脂代谢紊乱关系密切,然而还需进一步研究。因此,中华妇产科学会内分泌学组 PCOS 诊疗指南中建议 PCOS 患者应进行空腹血脂测定,并将减体脂治疗作为肥胖型 PCOS 患者的基础治疗方案。

(三) 中心性肥胖与代谢综合征(MetS)

研究显示中心性肥胖是 CVD 的独立危险因子。较体质指数(BMI),腰臀比是预测 T2DM 及代谢综合征(MetS)的强相关因子,在预测 CVD 发生上更具有优势。较正常人群,PCOS 女性出现超重、肥胖、中心性肥胖相对危险系数(RR)分别增加 2 倍、3 倍和 1.73 倍[超重:95(95%CI　1.52~2.50);肥胖:2.77(95%CI　1.88~4.10);中心性肥胖:1.73(95%CI　1.31~2.30)],绝经前超重和肥胖风险显著升高。肥胖存在种族差异,较亚洲女性,高加索女性更易出现肥胖,而高雄激素增加 PCOS 女性内脏脂肪的堆积。

代谢综合征是一组代谢紊乱的综合征,包括中心性肥胖、高血糖、高血压和高血脂,胰岛素抵抗在其发展中起着关键性的作用。较正常人群,MetS 发生 T2DM 增加 5 倍,发生 CVD 增加 2 倍。由于代谢综合征采用的诊断标准不同,发病率报道有所不同。按照 the Joint Interim Societies(JIC)、国际糖尿病组织(IDF)和美国心脏联合协会/国立心肺和血压机构(AHA/NHLBI)对于 MetS 诊断标准,至少符合 3 个即可诊断:①中心性肥胖(男性腰围 >94cm,女性 >80cm,针对地中海人群);② TG 水平 >1.7mmol/L(150mg/dl);男性

HDL-c 水平 >1.0mmol/L（40mg/dl），女性 >1.3mmol/L（50mg/dl）；③空腹血糖水平 >6.1mmol/L（110mg/dl）。PCOS 代谢综合征发病率分别为 45.7%、43.5% 和 26.3%。无论采用哪种诊断标准，目前大部分研究均显示 PCOS 女性 MetS 发病率高于正常女性，而高雄激素临床表型较稀发排卵、多囊卵巢形态学更易发生代谢综合征。

合并代谢综合征的 PCOS 患者具有更严重的胰岛素抵抗和高雄激素，如同时合并血脂异常，研究显示非酒精性脂肪肝、CVD 的风险显著增加。因此，多囊卵巢综合征中国指南建议 PCOS 患者应进行代谢调整。

二、肿瘤相关问题

（一）子宫内膜癌

众多研究显示 PCOS 女性子宫内膜癌发生风险增加，在丹麦癌症注册中心的一项超过 12 000 PCOS 女性的队列资料显示，PCOS 女性子宫内膜癌发生风险较正常女性高出 4 倍；另一项荟萃分析也显示 PCOS 发生子宫内膜癌的风险显著提高（OR 2.79；95%CI　1.31~5.95，$P < 0.008$）。

（二）乳腺癌

无论发展中或发达国家，乳腺癌已成为女性最常见的恶性肿瘤之一，其致死率位于癌症第二位。PCOS 是否增加乳腺癌发生率尚不清楚，在一项包括 45 000 例 PCOS 和乳腺癌的荟萃分析中显示，PCOS 不增加乳腺癌的发生率[病例对照研究 OR 0.83（95%CI　0.44~1.31），队列研究 OR1.18（95%CI 0.93~1.43）]；另一项荟萃分析也未发现 PCOS 增加乳腺癌的风险。而来自丹麦癌症注册中心共 273 种癌症数据亦未提示 PCOS 与乳腺癌发病的相关性。

然而，Kim 等在对确诊乳腺癌的 1 500 例女性研究中发现，如 PCOS 女性有口服短效避孕药应用史、不孕史或月经紊乱史，比较年龄匹配的正常对照后发现，尽管没有统计学差异，PCOS 轻度增加乳腺癌的发生率；如果将绝经期女性纳入分析，发现绝经前 PCOS 女性乳腺癌风险显著增加多因素分析校正 OR 2.74；95%CI　1.13~6.62，推测与 PCOS 激素异常环境对绝经前患者乳房的影响有关。

研究显示 PCOS 合并肥胖或 T2DM 的 PCOS 女性乳腺癌患病风险增加，二甲双胍荟萃分析发现其可降低 PCOS 女性乳腺癌的风险，且应用时间越长，患病率下降越显著，呈现强相关性。然而需注意的是，这些均是观察性研究，还需更多前瞻性研究证实。

(三) 卵巢癌和其他

现有的证据对于 PCOS 是否增加卵巢癌患病风险的结论尚不明确。Barry 等荟萃分析未发现 PCOS 增加卵巢癌的患病风险;然而,当纳入年龄 ≥ 54 岁的女性患者时,发现 PCOS 女性患病风险显著增加(OR 2.52;$95\%CI$ 1.08~5.89,$P<0.03$);而来自丹麦癌症注册中心超过 12 000 女性的数据未发现 PCOS 与卵巢癌的相关性。

目前对于子宫肌瘤与 PCOS 相关性研究不多。在一项超过 6 年黑种人女性的回顾性队列分析显示,PCOS 增加了子宫肌瘤的患病率;另一项包括 3 240 名多种族 45~52 岁女性分析显示,如果女性伴随高雄激素,增加了子宫肌瘤的风险;然而另一项包括 18~40 岁、伴随着妇科和不孕问题的 1 070 名女性研究,发现卵巢多囊性改变与子宫肌瘤呈现负相关,因此 PCOS 是否增加子宫肌瘤的患病率目前尚不清楚。

三、情绪相关问题,包括焦虑、抑郁及健康相关问题

研究显示无论是否合并肥胖,较正常女性 PCOS 抑郁患病率增加趋势(PCOS 与正常女性分别为 35% 和 10.4%)。荟萃分析也显示 PCOS 女性发生抑郁风险较正常女性增加了 4 倍,而抑郁伴发的自杀倾向和功能障碍进一步降低治疗有效性;焦虑也是 PCOS 常见的情绪障碍,研究显示 PCOS 女性焦虑发生的风险较正常女性增加 6.7 倍,因此 PCOS 女性应常规进行情绪障碍的筛查,利于后期的治疗和长期的健康管理。

PCOS 女性健康相关生活质量研究也显示较正常女性下降,表现在身体、精神、情感、社交功能等多个领域,而其中肥胖、多毛、情绪问题和不孕是降低健康相关生活质量的主要因素。如果 PCOS 女性伴有更严重的雄激素水平、代谢紊乱时,或 PCOS 临床表型为 A 和 B 型时,精神健康障碍程度越严重,还需要更多的数据支持。因此,多囊卵巢综合征中国诊疗指南建议临床治疗中应尝试嵌入心理干预。

如前所述,PCOS 临床表型高度异质,对其管理已远不止月经和生育等生殖相关的领域,而是涉及代谢、肿瘤、情绪等多个学科长期管理的领域,还需普及 PCOS 作为慢性病的公众认知度,提升公共健康管理的力度和水平,摸索不同 PCOS 亚型的干预模式和循证医学依据,遵照现有的专家共识、指南,结合中国国内多囊卵巢综合征患者的自身特点,建立 PCOS 诊治的多学科长期管理体系是健康中国计划的重要组成部分。

(刘嘉茵　马　翔)

参 考 文 献

1. Teede HJ, Misso ML, Costello MF, et al. Recommendations from the international evidence-based guideline for the assessment and management of polycystic ovary syndrome. Clin Endocrinol (Oxf), 2018, 89(3): 251-68.

2. Lizneva D, Kirubakaran R, Mykhalchenko K, et al. Phenotypes and body mass in women with polycystic ovary syndrome identified in referral versus unselected populations: systematic review and meta-analysis. Fertility and sterility, 2016, 106(6): 1510-1520.

3. Kakoly NS, Khomami MB, Joham AE, et al. Ethnicity, obesity and the prevalence of impaired glucose tolerance and type 2 diabetes in PCOS: a systematic review and meta-regression. Hum Reprod Update, 2018, 24(4): 455-67.

4. Quinn M, Shinkai K, Pasch L, et al. Prevalence of androgenic alopecia in patients with polycystic ovary syndrome and characterization of associated clinical and biochemical features. Fertility and sterility, 2014, 101(4): 1129-1134

5. Cooney LG, Lee I, Sammel MD, et al. High prevalence of moderate and severe depressive and anxiety symptoms in polycystic ovary syndrome: a systematic review and meta-analysis. Human reproduction, 2017, 32(5): 1075-1091.

6. Cassar S, Misso ML, Hopkins WG, et al. Insulin resistance in polycystic ovary syndrome: a systematic review and meta-analysis of euglycaemic-hyperinsulinaemic clamp studies. Human reproduction, 2016, 31(11): 2619-2631.

7. Gerard C, Didier D, Evanthia DK, et al. European survey of diagnosis and management of the polycystic ovary syndrome: results of the ESE PCOS Special Interest Group's Questionnaire. European Journal of Endocrinology, 2014, 171(4): 489-498.

8. Legro RS, Arslanian SA, Ehrmann DA, et al. Diagnosis and treatment of polycystic ovary syndrome: an endocrine society clinical practice guideline. Journal of Clinical Endocrinology & Metabolism, 2013, 98(12): 4565-4592.

9. Group EASPCW. Revised 2003 consensus on diagnostic criteria and long-term health risks related to polycystic ovary syndrome. Human reproduction, 2004, 81(1): 19-25.

10. 中华医学会妇产科学分会内分泌学组及指南专家组. 多囊卵巢综合征中国诊疗指南. 中华妇产科杂志, 2018, 1: 2-6.

11. Carmina E. Polycystic ovary syndrome: metabolic consequences and long-term management. Scandinavian Journal of Clinical & Laboratory Investigation, 2014, 74(sup244): 23-26.

12. Merz CNB, Shaw LJ, Azziz R, et al. Cardiovascular Disease and 10-Year Mortality in Postmenopausal Women with Clinical Features of Polycystic Ovary Syndrome. Journal of Womens Health, 2016, 25(9): 875-881.

13. Anderson SA, Barry JA, Hardiman PJ. Risk of coronary heart disease and risk of stroke

in women with polycystic ovary syndrome：A systematic review and meta-analysis. International Journal of Cardiology，2014，176（2）：486-487.

14. Wild RA，Manfredi R，Sheri C，et al.Lipid levels in polycystic ovary syndrome：systematic review and meta-analysis.Fertility & Sterility，2011；95（3）：1073-1079.

15. Lim SS，Davies MJ，Norman RJ，et al.Overweight，obesity and central obesity in women with polycystic ovary syndrome：a systematic review and meta-analysis.Human Reproduction Update，2012，18（6）：618-637.

16. Athyros VG，Ganotakis ES，Konstantinos T，et al.Comparison of four definitions of the metabolic syndrome in a Greek（Mediterranean）population.Current Medical Research & Opinion，2010，26（3）：713-719

17. Barry JA，Azizia MM，Hardiman PJ.Risk of endometrial，ovarian and breast cancer in women with polycystic ovary syndrome：a systematic review and meta-analysis.Human Reproduction Update，2014，20（5）：748-758

18. Shobeiri F，Jenabi E.The association between polycystic ovary syndrome and breast cancer：a meta-analysis.Obstetrics & Gynecology Science，2016，59（5）：367-372.

19. Kim J，Mersereau JE，Khankari N，et al.Polycystic ovarian syndrome（PCOS），related symptoms/sequelae，and breast cancer risk in a population-based case–control study.Cancer Causes & Control Ccc，2016，27（3）：1-12

20. Wong JY，Gold EB，Johnson WO，et al.Circulating Sex Hormones and Risk of Uterine Fibroids：Study of Women's Health Across the Nation（SWAN）.J Clin Endocrinol Metab，2016，101（1）：123.

第三章
多囊卵巢综合征流行病学

多囊卵巢综合征(PCOS)是育龄期女性常见的生殖内分泌代谢性疾病,是引起不孕、月经失调的主要原因。同时,它也是一种全身性的代谢紊乱性疾病,肥胖、胰岛素抵抗、糖尿病、代谢综合征和血脂代谢异常等并发症的发生风险明显高于正常人群,严重影响女性的健康和生活质量。国外大规模的流行病学调查研究发现,PCOS 在世界各地不同年龄段、不同饮食生活习惯、不同种族人群中的发病情况及临床特点各不相同。我国幅员辽阔,南北方饮食及生活习惯差异较大,分析研究我国青少年及育龄期女性 PCOS 的患病率及临床特点,可以帮助我们更直观地认识中国特色的 PCOS,方便指导临床工作,做到对疾病的早识别、早干预,以期降低远期并发症的发生。

一、PCOS 的诊断标准

国际上对 PCOS 的诊断尚无统一的标准,主要有以下 3 个诊断标准。

1. 1990 年,由美国国立卫生研究院(National Institutes of Health,NIH)提出的诊断标准。NIH 标准要求必须同时满足高雄激素血症的临床表现和月经稀发 / 闭经方可诊断 PCOS,而未将卵巢多囊样改变列入诊断标准。

2. 2003 年,由美国生殖医学会(American Society of Reproductive Medicine,ASRM)和欧洲人类生殖与胚胎学会(European Society of Human Reproduction and Embryology,ESHRE)联合提出的鹿特丹标准(Rotterdam criteria),标准要求:①稀发排卵和 / 或无排卵;②临床高雄激素血症和 / 或生化高雄激素表现;③超声检查卵巢多囊样改变。3 条符合任意两条,并排除其他引起高雄激素血症的疾病如先天性肾上腺皮质增生、库欣综合征、分泌雄激素的肿瘤即可诊断 PCOS。目前,国际上对此标准的认可度最高,近期国内外开展的绝大部分关于 PCOS 的研究,均是基于此诊断标准;依据此标准,可将 PCOS 分为以下 4 类亚型,便于个体化治疗方案的选择:① 1 型,超声卵巢多囊样改变及高雄激素的临床表现和 / 或高雄激素血症;② 2 型,超声卵巢多囊样改变及稀发排卵或无排卵;③ 3 型,NIH 标准 PCOS,高雄激素的临床表现和 / 或高雄激素血症及稀发排卵或无排卵;④ 4 型,同时具备超声卵巢多囊样改变、高雄激素的临床表现和 / 或高雄激素血症及稀发排卵或无排卵,此型也被称为经典 PCOS。

3. 2006 年,由美国雄激素过多 -PCOS 学会(Androgen Excess and PCOS Society,AE-PCOS)提出的 AES 标准。AES 标准将高雄激素血症的临床表现作为 PCOS 的必要条件,同时月经稀发 / 闭经和卵巢多囊样改变二选一即可。

我国早在 2011 年也提出了多囊卵巢综合征诊断行业标准。此次,中华医学会妇产科学分会内分泌学组在参考国外相关指南及共识后,结合我国的实际情况及诊疗经验,提出符合我国国情的 PCOS 诊断标准。与国外的诊断标准不同的是,我国将月经稀发 / 闭经或不规则子宫出血作为 PCOS 诊断的必备条件之一,而仅具备高雄激素和卵巢多囊样改变则不能作为 PCOS 的诊断标准,从中足可见出,月经改变是我国 PCOS 女性最重要的临床特点。由于不同诊断标准侧重点的差异,导致按照不同标准定义的 PCOS 人群群体患病率的差异。

二、PCOS 的患病率

国内外对于 PCOS 群体患病率的报道,主要是基于鹿特丹标准。国际上报道 PCOS 的群体患病率为 8%~13%,而高达 70% 的 PCOS 患者并未就医并被诊断。除了诊断标准的影响外,种族、基因、地理环境、饮食生活习惯等因素也对 PCOS 的发生造成影响。我国地域辽阔,不同地区 PCOS 的群体患病率略有不同,波动在 2.4%~8.3%,而在汉族社区育龄女性中的大规模流行病学调查结果为 5.6%。

2008 年,在中国多个省市均开展了育龄期女性 PCOS 群体患病率的调查,因地域及调查人群的不同,PCOS 的患病率及临床特点略有不同。以广州为首的南方地区 PCOS 流行病学调查显示,PCOS 的患病率为 2.4%(22/915);深圳市 PCOS 的患病率为 7.92%(53/669),其中≤ 35 岁者占 98.5%。山东省济南市育龄期女性 PCOS 的群体患病率为 6.46%(44/681)。天津地区的调查表明,育龄女性 PCOS 的患病率为 7.04%(94/1 333),高发于 20~35 岁间,少运动、肥胖、母亲姐妹月经稀发和父亲兄弟早秃是 PCOS 发病的高危因素。辽宁省的调查结果显示,PCOS 在汉族女性中的患病率为 8.25%(132/1 600),

且主要集中在 35 岁以下，占 81.8%，初潮年龄晚（≥ 16 岁）、初潮至规律月经时间长（>2 年）为 PCOS 的高危因素。2011 年对安徽省 1 024 名育龄期妇女 PCOS 的患病率调查发现，PCOS 的群体患病率为 5.4%，不孕症发生率为 10.9%，月经稀发者占 90.9%，多因素回归分析提示初潮后建立规则月经周期时间延长和母亲不孕与育龄期女性 PCOS 的发生显著相关。2016 年对广东省韶关地区 812 名育龄女性 PCOS 患病情况的调查表明，PCOS 的群体患病率为 5.3%，月经稀发者占 85.7%，与母亲不育、初潮至建立规律月经周期间时间长有关。同年，陕西省调查人群 PCOS 的患病率为 3.7%（69/1 887），月经稀发或闭经者占 81.2%。从 12~14 岁开始，PCOS 的患病率逐渐增加，15~24 岁达到峰值，之后逐渐降低，至围绝经期降至最低。育龄期是 PCOS 发病的主要阶段，这一年龄段也是女性生育的关键时期，因此，一旦出现可疑 PCOS 的临床表现，应予以及时检查，及早诊断并进行治疗。

三、PCOS 临床表现的流行病学特点

1. 月经稀发或闭经或不规则子宫出血　月经异常作为我国女性 PCOS 诊断的必备条件之一，体现了我国 PCOS 人群不同于其他国家及地区人群疾病特点的重要方面。据我国各省的流行病学调研结果显示，月经异常在 PCOS 人群中的发病率为 81.2%~90.9%。2013 年天津市中心妇产医院对符合鹿特丹标准的 719 例 PCOS 患者的临床特点进行分析后发现，86.6% 的 PCOS 的患者存在月经异常，而且此月经异常的表现自初潮开始一直存在，肥胖会加重 PCOS 患者月经周期延长的程度。

月经异常，常提示排卵功能障碍（稀发排卵或无排卵），主要表现为月经稀发、闭经或不规则子宫出血。月经稀发随着年龄的增加逐渐改善，不同年龄段 PCOS 患者月经稀发程度以 21~25 岁者最为严重，随年龄增加，月经稀发程度逐渐减轻，周期逐渐缩短。同一 PCOS 患者的月经周期可随年龄增加，尤其是生育后逐渐趋向缩短或正常。由于青春期月经来潮 2 年内，59%~85% 月经不规律或无排卵，因此学者建议月经来潮 3 年后月经稀发或闭经才能诊断青春期 PCOS。

2. 高雄激素　是 PCOS 的标志性临床表现，也是诊断标准之一，超过 60% 的 PCOS 患者存在高雄激素临床表现或高雄激素血症。存在高雄激素表现的 PCOS 患者肥胖、2 型糖尿病、代谢综合征、月经异常和黑棘皮征等的发生率明显增加，提示高雄激素预示 PCOS 患者潜在严重的代谢问题。不同种族的人群，高雄激素的临床表现各异，而且还受年龄、BMI 等因素的影响。严重的男性化

非常罕见,但雄激素轻至中度升高所致的多毛症、粉刺型痤疮和雄激素性脱发则比较常见。2015 年,Pekka 等学者在北欧人群的一项研究指出,PCOS 患者的雄激素水平在整个育龄期,甚至是绝经后,与健康的正常排卵的女性相比都是偏高的;随着年龄增长其雄激素水平降低(18~49 岁组),但是在绝经后(大于49 岁组)反而有升高,且变异增大。而对我国 PCOS 女性的横断面分析提示,19~40 岁患者雄激素的水平随着年龄增长逐渐下降,而在 40~45 岁组就已经观察到略有升高。在控制了 BMI 以后,这种升高的趋势不再显著,提示其与BMI 的相关性,以及多囊女性长期控制体重的重要性。

多毛症是高雄激素血症最常见的表现,70%~80% 的高雄激素血症患者存在多毛的临床表现。1981 年,由 Hatch 等学者提出的改良 Ferriman-Gallwey(mFG)评分系统为目前评估女性多毛症的"金标准"。不同种族多毛评分差异较大,目前尚无统一标准。2018 年,由 ASRM 和 ESHRE 制订的 PCOS 的评估和管理国际循证指南中将 mFG ≥ 4~6 分作为女性多毛症的诊断标准。2011 年,AE-PCOS 协会在一项联合声明中将东南亚及远东女性多毛症的诊断标准定义为 mFG ≥ 3 分。早在 2007 年,我国的陈子江、赵君利等学者采用分层整群随机抽样的方法,通过对山东省济南市 828 名育龄女性的群体情况进行分析,提出将 F-G ≥ 2 分作为中国汉族女性多毛症的诊断标准。此后,2011 年,中山大学孙逸仙医院的赵晓苗等学者也采用了分层抽样法,在广东省两个城市(广东和深圳)和两个地区(中山区和新会区)的 16 个社区进行一项横断面研究,共纳入 2 988 名年龄在 20~45岁的女性,研究推荐 mFG ≥ 5 分作为中国南方女性多毛症诊断的截点值。2012 年,乔杰牵头了全国范围的大规模横断面流行病学调查研究,从北到南涉及黑龙江、辽宁、北京、天津、河南、安徽、湖南、四川、广东等 10 个省市,共纳入 10 120 名年龄在 19~45 岁的育龄期女性,李蓉等总结分析发现将多毛症的诊断定义为 mFG>4 分更适合中国普通的育龄期女性人群。同时,由于 mFG 要评估全身九处毛发的分布情况,在日常的临床工作中实施起来较为烦琐,且有些部位比较私密,患者配合度较差,基于以上原因,我们首次提出了适合中国人群的简化 mFG 评分,仅评估上唇、下腹和大腿 3 个部位的毛发分布情况,并将截点值设置为 2 分,即可诊断多毛症,特异性为91.0%,敏感性高达 98.7%。2016 年,赵晓苗等也开展了一项涉及 1 159 例育龄期 PCOS 患者的前瞻性随访观察研究,分析简化 mFG 评分的方式,将9 个部位简化为上唇、下腹、大腿和后腰,评分 ≥ 3 分诊断多毛症,准确性、敏感性和阳性预测价值均可达 96% 以上。诸多研究均发现,随着年龄的增长,多毛症的表现逐渐减轻,mFG 评分也逐渐降低。

除多毛外,高雄激素还表现为痤疮、皮肤油脂分泌增加、毛孔粗大等。痤疮与高雄激素血症密切相关,但其预测价值尚不清楚,目前也没有有效的评估手段。青春期女孩都会有不同程度的痤疮,因此轻度的痤疮不能作为青少年 PCOS 的诊断标准。随着年龄的增长,PCOS 患者的多毛、痤疮等高雄激素表现逐渐改善,部分患者生育子代后,上述症状也会明显缓解。相似的,早秃的存在也可作为高雄激素血症的一个不太敏感的表现。雄激素性秃发比例波动性较大,报道其占到 PCOS 人群的 3.2%~34.8%。

3. PCOS 与代谢综合征 代谢综合征(metabolic syndrome, MS)是以肥胖、胰岛素抵抗、高血压、高血糖、高血脂等代谢紊乱为主要表现的临床综合征,饮食及生活习惯的改变使 MS 成为影响人群健康的公共卫生问题。由于 MS 发病机制及其组分的复杂多样性,目前国际上尚无统一的 MS 定义和诊断标准。从 1998 年到 2005 年,世界卫生组织(WHO)、欧洲胰岛素抵抗研究组(EGIR)、美国国家胆固醇教育计划成人治疗组第三次报告(NCEP-ATP Ⅲ)、美国临床内分泌医师协会(AACE)及中华医学会糖尿病学分会(CDS)分别给出了 MS 的定义和诊断标准,由于侧重点的不同,诊断标准略有不同。

MS 在不同的人种、性别、年龄和诊断标准情况下患病率不尽相同。2003 年,陈蕾等学者对上海市 2 048 例 20~74 岁成年人进行的流行病学调查结果显示,MS(WHO 标准)的群体患病率为 17.1%,2004 年,李健斋等采用 NCEP-ATP Ⅲ标准调查北京地区成人 MS 患病率,发现女性中 MS 的群体患病率为 13.0%(6 990 例)。2005 年,一项包含 15 540 例 35~74 岁中国人群的研究结果显示,女性 MS 患病率为 17.8%。青少年 MS 患者并不少见,中国 2002 年健康和营养调查研究显示,在 15~19 岁青少年中,MS 的总体患病率为 3.7%,其中超重及肥胖者占 58.6%。

PCOS 是一种全身性的代谢紊乱性疾病,患者同时罹患 MS 的风险明显高于正常人群。虽然有很多研究致力于分析 PCOS 患者 MS 的患病率,但是各类研究结果无法达成共识。生活及饮食习惯的差异,导致不同的国家和种族的 PCOS 患者 MS 的发生率各有不同,为 1.6%~43%。2017 年的一篇荟萃分析纳入 72 篇文献,包括 18 529 例 PCOS 患者和 15 891 例正常对照,分析发现 PCOS 患者发生 MS 的风险是正常人群的 2.5 倍,而青少年 PCOS 患者代谢综合征的发生率为正常青少年的 6 倍。2018 年,另一篇分析青少年 PCOS 患者 MS 发生率的荟萃分析指出,青少年 PCOS 患者 MS 的发生率为非 PCOS 青少年的 2.69 倍,且三酰甘油、血糖、血压明显高于非 PCOS 的青少年,不同研究结果的差异与纳入人群的年龄及对疾病的定义标准不同有关。2014 年,李蓉等研究发现,PCOS 人群(833 例)和非 PCOS 人群(2 732 例)中 MS(NCEP-ATP Ⅲ 标准)的发生率分别为 19.1% 和 14.7%;存在代谢综合征的 PCOS 患者中,34.1% 有 1 种表现,18.6% 有 2 种表现,13.0% 有 3 种表现,4.8% 有 4 种表现,1.3% 有 5 种表现;其中 85.9% 的人有 HDL-C 水平降低、84.8% 存在中心型肥胖,TG 升高者占 63.4%,血糖升高者占 55%,高血压者 45.7%;随着年龄的增长,MS 的发生率明显增加,在 30~40 岁间的 PCOS 患者中,MS 的发生率为 23.9%,而在年龄大于 40 岁的 PCOS 患者中,MS 的发生率高达 47.6%。肥胖也明显增加 MS 的风险,BMI 在 25~30kg/m^2 的 PCOS 患者,罹患 MS 的风险为 47.6%,为非肥胖 PCOS 患者的 13~16 倍。BMI 和游离雄激素指数(FAI)是 PCOS 患者罹患代谢综合征的独立危险因素,SHBG 为保护因素。MS 与心血管疾病和卒中密切相关,早期发现及治疗 MS,能有效预防严重心血管疾病的发生。

4. PCOS 与肥胖 肥胖已成为全球范围内威胁人类健康的重大公共卫生问题,肥胖人群心血管疾病、代谢综合征、糖尿病等风险明显增加。临床上常用体质指数(BMI)和腰围(WC)来评估肥胖和腹型肥胖的程度。依据《中国成年人超重和肥胖症预防控制指南》的标准,将 BMI ≥ 28kg/m^2 定义为肥胖,24 ≤ BMI<28kg/m^2 定义为超重;依据中华医学会糖尿病学分会代谢综合征 2013 年版标准,将女性 WC ≥ 85cm 定义为腹型肥胖。

PCOS 女性中超重和肥胖现象非常常见,主要表现为腰臀比增加。2012 年,一项涵盖不同种族和地区针对 PCOS 中超重、肥胖和腹型肥胖患病率的 Meta 分析显示,PCOS 女性超重和肥胖的患病率为 40%~100%,为非 PCOS 女性的 2~3 倍,腹型肥胖患病率为 53.5%~85.5%,为非 PCOS 女性的 1.7 倍。我国社区 PCOS 女性中肥胖的患病率明显高于中国女性的平均水平(34.09% *vs.* 13.37%)。随着年龄的增长,肥胖患者的比例明显增加,年龄大于 35 岁的 PCOS 人群中,超重和肥胖者占一半以上。虽然针对不同的国家、地区和种族间的研究差异较大,但研究结论是一致的,即 PCOS 显著增加了肥胖的发生风险。反而言之,肥胖是否会增加 PCOS 的患病风险尚存在争议。2005 年,西班牙学者的研究提示,超重和肥胖女性中 PCOS 患病率为 28.3%,显著高于正常体质量人群的 5.5%。与此相反,2008 年,英国的一项研究表明,PCOS 的患病率在正常体质量、超重和肥胖人群中分别为 9.8%、9.9% 和 9.0%,统计学无显著差异。种族及地理位置的差异、疾病诊断标准的不同、病人选择的偏倚等均是导致不同研究中肥胖人群 PCOS 患病率差异的重要原因。

肥胖型 PCOS 患者的代谢综合征、胰岛素抵抗、糖尿病、高血压和高脂血症等内分泌代谢疾病的发生率明显高于非肥胖型 PCOS。研究表明，肥胖型 PCOS 患者代谢综合征的患病率为 32.3%~47.9%，显著高于非肥胖型的 5.7%~15.9%；胰岛素抵抗的患病率为 27.8%，显著高于非肥胖 PCOS 者的 7.1%；糖尿病的患病率为 7.4%，显著高于非肥胖型的 2.5%；高血压和血脂异常的比例分别为 29.9% 和 73.2%，均显著高于非肥胖型的 7.7% 和 47.7%。然而，虽然肥胖会增加 PCOS 患者月经紊乱、排卵障碍及妊娠期并发症发生的风险，但不孕和月经异常在是否伴发肥胖的 PCOS 患者之间无显著差异。

19 世纪 80 年代，"代谢健康型肥胖（metabolically healthy obese）"一词出现在公众的视野中，主要是指合并一项及以下代谢异常的肥胖患者，在肥胖人群中占 10%~40%。2017 年，上海瑞金医院的一项横断面研究，比较了 PCOS 在代谢健康型肥胖（MHO）和非代谢健康型肥胖（MUO）的育龄期女性中的发病情况，研究共纳入了 299 例 MUO 和 112 例 MHO 例患者，发现 MHO 女性中 PCOS 的发生率为 66.96%，MUO 女性 PCOS 的发生率为 67.89%，两者虽无统计学差异，但却均显著高于中国育龄期女性 5.6% 的 PCOS 患病率，这可能与此研究纳入人群为因肥胖而就诊的患者有关。肥胖是青少年 PCOS 患者常见的临床表现，约 70% 的肥胖型青少年 PCOS 患者为 MUO 型，其腹部内脏组织的脂肪含量平均比 MHO 患者多 30%。2016 年，美国的一项针对青少年 PCOS 患者 MUO 型和 MHO 型临床及实验室特点比较的研究发现，MUO-PCOS 的青少年有腰围大、腹部内脏脂肪含量高、胰岛素敏感性下降、胰岛 B 细胞功能减退等特点，这意味着 MUO-PCOS 的青少年远期发生 2 型糖尿病、心血管疾病的风险明显增加，需要提早干预以改善远期预后。

5. PCOS 与胰岛素抵抗 胰岛素抵抗（insulin resistance，IR）是指胰岛素效应器官或部位对其生理作用不敏感的一种病理生理状态。1980 年，Burghen 等学者首次提出 IR 参与了 PCOS 的发生，其后越来越多的学者开始关注 PCOS 女性的胰岛素抵抗问题。PCOS 患者的胰岛素代谢异常包括胰岛素分泌减少、肝脏摄取胰岛素下降、肝糖原异生受损和胰岛素受体信号异常等。

受研究人群、体质指数、糖尿病家族史、PCOS 及 IR 的诊断标准等诸多因素影响，IR 在 PCOS 人群中的患病率波动很大。2013 年，我国学者在天津进行了一项大规模的病例对照研究，共纳入 PCOS 患者 719 例，非 PCOS 患者 685 例，研究发现，PCOS 患者中 IR 的发生率为 28.2%，低于国际上报道的 50%~70% 的患病率水平，但在肥胖的 PCOS 患者中，IR 的发生率则高达 63.9%，与国际上的报道相符。在全国 10 个省市的大规模流行病学调查研究提示,社区的 PCOS 人群(833 例)和非 PCOS 人群(2 732 例)中 IR 的患病率分别为 14.2% 和 9.3%,差异有统计学意义,而在肥胖的 PCOS 人群中 IR 的患病率为 27.8%,明显高于非肥胖 PCOS 人群的 7.1%。同是针对我国人群的研究,由于纳入人群的不同,研究数据也有很大差别,但整体的趋势及研究结论是相似的,即无论肥胖与否,PCOS 女性发生 IR 的风险明显增加,且肥胖会加重 PCOS 女性的 IR 程度,因此,需更加重视肥胖的 PCOS 患者的管理,着重改善 IR,减轻远期的健康威胁。

6. PCOS 与糖耐量受损和 2 型糖尿病　根据国外报道,PCOS 女性出现糖耐量受损(impaired glucose tolerance,IGT)和 2 型糖尿病(type 2 diabetesmellitus,T2DM)的概率分别为 31%~35% 和 7.5%~10.0%,均远高于正常人群中的患病率,且随着年龄的增长而增加,到 30 岁时,将会有 25%~30% 的 PCOS 患者出现 IGT。在中国 PCOS 人群中,IGT 和非胰岛素依赖型糖尿病的患病率分别为 20.5% 和 1.9%,略低于国外水平。IGT 不仅发生于存在肥胖或超重的 PCOS 患者,10.3% 的非肥胖型 PCOS 患者发生 IGT,1.5% 者发生 T2DM,而肥胖型的 PCOS 患者 IGT 发生率则可高达 40%,尽管肥胖程度有限,患有 PCOS 的亚洲女性中约 47% 的人在 41 岁前出现 IGT 或 T2DM。糖化血红蛋白、空腹血糖、餐后 2 小时血糖、胰岛素释放试验、三酰甘油、性激素结合球蛋白和基础 BMI 等是预测 2 型糖尿病发生的敏感指标。

2001 年,Norman 等学者对 67 例 PCOS 女性的血糖代谢情况进行平均长达 6.2 年的随访,研究发现 9% 的糖耐量正常者会在随访过程发展为 IGT,8% 的人会直接发展成 2 型糖尿病,而本来就有糖耐量受损者,在随访过程中有 54% 会发展成 T2DM。2012 年,意大利的学者对 255 名 PCOS 女性进行平均长达 16.9 年的随访,从青年随访到中年,发现 T2DM 的年百人患病率为 1.05 人,在随访结束时年龄标准化的 T2MD 的患病率为 39.3%,明显高于同年龄组非 PCOS 女性的 5.8%。同年,从另一项涉及 21 740 例 PCOS 女性的大型纵向数据库回顾性分析中可以看出,在平均 4.7 年的随访中,PCOS 女性罹患 T2DM 的风险增加了 3 倍。由此可见,早期评估 PCOS 患者血糖代谢状态十分重要。

2018 版的 PCOS 国际循证指南指出,PCOS 患者无论年龄,罹患 IGT 和 T2DM 的风险均明显高于非 PCOS 人群。在亚洲人群中最高,为非 PCOS 人群的 5 倍,欧洲最低,为非 PCOS 人群的 3 倍。所有的 PCOS 患者在初次诊断时均应进行血糖状态的评估,可采用 OGTT、空腹血糖或 HbA1c 评估血糖状态,此后每 1~3 年评估一次。对存在血糖异常高危因素者(包括 BMI>23kg/m^2、空腹血糖受损史、糖耐量受损或妊娠期糖尿病史、家族性 2 型糖尿病史、高血压史等)，建议行 OGTT 检查，对所有打算妊娠或寻求生育相关治疗的女性，也推荐进行 OGTT 检查。

7. PCOS 与血脂代谢异常 随着生活水平的提高，中国人群血脂异常的患病率明显增加，2015 年，国家卫计委发布的中国居民营养与慢性病报告中指出，中国成人血脂异常总体患病率高达 40.40%，其中，高三酰甘油血症的患病率为 13.1%。2016 年，我国重新修订了《中国成人血脂异常防治指南》，推荐以总胆固醇(TC) ≥ 6.2mmol/L 和 / 或三酰甘油(TG) ≥ 2.3mmol/L 和 / 或高密度脂蛋白胆固醇(HDL-C)<1.0mmol/L 和 / 或低密度脂蛋白胆固醇(LDL-C) ≥ 4.1mmol/L 作为脂代谢异常的切点；指南明确指出：血脂异常作为脂质代谢障碍的表现，属于代谢性疾病，其对健康的损害主要在心血管系统，可导致冠心病及其他动脉粥样硬化性疾病。

PCOS 患者脂代谢异常极为常见，不同的种族、地区、饮食和生活习惯及遗传因素等导致不同的研究结果差异较大。根据美国国家胆固醇教育计划(National Cholesterol Education Program，NCEP) 的调查结果显示，约 70% 的 PCOS 患者血脂水平存在异常，有血脂代谢异常疾病史的家庭成员比一般家庭的成员患 PCOS 的风险高 2.7 倍。我国学者的研究提示 PCOS 女性中血脂异常的患病率为 48.3%，比正常健康人群高 3~5 倍。HDL-C 降低是 PCOS 最常见的血脂异常，约 67% 的 PCOS 女性 HDL-C<1.3mmol/L，15% 的 PCOS 女性 LDL-C>4.2mmol/L，16% 的 PCOS 患者 TG 偏高。PCOS 患者的血脂水平与体质指数、腰臀比和腰围呈正相关，即肥胖型，尤其是腹型肥胖的 PCOS 患者存在更严重的血脂代谢异常。研究表明，PCOS 女性冠状动脉狭窄的发生概率明显高于同龄女性，且大血管阻塞发生也较早，脂代谢的异常极大地增加 PCOS 女性心血管疾病的发生风险，研究表明血脂异常的 PCOS 女性心肌缺血性疾病和心肌梗死的发生率为正常人群的 7.4 倍。

青少年 PCOS 患者是否存在 TG 水平升高、HDL 水平降低等脂代谢问题，不同国家地区的研究结果不一致。2010 年，孙逸仙医院的一项针对我国南方门诊就诊的青少年 PCOS 患者的横断面研究发现，合并 PCOS 的青少年血脂异常的发生率为 22.7%，略高于非 PCOS 者的 17.5%，差异无统计学意义；而将 PCOS 青少年的体重按 85th 进行分组后发现，体质指数偏高的 PCOS 患者血脂异常比例为 39.5%，明显高于体质指数低组的 14.1%，提示青少年肥胖明显增加 PCOS 者血脂异常的风险。2015 年，土耳其的一项针对体质指数正常的青春期 PCOS 患者的病例对照研究发现，即使体质指数正常的青春期 PCOS 患者,血清的三酰甘油和 LDL 的水平仍明显高于非 PCOS 的青春期女性。不同研究结果的差异与种族、地域等因素均有直接关系。

PCOS 血脂异常与患者远期并发症的发生有密切关系,研究 PCOS 患者脂代谢的特点对于患者远期并发症的风险评估具有重要意义。

8. PCOS 与生育 PCOS 是导致无排卵性不孕最常见的原因,约占80%;我国社区 PCOS 患者中不孕症的患病率为 6.4%,为非 PCOS 患者的2.4 倍。在不孕群体中,PCOS 患者占 30%~40%。PCOS 女性常伴发肥胖、胰岛素抵抗等代谢异常,明显增加了排卵障碍的程度,同时导致流产、早产、妊娠期高血压、妊娠期糖尿病等并发症的发生风险增加,此外,持续无孕激素拮抗的雌激素作用,导致子宫内膜病变的发生率明显提高,改变了子宫内膜容受性,影响胚胎着床。

基于 PCOS 对女性生育力的负面影响,越来越多的 PCOS 患者倾向于选择辅助生育技术助孕,从某种程度上增加了多胎妊娠的发生,导致孕期并发症的风险明显增加,与此同时,PCOS 本身也会增加单胎妊娠孕期的风险。2016 年的一篇荟萃分析纳入了 40 项研究,共包含 17 816 例合并 PCOS 的孕妇和 123 756 例无 PCOS 的孕妇,研究对象的平均年龄为 25.9~32.8 岁,研究发现 PCOS 明显增加妊娠期糖尿病(RR 2.78;95%CI 2.27~3.40)、妊娠期高血压(RR 2.46;95%CI 1.95~3.09)、子痫前期(RR 2.79;95%CI 2.29~3.38)、早产(RR 1.52;95%CI 1.22~1.90)和流产(RR 2.87;95%CI 1.65~4.98)的风险,但与胎儿生长受限、胎膜早破、羊水过多和羊水过少等情况无关;对新生儿方面,PCOS 可明显增加新生儿低血糖(RR 2.85;95%CI 1.93~4.22)和围产儿死亡(RR 1.83;95%CI 1.06~3.16)风险,但并不增加先天性畸形、巨大儿和新生儿呼吸窘迫综合征等风险。从 2003 年开始,我国学者开始关注PCOS 患者孕期的安全性问题,但这些研究存在样本量小、针对人群局限等问题,并不能全面反映我国 PCOS 患者孕期并发症的整体情况。2017 年湖南湘雅医院综合分析了 2003—2017 年间所有涉及我国 PCOS 患者孕期并发症发生情况的研究,共纳入 13 378 例 PCOS 孕妇和 49 395 例非 PCOS 孕妇,涵盖全国 15 个省 30 个市,研究发现 PCOS 孕妇妊娠期糖尿病和妊娠期高血压的发生率分别为 20.26% 和 13.94%,明显高于非 PCOS 孕妇的 6.94%和 4.35%;胎儿方面,合并 PCOS 者早产、巨大儿和新生儿窒息的发生率分别为 13.35%、9.84% 和 3.71%,明显高于非 PCOS 者的 5.81%、4.69% 和 2.05%。由此可见,PCOS 会促进妊娠期并发症的发生,因此,对于 PCOS 患者孕前及孕期应给予足够的重视,及早干预和处理,避免严重妊娠期并发症及围产儿死亡的发生。由于长期无排卵和持续雌激素作用(缺乏孕激素拮抗),子宫内膜癌的发病风险增加等。

虽然我国女性人群 PCOS 的整体患病率低于国际水平,但由于我国人口基数大,还是有相当多的一部分人深受其困扰。在育龄期主要表现为对生育的影响,而在远期,糖尿病、高脂血症等代谢综合征的发生风险增加,严重影响生活质量。PCOS 的临床特点与地域、种族及生活习惯关系很大,通过对我国女性 PCOS 患者流行病学特点的深入研究,有助于早期识别高危人群,积极给予生活和生育指导,防患于未然。

(李 蓉　王 洋　杨 蕊)

参考文献

1. 中华医学会妇产科学分会内分泌组学及指南专家组.多囊卵巢综合征中国诊疗指南.中华妇产科杂志,2018,(53):2-6.

2. 中国医师协会内分泌代谢科医师分会.多囊卵巢综合征诊治内分泌专家共识.中华内分泌代谢杂志,2018,(34):1-6.

3. Skiba MA,Islam RM,Bell RJ,et al.Understanding variation in prevalence estimates of polycystic ovary syndrome:a systematic review and meta-analysis.Hum Reprod Update,2018,24(6):694-709.

4. Behboudi-Gandevani S,Amiri M,Bidhendi YR,et al.The risk of metabolic syndrome in polycystic ovary syndrome:A systematic review and meta-analysis.Clin Endocrinol(Oxf),2018,88(2):169-184.

5. Fazleen NE,Whittaker M,Mamun A.Risk of metabolic syndrome in adolescents with polycystic ovarian syndrome:A systematic review and meta-analysis.Diabetes Metab Syndr,2018,12(6):1083-1090.

6. Teede HJ,Misso ML,Costello MF,et al.Recommendations from the international evidence-based guideline for the assessment and management of polycystic ovary syndrome.Clin Endocrinol(Oxf),2018,89(3):251-268.

7. Wolf WM,Wattick RA,Kinkade ON,et al.Geographical prevalence of polycystic ovary syndrome as determined by region and race/ethnicity.Int J Environ Res Public Health,2018,15(11):2589.

8. Zhang B,Wang J,Shen S,et al.Association of Androgen Excess with Glucose Intolerance in Women with Polycystic Ovary Syndrome.Biomed Res Int,2018,2018:6869705.

9. Wang FF,Pan JX,Wu Y,et al.American,European,and Chinese practice guidelines or consensuses of polycystic ovary syndrome:a comparative analysis.J Zhejiang Univ Sci B,2018,19(5):354-363.

10. 王婷婷,付翰林,陈立章,等.中国多囊卵巢综合征患者妊娠并发症发生率的 Meta 分析.中南大学学报(医学版),2017,42(11):1300-1310.

11. Ding T,Hardiman PJ,Petersen I,et al.The prevalence of polycystic ovary syndrome in reproductive-aged women of different ethnicity:a systematic review and meta-analysis. Oncotarget,2017,8(56):96351-96358.

12. Lazaridou S,Dinas K,Tziomalos K.Prevalence,pathogenesis and management of prediabetes and type 2 diabetes mellitus in patients with polycystic ovary syndrome. Hormones(Athens),2017,16(4):373-380.

13. Liang P,Xi L,Shi J,et al.Prevalence of polycystic ovary syndrome in Chinese obese women of reproductive age with or without metabolic syndrome.Fertil Steril,2017,107(4): 1048-1054.

14. Chen C,Jing G,Li Z,et al.Insulin resistance and polycystic ovary syndrome in Chinese population.Endocr Pract,2017.

15. Bozdag G,Mumusoglu S,Zengin D,et al.The prevalence and phenotypic features of polycystic ovary syndrome:a systematic review and meta-analysis.Hum Reprod,2016,31(12):2841-2855.

16. Kim JY,Tfayli H,Michaliszyn SF,et al.Distinguishing characteristics of metabolically healthy versus metabolically unhealthy obese adolescent girls with polycystic ovary syndrome.Fertil Steril,2016,105(6):1603-1611.

17. Yang Y,Han Y,Wang W,et al.Assessing new terminal body and facial hair growth during pregnancy:toward developing a simplified visual scoring system for hirsutism. Fertil Steril,2016,105(2):494-500.

18. Pinola P,Piltonen,T.T,Puurunen J,et al.Androgen profile through life in women with polycystic ovary syndrome:a nordic multicenter collaboration study.J Clin Endocrinol Metab,2015,100(9):3400-3407.

19. Li R,Zhang Q,Yang D,et al.Prevalence of polycystic ovary syndrome in women in China: a large community-based study.Hum Reprod,2013,28(9):2562-2569.

20. Zhang HY,Guo CX,Zhu FF,et al.Clinical characteristics,metabolic features,and phenotype of Chinese women with polycystic ovary syndrome:a large-scale case-control study.Arch Gynecol Obstet,2013,287(3):525-531.

21. Gambineri A,Patton L,Altieri P,et al.Polycystic ovary syndrome is a risk factor for type 2 diabetes:results from a long-term prospective study.Diabetes,2012,61(9):2369-2374.

22. Li R,Qiao J,Yang D,et al.Epidemiology of hirsutism among women of reproductive age in the community:a simplified scoring system.Eur J Obstet Gynecol Reprod Biol,2012,163 (2):165-169.

23. Hart R,Doherty DA,Mori T,et al.Extent of metabolic risk in adolescent girls with features of polycystic ovary syndrome.Fertil Steril,2011,95(7):2347-2353.

24. Zhao X,Ni R,Li L,et al.Defining hirsutism in Chinese women:a cross-sectional study.

Fertil Steril,2011,96(3):792-796.

25. Huang J,Ni R,Chen X,et al.Metabolic abnormalities in adolescents with polycystic ovary syndrome in south China.Reprod Biol Endocrinol,2010,8:142.

26. Ozdemir S,Ozdemir M,Gorkemli H,et al.Specific dermatologic features of the polycystic ovary syndrome and its association with biochemical markers of the metabolic syndrome and hyperandrogenism.Acta Obstet Gynecol Scand,2010,89: 199-204.

第四章
多囊卵巢综合征高雄激素特征

高雄激素是多囊卵巢综合征（PCOS）的重要特征之一，会影响卵泡的发育，引起排卵障碍，导致多毛、痤疮、雄激素性脱发等临床表现。对高雄激素的诊断和治疗是 PCOS 诊治的核心问题之一。

一、雄激素来源

女性体内的雄激素主要在卵巢和肾上腺合成，少部分可在腺体外组织转化而来。

（一）卵巢分泌雄激素

在 LH 作用下，卵泡膜细胞主要生成雄烯二酮、脱氢表雄酮（DHEA）以及少量睾酮。根据两细胞 - 两促性腺激素学说，FSH 诱导颗粒细胞产生 FSH 受体，卵泡膜细胞存在 LH 受体，颗粒细胞最初没有 LH 受体，随着卵泡生长，FSH 诱导颗粒细胞增殖、LH 受体增加。在 LH 刺激下，卵泡膜细胞内的胆固醇经细胞色素 P450 侧链裂解酶的作用形成孕烯醇酮，后者合成雄烯二酮。卵泡膜细胞内的雄激素必须弥散进入颗粒细胞，FSH 促进颗粒细胞内芳香化酶活性，催化雄激素形成雌激素，即雄激素是雌激素合成的前体。LH 水平升高可以促进卵巢分泌雄激素，FSH 水平降低导致颗粒细胞内芳香化酶活性下降，雄激素向雌激素的转化减少，因此 LH/FSH 比值升高可以导致雄激素升高。

（二）肾上腺分泌雄激素

肾上腺可以分泌雄烯二酮、DHEA、硫酸脱氢表雄酮（DHEA-S）和睾酮等。肾上腺分泌的雄激素是合成糖皮质激素和盐皮质激素的中间产物，正常情况下，其生理意义远小于卵巢分泌的雄激素。在有肾上腺肿瘤或相关酶活性异常时，肾上腺来源雄激素会升高。

(三) 周围组织转化雄激素

雄烯二酮可以在周围组织转化成睾酮,睾酮在 5α-还原酶的作用下转化成双氢睾酮(dihydrotestosterone,DHT),双氢睾酮是活性最高的雄激素。即使体内雄激素没有增加,但皮肤组织的 5α-还原酶活性增强,也会出现多毛或痤疮。

女性每天体内生成雄激素的情况:DHEA 16mg,90% 以上来自肾上腺,10% 左右来自卵巢;雄烯二酮 3mg,50% 来自肾上腺,50% 来自卵巢;睾酮 25% 来自卵巢,25% 来自肾上腺,50% 来自外周组织雄烯二酮的转化;DHEA-S 几乎 100% 均来自肾上腺;DHT 20% 来自睾酮,80% 来自雄烯二酮,如图 4-1 所示。

因此,DHEA 或 DHEA-S 常被认为是评价肾上腺来源雄激素水平的指标,睾酮常被认为是评价卵巢来源雄激素水平的主要指标,DHT 是评价腺体外组织合成雄激素的指标。

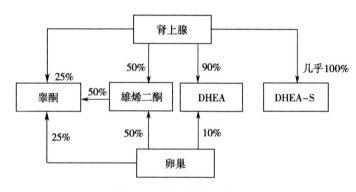

图 4-1　雄激素的生成情况

二、雄激素受体和雄激素的作用

处于游离状态的雄激素与靶细胞内的雄激素受体特异性结合,形成有活性的分子从而发挥作用。雄激素受体和雌孕激素受体都属于类固醇受体家族成员,雄激素受体 DNA 结合区中的氨基酸序列与孕激素受体更相似。雄激素受体基因位于 X 染色体(Xq11-12),是 X 染色体上仅有的类固醇受体。

DHT 活性最强,睾酮次之,DHEA 和雄烯二酮活性最弱。睾酮和 DHT 可以和雄激素受体结合,但 DHT 的结合力约为睾酮的 4 倍,因此,DHT 活性较睾酮强;雄烯二酮和 DHEA 不与雄激素受体结合,但可以在周围组织中转化成睾酮发挥雄激素活性。血中睾酮 80% 与性激素结合球蛋白(SHBG)集合,19% 与白蛋白结合,1% 处于游离状态,DHT 与 SHBG 结合力是睾酮的 3 倍,结合状态的雄激素不发挥生物活性,因此SHBG的水平也会影响雄激素的作用。

三、高雄激素的发生机制

PCOS患者高雄激素发生机制非常复杂,目前有多种解释。

(一)胰岛素抵抗

PCOS患者往往同时存在胰岛素抵抗和高雄激素血症,OGTT试验期间的胰岛素累积反应与血清雄烯二酮和睾酮升高呈正相关,且胰岛素增敏剂可以降低PCOS患者的雄烯二酮和睾酮水平。口服避孕药、卵巢楔形切除或打孔、GnRH激动剂治疗可以降低PCOS患者的雄激素水平,但没有改善胰岛素抵抗,因此,目前认为胰岛素抵抗引起高雄激素血症。

1. 胰岛素刺激卵巢分泌雄激素增加。细胞色素P450c17α是类固醇激素合成的关键酶,LH能作用于卵巢膜细胞,是雄激素合成的重要因子。胰岛素能增强细胞色素P450c17α活性,协同LH促进卵巢雄激素合成。

2. 胰岛素能抑制肝脏SHBG的合成,SHBG降低后,游离雄激素浓度增加,且反过来进一步加重胰岛素抵抗。

3. 高胰岛素能增强胰岛素样生长因子-1(IGF-1)的活性。高浓度时,胰岛素与IGF-1受体结合,IGF-1受体被激活,IGF-1促进LH生成雄激素增加。

IGF-1大部分与IGF结合球蛋白(IGFBP)结合,只有少数游离状态的具有生物活性。体内有6种IGFBP,其中肝脏合成的IGFBP-1是最重要的调节IGF-1活性的。PCOS患者胰岛素抵抗时,血IGFBP-1浓度明显降低,游离的IGF-1水平增加,促进雄激素合成。

(二)促性腺激素和性激素分泌失调

PCOS患者的LH分泌异常升高、活性增强(LH脉冲频率增加、脉冲幅度降低),FSH水平相对偏低(GnRH脉冲频率增加、长期外周雌激素水平升高的负反馈),可表现为LH/FSH比值升高。

(三)肾上腺功能与PCOS

青春期肾上腺皮质功能逐渐增强,DHEA、DHEA-S升高,引起阴毛和腋毛的生长,称为肾上腺功能初现(adrenarche)。8岁前发生肾上腺功能初现称为肾上腺功能早现,可能在PCOS的发病机制中起一定作用。长效GnRH激动剂抑制正常女性卵巢分泌激素,但PCOS女性肾上腺来源雄激素水平不被抑制。

（四）遗传因素

PCOS 具有家族聚集性。多囊卵巢综合征的姐妹和母亲更容易发生高雄激素血症或高雄激素临床表现。但 PCOS 的高度异质性提示其遗传模式复杂，可能为多基因遗传病。目前对调节类固醇激素合成、代谢酶的基因研究较多，如 *CYP11A*、*CYP17*、*CYP11B2*、*SHBG*、雄激素受体、*GnRH*、*LH*、*INSR*、*IGF* 和 *Leptin* 等，但迄今仍未发现能导致 PCOS 高雄激素血症的特异基因。

四、高雄激素的生化特征

生化高雄的诊断需有血雄激素水平的升高，任何一种雄激素水平的升高都可能会导致高雄激素的临床表现。外源性激素类药物会对女性自身体内的雄激素水平有影响，如口服避孕药可以使雄激素水平降低，因此测定雄激素时需避免此类药物的影响。

（一）睾酮

这是目前临床最为广泛测定的雄激素。单独测定睾酮时，可在月经期任意时间。测定值高于当地女性参考范围上限可诊断高雄激素血症，如无当地参考范围，当睾酮大于 0.55ng/ml 时，可诊断为高雄激素血症。多数 PCOS 患者的睾酮正常或轻度升高，部分 PCOS 患者血睾酮水平正常，不代表不存在高雄激素血症；一般不超过正常上限 2 倍，当大于 1.5ng/ml 时，应考虑肿瘤或先天性肾上腺皮质增生症等其他来源的雄激素。

（二）DHEA-S

当 DHEA-S 水平大于 700mg/dl 提示肾上腺来源的分泌雄激素的肿瘤，但其敏感性和特异性不高。

（三）SHBG 和游离睾酮

游离睾酮水平升高是诊断高雄激素血症的最佳指标，但直接测定游离睾酮水平复杂，临床难以推广。常通过测定 SHBG 来间接了解血游离睾酮，血 SHBG 水平降低意味着游离睾酮水平升高，一般用游离雄激素指数（FAI）反映血游离睾酮水平，FAI ＝血睾酮（nmol/L）/ 血 SHBG（nmol/L）× 100。

（四）雄烯二酮和 DHT

雄烯二酮转化成睾酮才能发挥雄激素作用，因此临床一般不测定；DHT 活性最强，但临床测定尚未普及。

五、高雄激素的临床特征

雄激素分泌过多是多囊卵巢综合征重要的临床特征，高雄激素会影响卵泡的发育,导致排卵障碍,临床上表现为多毛、痤疮和月经失调等。高雄激素的临床体征主要有 4 个:多毛、反复发作的痤疮、雄激素性脱发和男性化。任何一个指征的出现,都提示患者可能有高雄激素血症。对 PCOS 患者来说,临床以多毛最为常见,其次是反复发作的痤疮和雄激素性脱发,男性化非常少见。

（一）多毛

根据形态和结构,人的毛发分为恒毛和毫毛两种。毫毛细软,无髓且色淡;恒毛粗,有髓且色深。毛发的生长周期可分为 3 个阶段:生长期(初期)、退化期(中期)和静止期(终末期)。不同部位毛发的生长期长短不一,头发的生长期为 2~6 年,体毛为 3~6 个月。各个部位毛发的退化期和静止期大致相同,前者为 2~3 周,后者为 3~4 个月。

不同部位的毛发对雄激素的反应不同。PCOS 患者多毛以性毛增多为主,如阴毛浓密甚至延及肛周、腹股沟或至腹中线,另外唇周、乳晕、脐周、大腿内侧见粗硬黑毛也可诊断多毛。但多毛与血雄激素水平不具有线性关系,它反映的是毛囊局部 DHT 的水平及 5α- 还原酶的活性。因此,即使雄激素水平正常,如果 5α- 还原酶活性升高,DHT 的转化增多,也会导致多毛。不同人种多毛发生的严重程度不一样,临床评估时需要考虑种族差异。

约 2/3 的 PCOS 患者有多毛,并且在合并腹型肥胖患者中更为突出。而在正常人群中仅 5%~25% 有多毛。多毛与临床上测定的雄激素水平不具有线性关系,多毛反映的是毛囊局部二氢睾酮的水平和 5α- 还原酶的活性。

（二）痤疮

痤疮发病机制复杂,涉及免疫、遗传、内分泌、感染、饮食和环境等多因素。痤疮患者不一定存在雄激素过多,反复出现的中、重度痤疮或痤疮同时伴有多毛或月经失调可诊断为雄激素过多,多为炎性皮损,好发于面部中下 1/3,传统药物治疗效果不好。

痤疮主要分布于面部,部分患者的背部和胸部也可有较多的痤疮。痤疮是高雄激素血症的一个重要体征,不少患者因面部痤疮过多而就诊。

与多毛类似,痤疮反应的是毛囊局部 DHT 的水平和 5α- 还原酶活性,存在痤疮时,血雄激素水平不一定升高。另外,无论是睾酮还是 DHEA-S,两者都能转化成 DHT,因此,卵巢和肾上腺分泌雄激素过多都可能引起痤疮。

（三）雄激素性脱发

雄激素性脱发的病理特点是生长期毛囊与休止期毛囊的比例下降,毛囊逐渐缩小及毛囊密度减少,临床上表现为脱发。

雄激素性脱发为进行性的头发密度减少,男女均可发生,其中女性症状较轻,多为头顶部毛发变为稀疏,脱发的进程一般很慢,其程度因人而异。PCOS患者脱发比较少见,主要表现为弥漫性毛发脱落,毛发稀少,很少出现秃顶。

(四)男性化

男性化体征是高水平雄激素(血睾酮 >1.5ng/ml)长期作用(>1 年)的结果,这些体征包括男性体态、声音低沉、有喉结、乳房缩小和阴蒂增大等。PCOS 患者的雄激素一般是轻度升高,很少引起男性化体征。如有声音低沉嘶哑、肌肉发达等男性体格、出现喉结、乳房缩小、阴蒂增大等男性化体征,提示可能有分泌雄激素的肿瘤、先天性肾上腺皮质增生症等疾病,需引起重视,通过 B 超、CT 或 MRI 等影像学检查进行鉴别。

(石玉华　李 敬)

参 考 文 献

1. 陈子江,刘嘉茵 . 多囊卵巢综合征 —— 基础与临床 . 北京:人民卫生出版社,2018.

2. 中华医学会妇产科学分会内分泌学组及指南专家组 . 多囊卵巢综合征中国诊疗指南 . 中华妇产科杂志,2018,53(1):2-6.

3. 中国医师协会内分泌代谢科医师分会 . 多囊卵巢综合征诊治内分泌专家共识 . 中华内分泌代谢杂志,2018,34(1):1-7.

4. 田秦杰,葛秦生 . 实用女性生殖内分泌学 . 北京:人民卫生出版社,2018.

5. Fritz,Marc A,Leon Speroff.Clinical Gynecologic Endocrinology and Infertility.8th ed.Philadelphia:Wolters Kluwer Health/Lippincott Williams & Wilkins,2011.

6. Hoffman,Barbara L,Williams Gynecology.3th ed.New York:McGraw-Hill Education,2016.

7. ACOG Practice Bulletin No.194:Polycystic Ovary Syndrome.Obstet Gynecol,2018,131(6):157-171.

第五章
多囊卵巢综合征的月经紊乱

一、概述

多囊卵巢综合征（PCOS）是一种发生在生育年龄女性的原因复杂、临床表型多样的内分泌代谢疾病。月经紊乱为 PCOS 患者的主要症状，表现为月经稀发（月经周期为 35 日至 6 个月）或闭经，闭经前常有经量过少或月经稀发；也可表现为不规则出血，月经周期或行经期或经量无规律性等。

最新欧洲生殖医学会（ESHRE）制订的基于循证医学证据的 PCOS 诊断和处理的指南中指出，月经紊乱可定义如下：

1. 月经初潮后 1~3 年内，月经周期小于 21 天或者大于 45 天者。

2. 月经初潮 3 年后至围绝经期，月经周期短于 21 天或者大于 35 天或者 1 年内月经周期少于 8 次者。

3. 月经初潮后 1 年，任何一次月经周期超过 90 天者。

4. 年龄在 15 岁以上或者第二性征（如乳房发育）发育超过 3 年，无月经初潮者为原发性闭经。

PCOS 患者发生月经紊乱的机制尚不清楚，可能考虑与以下因素有关。PCOS 主要临床特征为排卵障碍、高雄激素血症及卵巢多囊样改变。因高水平的雄激素抑制卵泡发育和成熟，引起卵泡闭锁，不能形成优势卵泡，导致持续无排卵；高水平雄激素在脂肪组织中可转化为雌酮，使雌酮/雌二醇比例上升，影响卵泡发育，并反馈性引起垂体分泌黄体生成素（LH）水平增加，但并未能形成 LH 峰，导致排卵障碍；PCOS 患者持续无排卵以及高雄激素血症导致卵巢包膜纤维化，无排卵，且形成恶性循环。上述这些机制使月经稀发或闭经及不规则出血，严重影响了 PCOS 的生活质量，也是临床女性不孕的常见因素，值得重视。

二、PCOS 患者月经紊乱的类型

临床上 PCOS 患者的月经紊乱常分为月经稀发、闭经和不规则出血。

1. 月经稀发　是指月经周期不规律，超过 35 天，但短于 6 个月。约占 PCOS 患者的 60%。

2. 闭经　是指女性无月经来潮或有规则月经后月经停止超过 6 个月。

3. 不规则出血　是指女性月经的淋漓不尽。一般来说，可包括以下情况：月经周期 <21 天为月经过频；经期延长为月经期出血超过 7 天，月经出血少于 3 天为经期过短；如出血量 >80ml 为月经过多，月经量 <5ml 为月经过少。

三、PCOS 患者月经紊乱的诊断

PCOS 的诊断主要依据月经稀发或闭经及不规则出血、高雄激素血症，以及超声检查的卵巢多囊样改变。其月经紊乱的诊断可通过病史、体格检查和辅助检查完成。

1. 病史　详细询问月经史及有可能影响月经的精神因素、环境、体质量变化、运动情况、既往病史、用药情况。通过细致的病史询问可找到月经稀发或闭经的病因，为进一步诊断提供线索。

2. 体格检查　测量体质量和身高，计算体质指数（BMI），检查皮肤情况、毛发分布和乳房情况。PCOS 患者可出现肥胖（BMI ≥ 25kg/m²）、不同程度的多毛、痤疮及黑棘皮等。合并有高催乳素（PRL）血症的 PCOS 患者常有溢乳或是双乳腺可挤出乳白色或透明液体。

3. 影像学检查　月经稀发患者应进行盆腔 B 型超声检查。PCOS 典型的盆腔超声显示，卵巢增大，间质回声增强，一侧或两侧卵巢有 12 枚以上直径为 2~9mm 的卵泡，围绕卵巢边缘，呈车轮状排列。

4. 内分泌检测　必要时对月经紊乱患者应进行常规的内分泌激素水平的检测，包括在月经第 2~3 天检测血清雌二醇、卵泡刺激素（FSH）、LH、睾酮、PRL 等；此外，PCOS 肥胖患者应进行空腹血糖、胰岛素水平的测定。

PCOS 患者的月经紊乱应注意与高 PRL 血症及肾上腺疾病的月经紊乱进行鉴别诊断。

四、PCOS 患者月经紊乱的处理

1. 调整月经周期

（1）周期性应用孕激素：定期应用孕激素可调整月经周期并保护子宫内膜。

青春期、围绝经期的PCOS月经紊乱者首选,对于生育年龄有妊娠计划者也应考虑使用。孕激素治疗的优点主要对下丘脑-垂体-卵巢轴功能不抑制或抑制作用较轻,且对代谢影响较小,但无明显降低雄激素及治疗多毛等作用。

常用方案:对PCOS患者的月经紊乱根据不同的年龄阶段选择不同的药物治疗方案。对于青春期和围绝经期PCOS患者或暂无生育生求,且不伴有子宫内膜增生的PCOS者,可行每1~2个月给予转化剂量的孕激素口服或阴道用药,连续用药10~14天,停药后可有撤药性出血。对有生育要求的PCOS患者可采用孕激素的后半周期治疗,必要时使用相应的促排卵治疗。

常用药物:包括地屈孕酮、微粒化黄体酮、醋酸甲羟孕酮、肌内注射黄体酮等,推荐首选口服制剂。地屈孕酮为天然孕酮经紫外线作用后结构转化的同工异构制剂,有较强的孕酮功效,诱导内膜转化的剂量为10~20mg/d,生物活性强;微粒化黄体酮为天然黄体酮经微粒化工艺处理后的孕酮制剂,内膜转化剂量为200~300mg/d。

(2)短效口服避孕药(OCP)的应用:OCP为雌孕激素联合周期治疗法,孕激素通过负反馈抑制垂体黄体生成素的高水平,减少卵巢产生雄激素,并可直接作用于子宫内膜,抑制子宫内膜过度增生;雌激素可促进肝脏产生性激素结合球蛋白,减少游离睾酮,因此可调整PCOS患者的月经周期,预防子宫内膜增生,减轻高雄激素的症状。育龄期无生育要求的PCOS患者的首选治疗方法,青春期酌情选用,围绝经期PCOS患者原则上慎用。

常用方法:一般在月经周期的第3~7天开始服用,每日1片,共21天,停药后可有撤药性出血。注意OCP用药的禁忌证。

常用药物:去氧孕烯炔雌醇片为每片含炔雌醇30μg和去氧孕烯(地索高诺酮)150μg,去氧孕烯雄激素活性低,对代谢影响较小;复方醋氯羟甲烯孕酮每片含炔雌醇35μg和醋酸环丙孕酮(CPA)2mg,具有较强的抗雄激素水平的作用;屈螺酮炔雌醇片为含炔雌醇20~30μg和屈螺酮3mg具有抗盐皮质激素作用,加快水钠排泄,在调整月经周期和避孕的同时,可有效控制体重。

(3)雌孕激素序贯治疗:对于青春期和雌激素水平偏低的PCOS患者出现的月经紊乱,尤其伴有雄激素水平较高、胰岛素抵抗严重者,孕激素治疗出现无撤药性出血,需要采取雌孕激素序贯治疗。

常用方法及药物:天然雌激素口服每日1~2mg,全周期共21~28天,后半周期11~14天加用转化剂量的孕激素。常用药物为戊酸雌二醇或17β雌二醇2mg/d,共11~14天,继而每天含雌激素加环丙孕酮2mg或地屈孕酮10mg,共10~14天。关于雌孕激素序贯的复方制剂,如戊酸雌二醇2mg和环丙孕酮2mg,17β雌二醇

2mg 和地屈孕酮 10mg,应用较为方便。

2. 止血 对有不规则子宫出血的 PCOS 患者应考虑止血治疗。可应用孕激素、OCP 激素止血等,同时应用氨甲环酸、非甾体抗炎药物(NSAID)治疗减少月经血量;出血严重时可补充凝血因子,如纤维蛋白原、血小板、新鲜冻干血浆或新鲜血。给予铁剂和叶酸治疗,必要时输血。出血时间长、贫血严重,抵抗力差,或合并感染时应及时使用抗生素。

3. 生活方式调整 由于 PCOS 患者中肥胖及超重的比例约占 40%,也参与了月经紊乱的发病,因此,PCOS 患者应强调生活方式调整及体重管理,有利于月经紊乱的治疗。

PCOS 患者生活方式调整的策略包括饮食控制、规律运动和行为疗法等,以达到保持健康的体质量。主要涉及 3 个方面:防止体质量的增加、减轻体质量及减重的长期维持。体质量的增加主要是由于长期的热量正平衡,减轻体质量和防止体质量增加的关键是通过饮食控制及体育锻炼使机体保持热量的负平衡。

多项研究显示,PCOS 患者的体质量降低有助于改善月经周期的异常及恢复排卵。对于不排卵的肥胖 PCOS 患者,通过运动治疗和减重可使 60% 的患者恢复规律的月经周期。最新一项系统性回顾研究显示,无论是否控制饮食,肥胖或超重的 PCOS 患者和排卵障碍患者均可通过体育锻炼在不同程度上重建规律的月经周期。2018 年,PCOS 相关诊疗指南中也明确指出,建议 PCOS 患者通过运动控制超重和肥胖,每天 30 分钟的中等至剧烈强度的运动,且每周 5 次是最有效的减重方法,必要时选择药物和手术减重。

4. 生育方面的治疗 对于有生育要求但持续性无排卵或稀发排卵的 PCOS 患者,采取相应的诱导排卵及必要时的辅助生育治疗。

5. 子宫内膜增生及子宫内膜癌的预防 PCOS 患者因持续性排卵障碍,子宫内膜持续受到雌激素作用而无孕激素保护,有子宫内膜异常增生和癌变的风险。据报道,约有 30% 的 PCOS 患者发生子宫内膜增生,患子宫内膜癌的风险是普通人群的 3 倍。因此,应重视 PCOS 患者的子宫内膜癌风险,尤其对月经紊乱的 PCOS 患者。

目前,预防 PCOS 患者患子宫内膜癌风险的方法,主要是通过饮食调整、加强运动以纠正肥胖,进行周期性的孕激素治疗,应用口服避孕药建立规律的月经周期及治疗子宫内膜增生,必要时考虑手术治疗,主要用于切除合并子宫内膜不典型增生患者的子宫内膜以预防其癌变等。

(吴 洁)

参考文献

1. 中华医学会妇产科学分会内分泌学组及指南专家组.多囊卵巢综合征中国诊疗指南.中华妇产科杂志,2018,53(1):2-6.

2. 中国医师协会内分泌代谢科医师分会.多囊卵巢综合征诊治内分泌专家共识.中华内分泌代谢杂志,2018,34(1):1-7.

3. Legro RS,Arslanian SA,Ehrmann DA,et al.Diagnosis and treatment of polycystic ovary syndrome:an Endocrine Society clinical practice guideline.J Clin Endocrinol Metab,2013, 98(12):4565-4592.

4. Teede HJ,Misso ML,Costello MF,et al.Recommendations from the international evidence-based guideline for the assessment and management of polycystic ovary syndrome.Hum Reprod,2018,33(9):1602-1618.

5. Milewicz A,Kudła M,Spaczyński RZ,et al.The polycystic ovary syndrome:a position statement from the Polish Society of Endocrinology,the Polish Society of Gynaecologists and Obstetricians,and the Polish Society of Gynaecological Endocrinology.Endokrynol Pol, 2018,69(4):328-344.

6. Legro RS.The International Guideline in Polycystic Ovary Syndrome.Semin Reprod Med, 2018,36(1):1-2.

7. Neven ACH,Laven J,Teede HJ,et al.A Summary on Polycystic Ovary Syndrome: Diagnostic Criteria,Prevalence,Clinical Manifestations,and Management According to the Latest International Guidelines.Semin Reprod Med,2018,36(1):5-12.

8. Tay CT,Moran LJ,Wijeyaratne CN,et al.Integrated Model of Care for Polycystic Ovary Syndrome.Semin Reprod Med,2018,36(1):86-94.

第六章
多囊卵巢综合征影像学特征与鉴别

一、多囊卵巢(polycystic ovary,PCO)的历史变迁

多囊卵巢的描述可以追溯到17世纪,既往多被称为微囊性或硬化性卵巢。1721年,Antonio Vallisneri描述了一个年轻的已婚不孕妇女,中度肥胖,双侧卵巢均大于正常,但表面光滑,无凸起。1884年,病理解剖学家Rokitansky报道在尸检过程中发现了大量表面有小囊肿的卵巢,且鉴于阳性率太高,不认为这种变化是病理性的。

事实上,在19世纪后半期,大部分关于硬化性卵巢[也称纤维囊性或微囊性或具有囊肿,囊性变性,小囊肿变性或间质性(非感染性)卵巢炎]描述内容都认为是一种无症状的形态学正常变异,或与疼痛、神经系统或精神障碍有关,或被认为继发于感染,神经系统或内分泌异常。大多数这些报道都没有将这种卵巢形态改变与闭经或月经紊乱相关联。

直到20世纪30年代初,Stein与放射科医生Robert A Arens博士合作,报道了将盆腔造影与经宫颈注射不透明介质(如碘油)相结合,以描绘子宫和输卵管腔的内部轮廓这一技术。随后Stein将这项新技术用于评估月经紊乱,特别是继发闭经伴随不孕、多毛、盆腔痛的患者,并观察到其中一些患者表现出双侧增大的囊性卵巢,且通常大于子宫本身。Stein对这些患者进行剖腹探查,并对每个卵巢行楔形切除术(ovarian wedge resection,OWR),切除卵巢及其皮质1/2~3/4的体积,用来进行诊断。收集到了足够的病例后,Stein和Leventhal参加了1934年在新奥尔良举办的全国妇产科医师协会会议,并在会议上对7例以闭经和双侧多囊性卵巢为主要表现的患者进行了汇报。1935年,Stein和Leventhal的研究正式发表,文中描述了7例经腹盆腔造影术显示的增大卵巢,合并闭经、不孕、盆腔痛及高雄激素血症,命名为Stein-Leventhal综合

征,并描述了这些显著增大的卵巢的病理性改变:直径为 4~6cm,具有光滑的灰白色表面,增厚的被膜代替单层生发上皮;卵巢内多个明显的囊肿,直径为 2~8/10mm,几乎完全位于卵巢皮质,或正好在卵巢被膜下方,卵巢基质的水肿和纤维化。Stein 和 Leventhal 首次将多囊卵巢形态学概念、临床高雄激素血症(即多毛症)和月经稀发,即所谓的临床三联症,用于定义多囊卵巢综合征的研究者,也因此被认为具有开创性及变革性意义。

至 20 世纪 50 年代起,研究者开始认识到这类患者尿黄体生成素升高,并注意到此类患者窦卵泡数量增多,伴有多毛、排卵功能障碍,不孕等,发现雄激素升高是其主要特征,因而逐渐将 Stein-Leventhal 综合征改称为 PCOS。

1990 年 4 月 16 日至 18 日,美国国立卫生研究所(NIH)在会议期间对所有参与者进行了调查,探讨对 PCOS 特征的认识,同时制订了 PCOS 的诊断标准。NIH 标准提出 PCOS 诊断需满足以下条件:①稀发排卵或无排卵。②高雄激素的临床和 / 或生化表现。③排除可引起排卵障碍或高雄激素的其他已知疾病如高泌乳素血症、Cushing 综合征、先天性肾上腺皮质增生症等。这一标准主要关注卵巢源性雄激素分泌过多,而 PCO 的形态学改变未囊括其中。因此自颁布以来争议不断,被批评指南制订不是根据临床实验数据而仅仅根据专家委员会的多数意见。

2003 年,鹿特丹专家会议制订的 PCOS 诊断标准首次包含了多囊卵巢(polycystic ovary,PCO)的超声描述:一侧或双侧卵巢直径 2~9mm 的卵泡 ≥ 12 个,和 / 或卵巢体积(ovary volume,OV)≥ 10cm³;其中卵巢体积的阈值是基于会议专家的意见;而卵泡数阈值是基于一位名为 Jonard 的一项研究:当平均窦卵泡数量为 12 个时诊断 PCO 的灵敏度、特异度分别可达 75% 和 99%。"鹿特丹标准"旨在反映 PCOS 的临床异质性。然而,因为标准过于宽泛,缺乏更多有效的数据,自 2003 年以来,大量文献质疑了鹿特丹会议中多囊卵巢形态学标准及其作为 PCOS 标志物的效用。

2006 年,美国高雄激素学会(Androgen Excess Society,AES)根据对文献数据的分析,发布了基于一定循证医学证据的共识。共识指出,PCOS 首先应认为是雄激素过多或高雄激素血症的一种内分泌紊乱。在缺乏临床或生化的高雄激素表现时,无论是否存在排卵功能障碍或月经紊乱或超声提示多囊卵巢形态学(polycystic ovarian morphology,PCOM),PCOS 的诊断都不太确定。AES 已经开始认识到根据鹿特丹标准,高达 1/4 的正常生殖年龄女性都表现出 PCOM,因此,提出有关 PCOM 的诊断需要使用更明确和严格的标准。

2014 年,AE-PCOS 专门就有关 PCOM 的定义召开了会议,并设定了新的

PCOS 超声共识。AE-PCOS 共识基于对 2000 年以后发表的关于 PCOS 文献的数据分析。主要内容如下：

（1）定义 PCOM 的每个卵巢卵泡数（follicle number per ovary，FNPO）阈值为 ≥ 25 个（阈值应用基础是使用新的影像设备（探头频率 ≥ 8MHz，8MHz 非常必要）。

（2）FNPO 的诊断潜力优于 OV，特别是在 18~35 岁女性中，FNPO 诊断可靠性优于 OV。

（3）OV 的阈值仍然是 ≥ 10ml，当超声仪器分辨率无法提供准确的 FNPO 计数时 OV 时，可作为替代诊断标准。

2018 年，加拿大国家健康与医学研究委员会（NHMRC）与欧洲人类生殖及胚胎学会（ESHRE）和美国生殖医学学会（ASRM）合作颁布了最新的基于大量循证医学证据的 PCOS 指南，其中超声部分指南推荐如下：

（1）在月经初潮后 8 年内，多卵泡卵巢的发病率高，超声不应用于该生命阶段的 PCOS 诊断。

（2）随着超声技术的不断提升，PCOM 的诊断阈值也应定期修订，并应定义 PCOM 的特定年龄阈值。

（3）如果患者有性生活且可接受经阴道超声，则在 PCOS 诊断时优选经阴道超声检查方法。

（4）使用频率带宽为 8MHz 的阴道超声探头，PCOM 的阈值应该是每个卵巢的卵泡数目 ≥ 20 个，和 / 或卵巢体积 ≥ 10ml，且没有黄体、囊肿或优势卵泡存在。

（5）如果仍使用既往技术，PCOM 的阈值可能是每个卵巢的体积 ≥ 10ml。

（6）如果患者存在月经周期不规律和高雄激素血症，卵巢超声检查非 PCOS 诊断所必需；但是，超声检查有助于鉴别 PCOS 表型。

（7）在经腹超声检查中，最好将诊断阈值定义在卵巢体积 ≥ 10ml，因为经腹超声方法难以准确评估卵泡数量。

（8）推荐采用明确的标准报告每个卵巢的卵泡数和卵巢体积。推荐的最低报告标准包括如下：

①最后一次月经时间。

②探头频率。

③评估方式（经腹 / 经阴道 / 经直肠）。

④每个卵巢中直径为 2~9mm 的卵泡数量。

⑤每个卵巢的三维体积。

⑥报告子宫内膜厚度、回声，评估 3 层子宫内膜可能对子宫内膜病理筛查有用。

⑦其他卵巢和子宫问题，如卵巢囊肿，黄体，≥ 10mm 优势卵泡等。

(9)需要对如何精确计数每个卵巢卵泡数量进行培训以提高报告质量。指南指出：如若同时存在月经周期不规律和雄激素过多症的情况，并排除其他引起高雄激素血症及排卵功能异常的疾病后，已经符合 PCOS 诊断，此时超声非诊断所必需。对初潮 <8 年的年轻女性，其尚未达到卵巢成熟的高峰期，多卵泡卵巢发病率高，目前无法在此生命阶段确定 PCOM。如果在该年龄组中应用成年人 PCOM 超声诊断标准会面临过度诊断风险；在该年龄组中，那些尚无性生活的人进行经阴道超声检查受限制。因此，对该阶段女性，PCOS 诊断需要同时存在排卵功能障碍(月经异常)和高雄激素临床表现或高雄激素血症，而不推荐超声检查，但是在该年龄段可能因为其他原因而需要进行超声诊断，因此该建议仅限于超声在 PCOS 诊断中的作用。

二、多囊卵巢综合征超声学特征

1. 二维超声计数卵泡　1985 年，Adams 等应用二维经腹超声(two-dimensional transabdominal sonography，TAUS)检查进行了一项研究，并提出了腹部超声的 PCO 诊断标准：一侧或双侧卵巢直径 2~8mm 卵泡数 ≥ 10 个，沿卵巢包膜呈车轮状或栅栏状分布，卵巢包膜增厚，间质增生，回声增强，卵巢间质面积占体积 1/4 以上。随着超声技术的发展，经阴道超声(transvaginal ultrasound，TVUS)逐渐应用于妇产科领域，阴道探头缩小了探头与盆腔脏器的距离，使用时扫描频率、分辨力更高，提高了图像的质量和分辨率，避免了患者对充盈膀胱的不适感，也避免了肠气及肥厚腹壁脂肪的影响，为卵巢内部结构的测量提供了更准确的方法，明显提高了卵巢多囊性改变的检出率，因此逐步取代了经腹超声(TAS)。

2003 年，鹿特丹专家会议制订了 PCOM 超声的诊断标准：一侧或双侧卵巢直径 2~9mm 的卵泡 ≥ 12 个，和 / 或卵巢体积 ≥ 10ml。超声检查对卵巢窦卵泡数的评估应从每个卵巢的纵切面、横切面自内向外检测，测量卵泡直径及其数量，且卵泡的直径应取 3 个径线的平均值(纵径、横径及前后径)。鹿特丹超声诊断标准中 FNPO 及直径的定义基于 2003 年 Jonard 等的一项研究：其应用 2D-TVUS 对 214 例 PCOS 患者和 112 例正常妇女的研究中发现，以一侧(双侧)卵巢直径为 2~9mm 的卵泡数 ≥ 12 个为阈值诊断 PCOS，特异度可达 99%，灵敏度为 75%。同时，其根据卵泡直径将卵泡分为：2~5mm、

2~9mm、6~9mm 3 类,发现 PCO 患者 FNPO 直径在 6~9mm 组与正常对照组无显著差异,但在直径为 2~5mm、2~9mm 两组中增多,差异有统计学意义。随后的研究显示,直径为 2~5mm 组卵泡数与雄激素、LH 水平呈正相关;直径为 6~9mm 组卵泡数与雄激素、BMI 及空腹胰岛素水平呈负相关性。

但自从上述标准公布以来,越来越多的研究对 PCO 作为 PCOS 诊断工具的实用性提出了质疑。Johnstone 等研究发现正常月经周期的妇女中有31.9% 有 PCO 表现;Kristensen 等研究也发现 68% 的丹麦年轻女性(19~20 岁)符合鹿特丹专家会议制订的 PCOM 标准,其中 41% 的女性可诊断为 PCOS,提出应修改鹿特丹标准以避免年轻女性被误诊 PCOS。而 Allemand 等的研究指出,应用 3D-US 检测 PCOS 患者 FNPO 时,阈值 ≥ 20 个时其诊断特异度可达 100%,提出 2D-US 可能低估了 PCOS 者卵巢的绝对卵泡数,对超声标准的准确性提出了质疑。

Marla E 等学者各自对 30 名 PCOS 妇女进行超声检查,发现各测量者对卵泡数目的计数一致性仅 8%~63%,提出应用 2D-US 联合计算机编程的网格系统计数卵泡可显著提高测量的一致性(83%~98%)。其最近的研究发现,应用网格系统评估 PCO,当一侧卵巢卵泡阈值为 26 个时,诊断灵敏度及特异度分别可达 85%,94%,且测量的可信度达到 72%~92%,而卵泡阈值为 12 个时,灵敏度达 100%,特异度仅为 36%,提出应重新修订鹿特丹超声标准。

因此,在鹿特丹标准公布 10 年后,AE-PCOS 认为,上述研究均提示使用 FNPO ≥ 12 的阈值定义 PCOM 不再有效,提示有必要重新评估 PCOS 的FNPO 阈值诊断。此外,新的超声扫描仪在空间分辨率方面有了显著的提高,新型超声扫描设备探头频率的增加有助于检测更多卵泡,回归分析证实了最大频率的传感器对卵泡数量检测的显著影响,且不依赖于患者的平均年龄。当超声探头频率 ≥ 8MHz 时,FNPO 的检测率明显增加。这一进步同样推动了重新评估 PCOM 标准的必要性。因此,2014 年,AE-PCOS 共识提出:在大多数人群中,FNPO 阈值为 25 个卵泡时可能是区分正常卵巢形态与 PCOM 的最佳方法。但同时提出,由于设备的年龄可能影响超声对卵泡数量探测,操作者应检查这个阈值是否有相关技术支持(主要为传感器频率 ≥ 8MHz)。这也意味着今后几年需要重新审查阈值,以反映成像技术方面的任何进展。

2018 年的 PCOS 指南在 2014 年 AE-PCOS 协会发布的 PCOM 共识的基础上进一步对近年文献进行了回顾、总结,提出 FNPO 阈值的确定可受下列几个因素的影响:超声技术发展,仪器分辨率,操作员技能水平变化,PCOS 的诊断标准,正常对照组的纳入标准、检查方式的影响(如经阴道)及年龄、种族、计数卵泡是实时检测计算还是离线计算等。临床上应认识到可重复的技术和标准报告可靠地估计每个卵巢的卵泡数并定义 PCOM 对于 PCOS 的准确诊断是至关重要的。对于每个卵巢卵泡数(FNPO)这一阈值,2018 年指南根据 11 项研究结果提示每个卵巢卵泡数 ≥ 20 个可获得最佳敏感性和特异性。

2. **三维超声计数卵巢内卵泡**　最近十几年,三维超声(3D-US)作为一项新技术出现并迅速发展,为克服 2D-US 的局限性带来新的希望。三维超声成像的基本原理是经过计算机处理,将扫描采集到的带有空间位置信息的二维切面图像按照一定顺序排列,进行三维重建,可细致观察器官,并清晰显示器官与周围组织的关系。3D-US 可同时显示扫描平面及与之垂直的切面信息,在多平面视图中有助于识别卵泡,反复核对卵泡数,与 2D-US 相比,显示出更高水平的可靠性,提高了诊断的直观性、精确度,检查者对操作经验、技巧的依赖性减低。3D-US 联合虚拟器官计算机辅助分析技术(virtual organ computer-aided analysis,VOCAL)可对卵巢体积、卵巢间质体积、卵泡数量进行半自动定量分析。3D-US 与超声自动容积测量(sonography-based automated volume calculation,SonoAVC)软件则为临床工作者提供了更精确的卵泡测量工具,特别是在有多个大小、直径不等的卵泡时。

但到目前为止,由于只有少数研究尝试使用三维超声及相关软件计数卵泡,证明三维超声对 FNPO 的可靠性数据还很少,在一项应用 3D 容积软件计算 PCOM 卵泡阈值的研究中,两位操作者间的一致性为 0.82;且各研究者应用 3D-US 对 PCO 进行卵泡计数所得出的结果并不一致。此外,由于使用该软件涉及不同程度的图像处理,因此卵泡计数的可靠性在很大程度上取决于图像质量和操作者使用软件的能力。而有研究显示,与其他方法相比,软件在检测卵泡直径 <5mm 和卵泡数 >15 个时其可靠性与一致性显著降低,这对它们在 PCO 中的应用具有重要影响。综上所述,3D-US 在 PCOM 评价中是有前途的,但还需要进一步的研究。

3. **二维超声测量卵巢体积**　在设定 PCOM 的卵巢体积阈值前,我们有必要了解生命周期中卵巢的大小变化。卵巢大小随年龄变化,体积从 9~11 岁开始增大,在 20 岁时达到高峰,成年期缓慢下降,绝经后迅速萎缩。研究人员应用磁共振成像(MRI)和超声检查发现,青春期卵巢平均体积增大,并随着年龄的增长而减小。Well 等应用磁共振检查观察到在 20~40 岁卵巢大约缩小10%,在 50 岁时卵巢缩小一半。Pavlik 应用超声检查也得出类似结果。

许多研究表明,卵巢增大是 PCOM 的一个重要特征。事实上,大多数 PCOS 患者的卵巢体积都有所增大,PCOS 患者的卵巢平均体积大于与其年龄和体重相匹配的正常女性。但是,确定一个正常卵巢和PCO之间的OV阈值尚不清楚。鹿特丹共识中关于卵巢体积的阈值是基于专家意见。此后,有研究人员提出了更低的阈值:6.4ml、6.7ml、7.0ml和7.5ml。

这些不同的OV阈值可能取决于所研究人群的临床和代谢特征,尤其是种族、体质指数和胰岛素水平。在超重比例高的人群中如加拿大和美国等,PCOS患者的平均卵巢体积更大,而东亚国家最低。此外,多项研究已经证实卵巢大小与循环胰岛素水平呈正相关。总的来说,可能有理由支持瘦人群与超重或肥胖人群的OV阈值不同,但目前尚无数据证实。但Legro最近进行了一项随机、双盲、对照试验,结果显示BMI对PCOS患者OV仅有轻微或无显著影响。

综上所述,2014年的AE-PCOS提出:在经过对7篇文献(共纳入1 021例对照组女性)的数据分析后得出正常女性OV第95百分位值最接近10ml,因此建议继续使用鹿特丹标准所设定的10ml阈值。但鉴于OV受年龄影响,青少年应考虑使用更高阈值,而>40岁女性及一些欧洲及东亚国家人群应使用更低的门槛,强烈建议根据种族,年龄(青少年、成年人、成年老年妇女)和体重(消瘦或肥胖妇女)建立规范数据。而当缺乏这一可靠的流行病学数据时,建议保守性使用10ml的阈值。同时强调,OV虽然好像是PCOM的理想替代指标,但与FNPO相比,OV在鉴别PCOS与对照组时敏感性较低。因此,诊断PCOM过程中,如果超声图像质量无法准确估计FNPO,特别是无法行经阴道超声时,才考虑进行OV测量。

2018年,指南在进一步对既往数据进行了分析(12项研究,共纳入2 096名受试者),结果显示出显著异质性,以$5\sim8cm^3$还是$9\sim10cm^3$作为阈值仍不明晰。提出在缺乏更有力的数据前,延用鹿特丹的OV标准,同时认可了2014年AE-PCOS的建议,在经腹超声或超声设备未更新时建议测量OV作为评估是否符合PCOM诊断的方式。

4. 三维超声测量卵巢体积　3D-US已被证明是一种定量检测OV的客观工具。3D-US联合虚拟器官计算机辅助分析技术(VOCAL)可对卵巢体积、卵巢间质体积、卵泡数量进行半自动定量分析。Bozdag等研究分别应用2D-US、3D-US技术测量了46例卵巢体积,并将结果与卵巢切除术后的实体卵巢体积测量结果分别进行比较,发现3D-US技术的测量结果平均误差明显小于2D-US。在对PCOS的应用上,各研究应用3D-US测得OV均值在10.6~16.7ml,而育龄健康女性OV均值在5.2~8.7ml。但总体来说,文献分析不同研究应用3D-US检测卵巢整体大小存在显著差异,提示技术方法和操作者之间变异性较大，3D-US 在评估 OV 中的价值仍待进一步研究。

5. 卵巢间质　相比于 1985 年 Adams 等制订的 PCO 腹部超声诊断标准，鹿特丹标准未包含卵巢间质的描述，而卵巢间质变化是 PCOS 患者重要组织学特点。Hughesdon 等对 PCOS 患者卵巢的组织学检查显示 PCOS 患者皮质下基质（髓质）较正常组增大 5 倍，增大的卵巢间质部分来源于闭锁、退变的卵泡，另一方面是因为间质平滑肌细胞及黄素化细胞巢的大量增生。但卵巢楔形切除术等病理解剖学为是有创的，因而渐渐被迅速发展的超声等无创检查代替。Fulghesu 等的一项研究发现最大切面卵巢间质与卵巢总面积之比（S/A）是预测睾酮和雄烯二酮升高最好的界值，且 S/A 值 ≥ 0.34 时对 PCOS 有最佳诊断价值，灵敏度、特异度均可达 100%。但是，应用 2D-US 评估卵巢间质回声时受测量者的主观影响大，且对检查者测量出有效、可靠的结果的技术要求高，也因此卵巢间质特点未纳入新的诊断标准。

3D-US-VOCAL 技术的发展使卵巢间质评估可以量化，卵巢总体积减去卵泡总体积可获得卵巢间质体积。Pan 等研究发现 PCOS 患者卵巢间质体积增大，Lam 等首次在鹿特丹标准下应用 3D-US 研究了 40 名 PCOS 女性，同时利用虚拟器官计算机辅助分析（VOCAL）软件测量了卵巢间质体积，发现 PCOS 组卵巢容积、卵巢间质体积、卵泡数均高于对照组，差异有显著性，且卵巢间质体积与多毛程度相关，指出 PCOS 患者高雄激素来源可能是因为卵巢卵泡膜细胞增生，导致分泌过多雄激素。

但一般而言，卵巢间质体积与卵巢总体积相关性较好，临床应用中纳入间质体积测量可能没有任何附加价值，因此 2014 年 AE-PCOS 共识及 2018 年指南均未将卵巢间质纳入 PCOM 标准。

6. 卵巢血流　经阴道彩色及脉冲多普勒超声联合 B 超评估盆腔器官血流改变在 20 世纪 80 年代末开始迅速发展。

Battaglia 等应用彩色多普勒超声研究 PCOS 患者子宫动脉、卵巢动脉的血流变化，发现 PCOS 者子宫动脉搏动指数（pulsatility index，PI）值升高，卵巢间质血流阻力指数（resistance indexes，RI）值降低，且 PI 值与雄激素浓度、LH/FSH 比值呈正相关。Resende 等同样发现 PCOS 患者子宫动脉血流阻力增加，卵巢间质血供增加。Adali 等对 55 名 PCOS 患者应用彩色多普勒超声检查评估子宫、卵巢血流动力学变化，发现卵巢间质动脉 RI 值在 PCOS 组较对照组降低，子宫动脉 PI 值高于对照组，差异有统计学意义，且 PCOS 组卵巢间质动脉 PI 值与 IGF-1 及 LH/FSH 比值水平呈负相关；子宫及卵巢间质动脉 PI 值与总睾酮水平无相关性。因此，PCOS 卵巢血流变化仍存在争议。

近年基于 VOCAL- 成像软件的三维彩色血管能量成像（color power angiography，CPA）技术可三维显示组织器官血流情况，对整体感兴趣区域血流进行立体成像，可以探测到低速血流，不受角度影响，显示结果更接近血管解剖形态，检测技术不仅具备 CPA 的准确性及敏感性，并弥补了彩色多普勒技术只能在二维层面局部显示血管结构，且无法辨认细小血管的缺点，因此是对二维彩色多普勒技术的重要补充。

Pan 等第一次利用 3D-CPA 技术研究 PCOS，定量测定 PCOS 者卵巢间质血流，发现 PCOS 组卵巢容积高于正常对照组，且卵巢间质血流量化指标值也高于正常对照组，差异均有统计学意义；提出应用 3D-CPA 技术得出的血流量化指标有可能成为 PCOS 新的诊断指标。2005 年，Ng 等应用三维超声技术评估了 32 名 PCOS 患者发现，三维能量多普勒测量结果两组间无显著差异，但卵巢间质血流指数与 BMI 呈负相关。Vizer 等应用 3D-CPA 技术研究了 10 例经过腹腔镜下卵巢打孔术治疗的女性，发现术后卵巢体积显著下降，与此同时卵巢间质血流指数上升。而 Jarvela 和 Younis 等研究则没有观察到 PCOS 与对照组之间存在血流方面的任何差异。

总的来说，无法进行标准化测量，研究样本太小，研究人群的差异，使用不适当的对照组（如低卵巢储备），对年龄和 BMI 等混杂因素未进行调整，这些原因可能导致了各研究数据的差异。目前，由于缺乏统一的数据和阈值，血管性指标难以区分多囊卵巢和正常卵巢，尚待进一步研究。

三、PCOM 鉴别诊断

1. 正在服用口服避孕药的女性　一项小型对照研究显示口服避孕药（oral contraceptive pill，OCP）可减少 PCOS 和对照组女性的卵巢大小和卵泡数，而血清 AMH 浓度不受促性腺激素的影响，在治疗期间血液循环水平不会改变，可能是接受 OCP 治疗患者的 PCOS 标志物。然而，一项更大规模的研究表明，OCP 治疗对 PCOS 女性的 FNPO 和 OV 无影响，尽管接受 OCPs 治疗的患者血清雄激素水平降低，但 FNPO 和 OV 仍符合 PCOM 标准。鉴于这些相互矛盾的结果，PCOM 的超声评估应在近期未接受 OCPs 治疗的女性中进行。

2. 功能性下丘脑性闭经和高泌乳素血症的女性　功能性下丘脑闭经（FHA）患者中多达 30%~50% 可观察到 PCOM，这些患者的血清 LH 和胰岛素水平均低下。然而，在这些不同的研究之间有关 PCOM 的定义呈异质性，且某些研究样本量很小。Robin 应用聚类分析法对这些数据重新分析，得出：FHA

女性中 PCOM 的存在可能有不同的含义。大部分情况下,它与普通人群所观察到的发病率 30% 相似,然而,在少数(10%)病例中,PCOM 的存在与 PCOS 相关,只是这些女性暂时受 LH 和胰岛素抑制,之后仍然可能是 PCOS 患者。

早在 1991 年,Ardaens 等就报道了非 PCOS 的高泌乳素血症患者"多囊性"或"多卵泡"卵巢的患病率高。然而,关于这个问题的文献很少,且都不符合 PCOM 的新标准。这与真正的 PCOS 合并高泌乳素血症不同,这类患者 PCOS 的症状可能因为高催乳素血症对 LH 抑制而表现不典型,一旦催乳素水平得到纠正反而会出现 PCOS 相关症状。在这些情况下,如果无法识别闭经或月经过少的真正病因,就有误诊 PCOS 的风险,因为这些患者都存在排卵障碍及 PCOM 而符合鹿特丹 PCOS 定义。所以,当排卵功能障碍和 / 或高雄激素血症的其他特定原因如高泌乳素血症,非经典先天性肾上腺增生或雄激素分泌肿瘤未排除时,都无法确定有关 PCOS 的诊断。

四、PCOM 在正常女性中的不良健康风险

PCOM 被证明具有潜在危险性的唯一无可争议的情况是当 PCOM 的正常女性需要促性腺激素治疗时,如作为体外受精治疗的一部分。在这些医源性情况下,卵巢对 FSH 极端敏感,存在卵巢过度刺激综合征(OHSS)及其伴随的不良反应的实质性风险。Hassan 和 Killick 的临床研究显示,单纯 PCOM 的存在没有表现出对女性妊娠的影响。而与 PCOS 相比,单纯 PCOM 患者 IVF 结局的相关研究很少。Swanton 等的病例对照研究表明,单纯 PCOM 妊娠率与卵巢正常或 PCOS 患者相似,但 OHSS 发生率与 PCOS 患者相似。因此,几乎没有证据表明,在不存在 PCOS 内分泌特征情况时,PCOM 的存在对随后的健康有任何重大风险,也无明显不良代谢结果的证据。

五、PCOM 在 PCOS 中是否有额外健康风险

许多研究表明,当考虑体重和体质指数时,PCOM 在 PCOS 诊断中的存在似乎不会影响临床或代谢结果。大多数患有 PCOS 的女性都符合 PCOM,而将 PCOS 根据是否存在 PCOM 分组得出的研究通常显示相似的葡萄糖耐量,胰岛素抵抗和脂质谱。仅有一项研究表明,PCOM 可能会增加胰岛素抵抗,但其样本量非常小。在具有高雄激素血症和排卵障碍的 PCOS 患者中,PCOM 与心血管风险、高胰岛素血症、血脂水平无相关性。目前的大多数研究显示,存在雄激素过多症和 PCOM 的有排卵性 PCOS 女性所合并的不良代谢问题较少,但这些女性通常也没有肥胖。在存在排卵障碍和 PCOM 而无高雄激素

血症的 PCOS 患者中,在与肥胖因素匹配后,几乎没有证据表明代谢异常的发生率增加。

总之,PCOM 的存在与否似乎不会改变 PCOS 女性的临床或代谢表现。在脱离 PCOS 的其他症状后,PCOM 未显示对健康有任何重大影响。

根据最新的数据,目前指南认为 FNPO 是成年人 PCOM 的重要诊断标准。但需要认识到,超声日益发展的新技术支持修改既往的 PCOM 标准,鹿特丹会议上为 FNPO 建立的前阈值已不再有效,使用 FNPO ≥ 12 阈值会导致 PCOM 和 PCOS 的过度诊断,根据最近的研究,建议将 FNPO 的新阈值设定为每个卵巢 ≥ 20 个。同时,随着超声技术的不断进步,FNPO 阈值也应定期修改。OV ≥ 10ml 阈值仍然有效,尽管在某些特定人群中该值可能更低或更高,并且与 FNPO 相比敏感性较低。而为提高评估和报告 FNPO 的可靠性,2018 年指南已推荐采用明确的标准报告每个卵巢的卵泡数和卵巢体积。其他超声参数:单个超声平面中最大数量的卵泡(FSSP);三维超声在 PCOS 中的应用,卵巢间质;将年龄与卵泡数、卵巢体积和睾酮组合;或将卵泡体积和卵巢体积组合诊断 PCOS 尚证据不足,还需等待未来的进一步研究。

(周 杨　吕淑兰)

参 考 文 献

1. Ricardo Azziz,Eli Y.Adashi.Stein and Leventhal:80 years on.Am J Obstet Gynecol,2016,2:247-256.

2. Stein IF,Aren RA.Iodized oil and pneumoperitoneum combined in gynecologic diagnosis:preliminary report.JAMA,1926,87:1299.

3. Stein IF,Cohen MR.Surgical treatment of bilateral polycystic ovaries—amenorrhea and sterility.Am J Obstet Gynecol,1939,38:465-480.

4. Stein IF,Leventhal ML.Amenorrhea associated with bilateral polycystic ovaries.Am J Obstet Gynecol,1935,29:181-191.

5. Rotterdam ESHRE/ASRM-Sponsored PCOS Consensus Workshop Group:Revised 2003 consensus on diagnostic criteria and long-term health risks related to polycystic ovary syndrome(PCOS).Hum Reprod,2004,19(1):41-47.

6. Azziz R,Carmina E,Dewailly D,et al.The Androgen Excess and PCOS Society criteria for the polycystic ovary syndrome:the complete task force report.Fertil Steril,2009,91(2):456-488.

7. Jonard S,Robert Y,Cortet-Rudelli C,et al.Ultrasound examination of polycystic ovaries:is it worth counting the follicles?.Hum Reprod,2003,18(3):598-603.

8. Didier Dewailly, Marla E, Lujan, et al.Definition and significance of polycystic ovarian morphology:a task force report from the Androgen Excess and Polycystic Ovary Syndrome Society.Hum Reprod,2014,20(3):334-352

9. Garad R,Kozica-Olenski S,Shen S,et al.Evaluation of a Center of Research Excellence in Polycystic Ovary Syndrome as a Large-Scale Collaborative Research Translation Initiative, Including Evaluating Translation of GuidelineImpact.Semin Reprod Med,2018,36(1): 42-49.

10. Johnstone EB,Rosen MP,Neril R,et al.The polycystic ovary post-rotterdam:a common, age-dependent finding in ovulatory women without metabolic significance.J Clin Endocrinol Metab,2010,95(11):4965-4972.

11. Lujan ME,Jarrett BY,Brooks ED,et al.Updated ultrasound criteria for polycystic ovary syndrome:reliable thresholds for elevated follicle population and ovarian volume.Hum Reprod,2013,28(5):1361-1368.

12. Diamanti-Kandarakis E,Panidis D.Unravelling the phenotypic map of polycystic ovary syndrome(PCOS):a prospective study of 634 women with PCOS.Clin Endocrinol(Oxf), 2007,67:735-742.

13. Battaglia C,Battaglia B,Morotti E,et al.Two-and three-dimensional sonographic and color Doppler techniques for diagnosis of polycystic ovary syndrome.The stromal/ovarian volume ratio as a new diagnostic criterion.J Ultrasound Med,2012,31:1015-1024.

14. Well D,Yang H,Houseni M,et alAge-related structural and metabolic changes in the pelvic reproductive end organs.Semin Nucl Med,2007,37:173-184.

15. Lujan ME,Jarrett BY,Brooks ED,et al.Updated ultrasound criteria for polycystic ovary syndrome:reliable thresholds for elevated follicle population and ovarian volume.Hum Reprod,2013,28:1361-1368.

16. Battaglia C,Battaglia B,Morotti E,et al.Two-and three-dimensional sonographic and color Doppler techniques for diagnosis of polycystic ovary syndrome.The stromal/ovarian volume ratio as a new diagnostic criterion.J Ultrasound Med,2012,31:1015-1024.

17. Loverro G,De Pergola G,Di Naro E,et al.Predictive value of ovarian stroma measurement for cardiovascular risk in polycyctic ovary syndrome:a case control study.J Ovarian Res, 2010,3:25.

18. Pan HA,Wu MH,Cheng YC,et al.Quantification of Doppler signal in polycystic ovary syndrome using three-dimensional power Doppler ultrasonography:a possible new marker for diagnosis.Hum Reprod,2002,17(1):201-206.

19. Adali E,Kolusari A,Adali F,et al.Doppler analysis of uterine perfusion and ovarian stromal blood flow in polycystic ovary syndrome.Int J Gynaecol Obstet,2009,105(2):154-157.

20. Ng EH,Chan CC,Yeung WS,et al.Comparison of ovarian stromal blood flow between fertile women with normal ovaries and infertile women with polycystic ovary syndrome.

Hum Reprod,2005,20(7):1881-1886.

21. Younis JS,Jadaon JE,Haddad S,et al.Prospective evaluation of basal stromal Doppler studies in women with good ovarian reserve and infertility undergoing in vitro fertilization-embryo transfer treatment:patients with polycystic ovary syndrome versus ovulatory patients.Fertil Steril,2011,95:1754-1758.

22. Somunkiran A,Yavuz T,Yucel O,et alAnti-Mullerian hormone levels during hormonal contraception in women with polycystic ovary syndrome.Eur J Obstet Gynecol Reprod Biol,2007,134:196-201.

23. Robin G,Gallo C,Catteau-Jonard S,et al.Polycystic ovary-like abnormalities(PCO-L) in women with functional hypothalamic amenorrhea.J Clin Endocrinol Metab,2012,97:4236-4243.

24. Hassan MAM,Killick SR.Ultrasound diagnosis of polycystic ovaries in women who have no symptoms of polycystic ovary syndrome is not associated with subfecundity or subfertility.Fertil Steril,2003,80:966-975.

25. Swanton A,Storey L,McVeigh E,et al.IVF outcome in women with PCOS,PCO and normal ovarian morphology.Eur J Obstet Gynecol Reprod Biol,2010;149:68-71.

26. Moran L,Teede H.Metabolic features of the reproductive phenotypes of polycystic ovary syndrome.Hum Reprod Update,2009,15:477-488.

第七章
多囊卵巢综合征胰岛素抵抗临床表现及评估

多囊卵巢综合征（PCOS）是常见的慢性内分泌代谢性疾病，PCOS病因不明，无有效的治愈方案，严重影响女性一生的生殖与身心健康，虽难以根治但可有效控制。

胰岛素抵抗（insulin resistance，IR）是PCOS发生发展的中心环节，它是导致患者生殖内分泌、生殖轴功能紊乱即代谢问题的重要病理生理基础，也是代谢异常程度的重要决定因素，50%~70%的PCOS患者存在胰岛素抵抗，胰岛素抵抗与高雄激素血症及排卵障碍相关，且显著增加2型糖尿病、心脑血管疾病、代谢综合征等远期并发症的发病风险。30%~60%的PCOS患者中存在肥胖，70%存在血脂代谢异常，肥胖及血脂代谢异常互相促进恶性循环，使PCOS患者罹患2型糖尿病风险较正常人群升高5~10倍，31%~35%的患者存在糖代谢异常。因此关注和改善其胰岛素抵抗就是可以有效控制PCOS的保障。

为规范化临床诊治和管理PCOS患者，中华医学会妇产科学分会内分泌学组、中国医师协会内分泌代谢科医师分会分别组织国内相关专家在参考国外相关指南及共识后，结合我国患者情况、临床研究及诊疗经验，经过讨论分别再次修订了PCOS中国诊疗指南及PCOS诊治内分泌专家共识。在两个指南中均提到对PCOS患者的代谢评估及对改善其胰岛素抵抗和长期健康管理问题。在PCOS的临床处理方面，国内国外指南也均指出应该根据患者主诉、治疗需求、代谢改变，采取个体化综合对症治疗措施，强调生活方式的干预作为一线综合治疗和这些一线的减重、减脂、改善胰岛素抵抗在改善生殖内分泌紊乱、解决生育问题及缓解临床症状、维护健康和提高生命质量的重要性，而在指南中提到 PCOS 诊断中的代谢风险评估、长期健康管理的实质就是针对 PCOS 患者的胰岛素抵抗展开。本章就 PCOS 的胰岛素抵抗临床表现、评估进行解读。

第一节　多囊卵巢综合征患者胰岛素抵抗的发生机制

一、胰岛素基因及受体缺陷导致胰岛素信号转导通路异常

胰岛素通过与受体结合起作用，胰岛素受体结构上含有 α 及 β 两个亚单位通过二硫键相连。α 亚单位位于细胞外，β 亚单位含有细胞外部分、跨膜部分及细胞内部分。α 亚单位与胰岛素分子结合后，通过自身变构作用，使 β 亚单位酪氨酸残基磷酸化，并进一步磷酸化细胞内各酶的反应底物。胰岛素与受体结合，实现信号的跨膜传递，靶细胞内信号传递途径有两种：一种为 Ras-MAP 激酶途径，通过这个途径的激活，胰岛素可促使靶细胞基因表达，导致细胞生长、增殖及分化；另一种为 PI-3 激酶途径，通过这个途径的激活，胰岛素可促使靶细胞实现葡萄糖的跨膜运输，促进细胞内的糖酵解、糖原合成、蛋白质合成，抑制细胞凋亡，也有可促使靶细胞基因表达的作用。凡是影响上述胰岛素 - 受体反应链的任何一个环节，就有可能导致 IR 的产生，其中包括受体前缺陷、受体缺陷和受体后缺陷；而受体前缺陷常见有胰岛素抗体形成、胰岛素基因突变致胰岛素分子结构异常、胰岛素降解加速等，受体缺陷包括受体数量减少和受体基因突变等引起受体作用环节障碍，受体后缺陷包括胰岛素作用底物基因突变和葡萄糖运转蛋白结构异常等。

二、肠道菌群异常及慢性炎症与胰岛素抵抗

研究表明，人体代谢水平与肠道菌群有着十分密切的关系，肠道菌群影响人体的生理代谢和病理过程。IR 引起的代偿性高胰岛素血症和高雄激素血症在 PCOS 患者病理生理改变中发挥着重要作用，成为 PCOS 的重要发病原因，而目前越来越多研究证实胰岛素抵抗的发生与肠道菌群的改变有一定的关联。肠道菌群与肥胖、胰岛素抵抗等内分泌代谢性疾病有着极为重要的关系，一旦其菌群结构发生改变，导致肠道菌群失调，就可能会引起机体代谢紊乱。PCOS 患者的胰岛素抵抗和慢性炎症可能是引发其患糖尿病、代谢综合征和心血管疾病的原因之一，而肠道菌群失调导致肠道慢性炎症和通透性的增加，可能在胰岛素抵抗和慢性炎症的发生中起一定的作用。在胰岛素抵抗状态下，

高胰岛素血症和高循环水平炎症细胞因子可能也导致了肠道通透性的增加。目前研究认为肠道菌群失调参与 PCOS 发生和发展过程,越来越多的研究证实肠道菌群能调控胰岛素的合成与分泌,影响雄激素的代谢和卵泡发育。

PCOS 指南中推荐的综合基础治疗,如饮食习惯、总能量的控制、膳食结构的合理化和营养成分的调整及膳食纤维和中医药等治疗能够发挥治疗作用可能就是利用这些调节肠道菌群、减轻肠道炎症的方法通过改善肠道菌群和改善全身炎症的机制对 PCOS 发挥辅助治疗作用。

三、其他

PCOS 患者 IR 可能与维生素 D 缺乏有关。PCOS 患者存在明显 25-(OH)D$_3$ 缺乏,可能与患者肥胖、高胰岛素血症及胰岛素抵抗有关。

PCOS 指南的基础治疗中的以有氧运动为主的干预治疗及膳食中要摄入丰富的维生素、矿物质等营养成分,可能其中一部分机制就是可以通过纠正维生素 D 缺乏导致的肥胖、IR 发挥一定作用。

第二节 多囊卵巢综合征患者胰岛素抵抗的临床表现

PCOS 中国诊疗指南及 PCOS 诊治内分泌专家共识中指出 PCOS 的诊断,需依据病史询问、体格检查及辅助检查做出。临床上可使用多种参数简单估计胰岛素抵抗的存在。病史中尤其是 2 型糖尿病等家族史,体格检查中黑棘皮征、身高、体重、腰围、臀围、血压测量,辅助检查中体脂百分比、口服葡萄糖耐量试验(OGTT)测定空腹血糖、服糖后 2 小时血糖水平;空腹血脂指标测定、血糖控制情况;肝功能检查等代谢指标均是国内外指南推荐的反应 IR 的指标。指南所提到的 IR 的临床表现如下。

一、黑棘皮征

对 PCOS 患者进行全身体格检查中常可发现部分患者在颈部的背面及侧面、腋窝、乳房下方、腹股沟、肛门生殖器等部位皮肤皱褶处局部皮肤呈对称分布的淡棕色毛绒样角化过度状及色素沉着(图 7-1),称为黑棘皮征。肥胖患者尤其常见。颈后部是体格检查中最容易观察的部位(图 7-1),重者可延续到颈前部(图 7-2),它是高胰岛素血症的皮肤体征,也是患者伴有高代谢风险的临床标志。

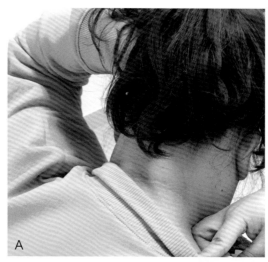

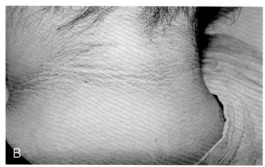

图 7-1　颈后部黑棘皮征

A. 颈部轻度黑棘皮征；B. 黑棘皮征颈后延及颈侧部

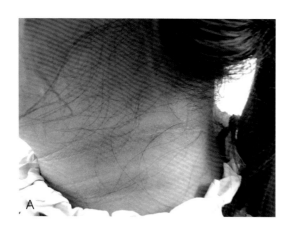

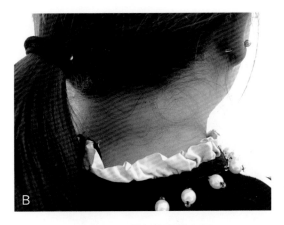

图 7-2　颈侧部的黑棘皮征

二、肥胖

多囊卵巢综合征诊治内分泌专家共识提出 PCOS 患者肥胖的患病率为 30%~60%，PCOS 患者的肥胖以腹型肥胖为主。我国有 34.1%~43.3% 的 PCOS 患者合并肥胖。2018 年，多囊卵巢综合征中国诊疗指南指出生活方式干预是 PCOS 患者首选的基础治疗，尤其是对合并超重或肥胖的 PCOS 患者。生活方式干预可有效改善超重或肥胖 PCOS 患者健康相关的生命质量。

(一) 肥胖及其分型与 IR 的关系

1. 肥胖与胰岛素抵抗　75% 的肥胖患者有高胰岛素血症，肥胖加重 IR。肥胖 PCOS 的 IR、生殖障碍重于非肥胖患者；且肥胖会加剧 PCOS 患者的糖代谢异常，并缩短了其从高胰岛素血症发展为糖尿病的时间；使血脂异常更加明显。

2. 肥胖分型　根据增加的体内脂肪在身体积聚部位的不同，肥胖又被分为全身性肥胖(均匀性肥胖)(图 7-3B)和腹型肥胖(又称中心性肥胖、向心性肥胖)(图 7-3A)。腹型肥胖是肥胖脂肪主要沉积于腹内组织，包括内脏实质性脏器、大网膜、肠系膜和腹部皮下组织(图 7-3A)。

3. 腹型肥胖的长期危害及其与 IR 的关系　大量研究显示，与全身性肥胖相比，腹型肥胖更易造成胰岛素抵抗，发生糖尿病等代谢性疾病。体脂分布与胰岛素抵抗的研究显示腹内脂肪增加对胰岛素敏感性的影响达 62%。腹型肥胖的个体，即使在无糖尿病时就已存在胰岛素及游离脂肪酸水平显著升高、胰岛素介导的葡萄糖利用率显著降低等代谢异常，而糖尿病时其腹内脂肪增加及股部皮下脂肪减少的特异性的体脂分布变化在其合并血脂紊乱和高血压时更明显。因此,腹内脂肪积聚人群是成人常见病及动脉粥样硬化多风险因素集聚的易患群体。有效的筛查出该高危人群对于成人常见病的防治具有重要应用价值。

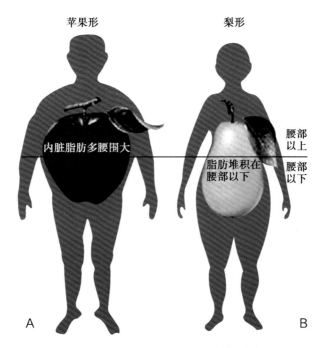

图 7-3　肥胖的类型和脂肪组织的分布
A. 苹果形体形(中心性脂肪沉积 / 腹型肥胖);
B. 梨形体形(皮下脂肪沉积)
[摘自:《中华糖尿病杂志》,2004,12(3):156-161]

（二）肥胖的诊断及其方法

而关于超重、肥胖的诊断国内 2 个指南均指出对 PCOS 患者体格检查时需测定身高、体重、腰围、臀围、若有条件可行体脂率分析。

1. **体质指数或体质量（body mass index,BMI）**　临床上最简便的判断是否超重、是否肥胖可通过测量身高、体重、计算 BMI 来诊断。BMI= 体重（kg）/ 身高（m）^{2},BMI 是国际上常用的衡量人体肥胖程度和是否健康的重要标准。

2. **腰围（waist circumference,WC）**　腹型肥胖通常可简单的测定腰围（图 7-4）判断,WHO 建议女性腰围 ≥ 80cm 为欧洲人群适宜的标准。中国肥胖问题工作组建议女性腰围 ≥ 80cm 为腹部脂肪蓄积的最低界值(图 7-5A)。文献及临床实践显示任何评价肥胖的方法均需包括腰围的测量,因为腰围减少时,即使体重无改变也可显著降低肥胖相关性疾病发病危险。研究发现腰围也是与 MRI 等更精确测定腹部脂肪含量和面积方法相关性最好、在腹型肥胖的诊断中诊断准确性更高的简易指标。

3. **腰臀比(waist-hip ratio,WHR)** 除腰围外,腹型肥胖可通过测量腰围、臀围计算腰臀比判断(图 7-4)。腰臀比是指腰围和臀围的比例,WHR= 腰围(cm)/臀围(cm),WHR 是判断是否腹型肥胖的重要指标。女性腰臀围比 >0.8 为肥胖。

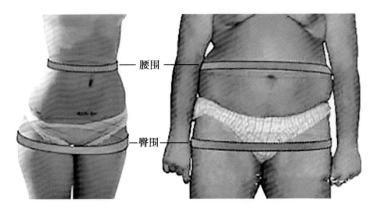

图 7-4 腰围及臀围测量
[摘自:中国肥胖问题工作组 . 中国成人超重和肥胖症
预防与控制指南(试用),2003]

4. **内脏脂肪面积及体脂率** 腹型肥胖也可以通过内脏脂肪面积检查及体脂率分析来判断。

(1)测量方法

①双能 X 线吸收、CT 扫描、磁共振(MRI)测量体脂分布,计算内脏脂肪量或脂肪面积。MRI 测量腹部脂肪(图 7-5B)一般取卧位,以 L_4~L_5 之间为扫描水平,一般选取脐水平面或第 4~5 腰椎平面为横截面图像,用专业软件解析测量内脏脂肪的方法,结果精确可靠,直观,但价格昂贵,时间长、伤害性大、需特殊设备及场所,不适合于大样本人群的筛查。

②生物电阻抗法:其中双生物电阻抗技术可通过测量人体的电阻值,分析人体成分可以间接测量人体的体脂含量和内脏脂肪面积(图 7-6)。它是一种无创伤、安全、快速、简便、比较精确的测定内脏脂肪及人体体脂比来评价是否肥胖及肥胖类型。

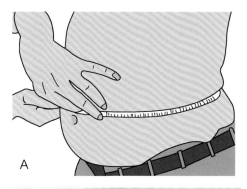

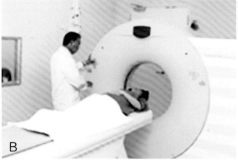

图 7-5　内脏脂肪及体脂百分比测量方法

A. 腹围测量；B. 磁共振（MRI）进行腹内脂肪（VA）测量

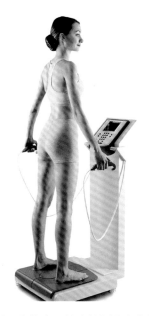

图 7-6　生物电阻抗方法测定人体体脂比

(2)诊断标准：①内脏脂肪面积：一般将内脏脂肪面积 ≥ 100cm^2 认为是内脏型肥胖的诊断切割点。日本把自然呼吸时脐水平面上腹腔内脂肪面积 >100cm^2 诊断为内脏性肥胖。而在我国，还没有相应的诊断标准。但研究发现，中国人腹腔内脂肪面积达到 80cm^2 左右时就可以发生日本人内脏脂肪面积在 100cm^2 时的代谢异常。因此国内将内脏脂肪面积 ≥ 80cm^2 诊断为内脏性肥胖。②体脂百分比：人体脂肪的重量占人体重的百分比称为"体脂比"。女性体脂比 >30% 为肥胖。

（三）女性超重和肥胖具体标准

按照上述多项肥胖的测量评价指标，女性超重和肥胖具体标准总结见表 7-1。

表 7-1 女性超重和肥胖标准

序号	指标	定义	肥胖截值
1	体质指数（BMI）	身高与体重的指数 kg/m^2	≥ 24（超重） ≥ 28（肥胖）
2	腰围（W）	最低肋骨下缘与髂嵴最高点连线的中点作为测量点	≥ 80cm
3	腰臀比（WHR）	腰围与臀围的比值	≥ 0.8
4	内脏脂肪面积（VFA）	腹腔内脏脂肪总面积	≥ 80cm^2
5	体脂百分比（PBF）	脂肪重量占体重的百分比	≥ 30%

［摘自：WHO reassesses appropriate body-mass index for Asian population.The Lancet,2002,360(9328):7-20］

肥胖的程度不同，个体发生糖尿病，高血压，心血管疾病的危险性不同。WHO、亚太及国内以 BMI 判断肥胖的标准及肥胖程度与其发生糖尿病等疾病的危险性总结见表 7-2。

表 7-2 以 BMI 判断的肥胖、肥胖分度及其发生糖尿病等疾病的危险性

BMI 判断标准表				
BMI	WHO 标准	亚洲标准	中国参考标准	相关疾病发病的危险
体重过低	<18.5	<18.5	<18.5	低（但其他疾病危险性增加）
正常范围	18.5~24.9	18.5~22.9	18.5~23.9	平均水平
超重	≥ 25	≥ 23	≥ 24	增加

BMI 判断标准表			
BMI	WHO 标准	亚洲标准	中国参考标准	相关疾病发病的危险
肥胖前期	25.0~29.9	23~24.9	24~26.9	增加
Ⅰ度肥胖	30.0~34.9	25~29.9	27~29.9	中度增加
Ⅱ度肥胖	35.0~39.9	≥ 30	≥ 30	严重增加
Ⅲ度肥胖	≥ 40.0	≥ 40.0	≥ 40.0	非常严重增加

* 相关疾病指高血压、糖尿病、血脂异常和危险因素聚集

［摘自：WHO reassesses appropriate body-mass index for Asian population.The Lancet,2002,360 :(9328): 7-20］

三、高胰岛素血症

高胰岛素血症为 IR 的较早期表现,是胰岛素调节糖代谢尚能处于代偿阶段的 IR 标志。此阶段的 IR 是由于肌肉等外周组织胰岛素介导的葡萄糖摄取效能下降,为避免由此出现的高血糖,胰腺 B 细胞代偿性分泌胰岛素形成高胰岛素血症,使血糖长期维持在正常范围,临床上机体在此 IR 状态的代偿过程较长,仅仅通过体检测定空腹血糖不能发现此阶段的 IR。临床上通过检测空腹血清胰岛素或胰岛素释放试验(IRT)中服糖后血清胰岛素水平发现,但目前对空腹和服糖后高胰岛素血症的诊断尚无明确标准。2018 年,中国医师协会内分泌代谢科医师分会的多囊卵巢综合征诊治内分泌专家共识指南指出空腹胰岛素测定由于检测方法和人群的差异,建议高于当地正常参考值 2~5 倍者判定为胰岛素抵抗和高胰岛素血症。临床上多采用空腹血清胰岛素 <15mU/L；IRT 服糖后 2 小时血清胰岛素 <80mU/L 来做出初略判断。但需注意的是,空腹胰岛素正常或轻度升高不能排除胰岛素抵抗。这是由于胰岛素抵抗发展中复杂的代偿与失代偿过程决定。

四、糖调节受损(IGR)

IGR 包括空腹血糖受损(IFG)及糖耐量受损(IGT)。PCOS 患者以餐后血糖升高为主,IGT 的风险显著高于年龄和 BMI 匹配的女性,发生率为一般生育期妇女的 4 倍,流行病学调查显示 PCOS 患者中 IGT 发生率约为 35%。因此 2018 年国内 PCOS 指南强调糖耐量(OGTT)为 PCOS 常规化验检查项目,

一则 OGTT 检查在基层医院均可开展;二则通过 OGTT 检查可以尽早发现 IR 失代偿早期的血糖异常患者。有研究显示糖调节受损阶段是患者可能发展为糖尿病的重要节点,也是通过干预能有效预防患者发展为 2 型糖尿病的最佳阶段。从 IGR 发展为糖尿病的自然病程约为 6 年。

糖调节受损及其后代谢异常病情更重的 2 型糖尿病诊断均可以通过测定空腹血糖和葡萄糖耐量试验(OGTT)检查做出。OGTT 推荐的检查法为 5 点法(0、30、60、120、180 分钟)。但有文献报道,对于 PCOS 患者测定 0、120 分钟血糖可以发现绝大多数糖耐量受损和糖尿病患者,可以避免仅仅测定空腹血糖和空腹胰岛素而遗漏的大部分 IR 抵抗状态的糖代谢异常患者。因此临床上也有只检测服糖前 0 分钟、服糖后 120 分钟血糖和胰岛素的简易糖耐量和胰岛素释放试验。

五、糖尿病

流行病学调查显示 PCOS 患者 2 型糖尿病发生率约为 10%,其发生率是正常人群的 7 倍,且发病时间也提前近 30 年,PCOS 发展为糖尿病是由于 IR 继续加剧,胰腺 B 细胞分泌胰岛素出现消耗性下降,脂肪组织也因 IR 导致游离脂肪酸释放入血增加而导致肝内游离脂肪酸增加,刺激肝内游离脂肪酸氧化及糖异生,导致肝内葡萄糖合成及释放增加,外周血糖水平不能因代偿性高胰岛素血症而维持正常,从此 IR 进入失代偿的血糖升高的糖尿病阶段。其诊断按照国际、国内 2 型糖尿病诊断标准,OGTT 空腹血糖 ≥ 7.0 和 / 或 2 小时血糖 ≥ 11.1mmol/L。IR 一旦发展为糖尿病并发症,其处理与单纯 2 型糖尿病相同。

六、脂代谢异常

约 70% 的 PCOS 患者存在脂代谢异常,主要表现为三酰甘油(TG)、低密度脂蛋白(LDL)及非高密度脂蛋白(nHDL)升高,与年龄、体质指数(BMI)匹配的对照者相比,非肥胖型 PCOS 患者也存在低 HDL、高极低密度脂蛋白(VLDL)和高 LDL 的特征。

七、非酒精性脂肪肝(NAFLD)

PCOS 患者较年龄和体重匹配的正常妇女更易患 NAFLD,且病理评分更高。肥胖、高雄激素血症的 PCOS 患者较非肥胖、非高雄激素血症的 PCOS 患者更易发生 NAFLD。

八、高血压

PCOS 患者常以收缩压升高为主,30 岁以后其发病率开始增加,30~45 岁达到正常同龄人的 3~5 倍,绝经后期亦是正常人群的 3 倍。

九、心血管疾病风险

胰岛素抵抗是冠心病的危险因素之一。胰岛素抵抗与血管损伤、脂质代谢紊乱都有关系,这使得冠状动脉粥样硬化的机会极大增加,胰岛素抵抗患者中的冠心病的发病率也显著增加。随着年龄的增长,PCOS 患者心血管疾病风险显著升高。PCOS 患者血管功能不良与肥胖相关。此外,与年龄和 BMI 匹配的非 PCOS 患者相比,PCOS 患者中颈动脉内膜中层增厚、冠状动脉钙化及轻度主动脉钙化更为显著。

指南推荐的家族史、生活习惯、肥胖评估指标、生化血脂、血糖、胰岛素、同型半胱氨酸、心电图、颈动脉超声检查可对心血管疾病危险做出评估。

十、其他

(一) 高雄血症及临床高雄激素表现

临床高雄血症为多毛、痤疮、高雄激素相关的脱发等男性化的系列临床表现,多毛常为上唇、下颌、乳晕周围、下腹正中线等部位出现粗硬毛发;痤疮常位于额、双颊、鼻及下颌等部位。雄激素源性脱发,头发从前额两侧开始变纤细而稀疏,逐渐向头顶延伸,但前额发际线不后移。雄激素源性脱发与代谢综合征及胰岛素抵抗存在关联且与患者情绪抑郁有关。主要因为高胰岛素血症可以降低性激素结合球蛋白的水平,同时抑制肝的胰岛素样生长因子结合蛋白的生成,从而使体内游离雄激素增加;胰岛素水平的升高增加肾上腺对 ACTH 的敏感性,使肾上腺产生过多的硫酸脱氢表雄酮,其又进一步转化为睾酮。

(二) 排卵障碍等生殖及围产期异常

IR 是排卵障碍的病理基础,肥胖和胰岛素抵抗被认为可以破坏窦卵泡的发育,干扰下丘脑 - 垂体 - 卵巢轴,导致慢性不排卵。研究显示,肥胖的 PCOS 患者不孕率更高,而且对诱导排卵的药物反应性差、胚胎质量也差、体外受精(IVF)移植成功率、妊娠率、活产率均低,流产率高,妊娠并发症多。表现为月经失调、无排卵型异常子宫出血、闭经、不孕等。B 超监测提示 ≥ 2 个周期没有优势卵泡、成熟卵泡不破裂等征象持续发生提示排卵障碍。

另外,孕前期和孕早期的胰岛素抵抗会增加患者孕期糖尿病、妊娠高血压和先兆子痫的发生率,导致胎盘功能不全、流产、先天性畸形、早产、死产,首次剖宫产率升高,新生儿并发症增多;同时胎儿成年后出现肥胖、胰岛素抵抗和糖尿病的风险增加。

(三) 子宫内膜异常

肥胖容易引发 IR,IR 引起代偿性的高胰岛素血症,子宫内膜是胰岛素的靶器官,肥胖可导致子宫内膜胰岛素受体表达不足,从而降低了子宫内膜细胞葡萄糖的供应,导致子宫内膜糖代谢障碍、容受性下降,受孕率、临床妊娠率和持续妊娠率降低。同时肥胖、持续无排卵、不孕、血糖异常均是导致内膜异常和内膜癌的高危因素,这些也是可通过改善胰岛素抵抗而改善的因素,因此改善胰岛素抵抗不仅有助于改善内膜容受性,还有助于子宫内膜病变及内膜癌的治疗效果。

中华医学会妇产科学分会内分泌学组 2018 年 PCOS 中国诊疗指南特别强调在年轻、长期不排卵的 PCOS 患者,子宫内膜增生或子宫内膜癌的发生明显增加,应引起重视。PCOS 患者进入围绝经期后,因无排卵导致的孕激素缺乏会增加子宫内膜病变的发生风险,而雌激素的下降则会在已有的基础上加重代谢异常,因此对 PCOS 患者使用 MHT 时应格外注意。

第三节　多囊卵巢综合征患者胰岛素抵抗的评估

PCOS 患者生殖功能障碍的程度不同,IR 程度不同。月经稀发及无排卵患者的 IR 比月经正常及有排卵患者重;高雄 PCOS 患者的 IR、代谢异常比无高雄患者重。肥胖患者的 IR 比非肥胖患者重,生殖功能障碍也比非肥胖患者重。

胰岛素抵抗是指胰岛素效应器官或部位对其转运和利用葡萄糖的作用不敏感的一种病理生理状态。1980 年,Burghen 等首次提出胰岛素抵抗参与 PCOS 的发病过程。

由于 PCOS 患者胰岛素抵抗机制十分复杂,可能涉及胰岛素调节葡萄糖合成、运输、利用、储存及降解等代谢过程的多个器官,如胰腺、肝、外周肌肉及脂肪组织等,IR 是机体内生理水平的胰岛素促进器官、组织、细胞吸收和利用葡萄糖的生物效能下降的一种代谢状态,包括葡萄糖摄取和利用减少、脂肪分解受抑和生成加速、以及蛋白质和糖原合成障碍。因此虽然评价和测定胰岛素抵抗的方法很多,但各种方法各有优缺点及其局限性。2018 国内多囊卵巢综合征诊治内分泌专家共识和指南推荐了用于评估 PCOS 患者胰岛素抵抗的多种方法并指出各种方法的优缺点和适用范围。

1. 采用空腹血糖（FPG）与空腹血浆胰岛素（FINS）水平判断 IR

（1）空腹胰岛素测定（FINS）：FINS 仅适合于胰岛素抵抗代偿期的患者。文献及临床将 FINS 水平高于 15mIU/L 判断为胰岛素抵抗。2018 年国内多囊卵巢综合征诊治内分泌专家共识指出由于检测方法和人群的差异，建议将 FINS 水平高于当地正常参考值 2~5 倍者判定为胰岛素抵抗和高胰岛素血症。空腹胰岛素正常或轻度升高不能排除胰岛素抵抗。

（2）通过空腹血糖和空腹胰岛素来判断 IR：下述一些通过测定空腹血糖和空腹胰岛素评价胰岛素抵抗状态的方法主要用于群体研究中，不能用于个体 IR 的评估。其中包括如下。

① FINS/FPG，INSlh/FPGlh 及胰岛素曲线下面积等。

② 稳态模型法：稳态模型评估的胰岛素抵抗指数（HOMA-IR）＝空腹胰岛素（μU/ml）× 空腹血糖（mmol/L）/22.5，高于 2.21 可判断为胰岛素抵抗。2018 年国内多囊卵巢综合征诊治内分泌专家共识建议参考范围依据当地人群的测定值。

③ 1/（FINS×FPG）：量化胰岛素敏感指数（QUICKI）1/〔Log 空腹胰岛素（μU/ml）× 空腹血糖（mg/dl）〕，与经典钳夹法比较有较好的相关性，能反映个体对胰岛素介导糖代谢的敏感性，是群体研究中较为实用有效的指标。

2. 通过外加负荷检测机体对胰岛素的敏感性判断 IR

（1）钳夹技术（包括高血糖钳夹技术、正常血糖高胰岛素钳夹技术），正常血糖高胰岛素钳夹技术是目前检测胰岛素敏感性的"金标准"。是用平均血糖利用率/平均胰岛素浓度（M/I）进行判断，可用于判断个体的胰岛素抵抗状态，但试验复杂，不作为常规检查，仅用于科研。

（2）最小模型法：取血烦琐、耗时、应用推广受到限制。可用于判断个体的胰岛素抵抗状态。上述这些检测方法多局限在小规模的临床研究中使用。

3. 通过葡萄糖耐量试验（OGTT）＋胰岛素释放试验（IRT）判断 IR 临床上最常用的定量判断胰岛素抵抗的方法仍是口服 75g 葡萄糖的糖耐量试验，由于只测定空腹血糖和胰岛素可能会漏诊很大一部分 IR 和 IR 已失代偿的糖耐量异常患者，而测定空腹和餐后 2 小时血糖则能避免绝大多数患者漏诊，因此文献和临床上多推荐 PCOS 患者采用简易的空腹和服糖 2 小时血糖和胰岛素判断 PCOS 患者是否存在 IR 和糖代谢异常。空腹血糖 >6.0mmol/L，<6.9mmol/L 为空腹血糖受损，≥ 7.0mmol/L 为糖尿病；服糖后 2 小时血糖 <7.8mmol/L 为正常，≥ 7.8mmol/L，<11.1mmol/L 为糖耐量受损，

≥ 11.1mmol/L 为糖尿病。但 2018 国内 PCOS 诊治内分泌专家共识推荐采用 5 点法（0、30、60、120、180 分钟）测定血糖和胰岛素对 PCOS 患者代谢风险和心血管疾病风险进行评估，糖负荷后胰岛素分泌曲线明显升高（高峰值超过基础值的 10 倍以上），胰岛素曲线下面积增大，或胰岛素分泌延迟、高峰后移至 120 分钟，或胰岛素水平 180 分钟时仍不能回落至空腹水平为异常。

总之，上述这些定量评价 IR 的方法中临床最方便、最常使用的是空腹胰岛素测定和口服葡萄糖耐量试验（OGTT）及胰岛素释放试验。HOMA-IR、量化胰岛素敏感指数、OGTT 及 IRT、高胰岛素正糖钳夹试验常用于科研中。

4. 通过临床参数判断 IR　临床上还可使用 6 种参数，即高血压、腰臀比、三酰甘油和 HDL 胆固醇水平、2 型糖尿病家族史、血糖控制情况简单估计胰岛素抵抗的存在。2018 年国内 PCOS 诊治内分泌专家共识也同时指出，一些临床特征可以提示胰岛素抵抗，如腹型肥胖、血脂异常、黑棘皮征、高血压、糖调节异常。PCOS 指南和共识建议的血脂、肝功能、肾功能、C 反应蛋白、同型半胱氨酸、心电图、颈动脉超声、体脂率分析等指标也是临床上判断胰岛素抵抗的重要参数。

代谢综合征也是 IR 的重要临床体现，PCOS 常合并代谢综合征。2018 年，国内内分泌专家共识建议 PCOS 患者代谢综合征诊断标准为：腹型肥胖（腰围）85cm、三酰甘油 ≥ 1.69mmol/L、高密度脂蛋白胆固醇（HDL-C）<1.0mmol/L、血压 ≥ 130/85mmHg、OGTT 空腹血糖 6.1~7.0mmol/L 和 / 或 2 小时血糖 7.8~11.1mmol/L，5 项指标中符合 3 项即可诊断。

第四节　多囊卵巢综合征胰岛素抵抗的治疗

IR 是 PCOS 的重要病理生理特征之一，也是导致其生殖障碍和长期代谢问题的重要原因，因此改善 IR，降低代偿性高胰岛素血症、治疗糖耐量受损、糖尿病、高血脂等不仅是改善 PCOS 近期月经异常、高雄及生殖功能的有效治疗措施，更是防治其远期代谢并发症的重要手段。

2018 年，多囊卵巢综合征中国诊疗指南与内分泌专家共识均指出改善胰岛素抵抗，重视长期健康管理的重要性。指南指出无论肥胖或非肥胖 PCOS 患者，生活方式干预都是基础治疗方案。生活方式干预包括饮食控制、运动和行为干预等。

一、调整生活方式减重、减脂改善胰岛素抵抗

生活方式干预是 PCOS 患者首选的基础治疗，尤其是对合并超重或肥胖的 PCOS 患者。生活方式干预应在药物治疗之前和 / 或伴随药物治疗时进行。

生活方式干预可有效改善超重或肥胖 PCOS 患者健康相关的生命质量。这也是改善 PCOS 患者 IR 的基本措施。患者体重下降 7%~15%，即可改善 IR 并使糖耐量减低好转，部分患者可恢复自发月经，甚至排卵受孕。患者可在专业的医学营养专家及康复医学根据对患者饮食、运动习惯、测评、评估后给出饮食及运动处方。如图 7-7 所示，改变三餐的饮食习惯可能是最简单有效的通过生活方式的改变改善肥胖、改善 IR 的策略。

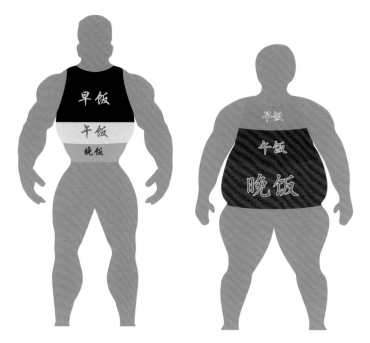

图 7-7　改变不良的饮食习惯

（一）饮食控制

饮食控制包括坚持低热量饮食、调整主要的营养成分、替代饮食等。监测热量的摄入和健康食物的选择是饮食控制的主要组成部分。长期限制热量摄入，选用低糖、高纤维饮食，以不饱和脂肪酸代替饱和脂肪酸。改变不良的饮食习惯、减少精神应激、戒烟、少酒、少咖啡。并通过行为干预是医师、社会、家庭应给予患者鼓励和支持，使其能够长期坚持而不使体质量反弹。

饮食干预建议饮食总能量的控制及膳食结构的合理化是关键。推荐糖类占 45%~60%，并选择低生糖指数（GI）食物，脂肪占 20%~30%，其中以单不饱和脂肪酸为主，饱和及多不饱和脂肪酸均应小于 10%，蛋白质占 15%~20%，以植物蛋白、乳清蛋白为主，同时要摄入丰富的维生素、矿物质及膳食纤维。

（二）运动

运动可有效减轻体质量和预防体质量增加。适量规律的耗能体格锻炼（30min/d，每周至少 5 次）及减少久坐的行为，是减重最有效的方法。应予个体化方案，根据个人意愿和考虑到个人体力的限度而制定。对于肥胖或超重的患者，运动的主要目标是改善身体脂肪分布及减重，体重下降 5%~10% 可使患者的生殖和代谢异常得到明显改善。建议每周累计进行至少 150 分钟中等强度（达到最大心率 50%~70%）的运动效果，以有氧运动为主，每次 20~60 分钟，视运动强度而定。对于体重正常但存在胰岛素抵抗和高胰岛素血症的患者，运动同样可以增加胰岛素敏感性，有利于其临床转归。

（三）行为干预

行为干预包括对肥胖认知和行为两方面的调整，是在临床医师、心理医师、护士、营养学家等团队的指导和监督下，使患者逐步改变易于引起疾病的生活习惯（不运动、摄入酒精和吸烟等）和心理状态（如压力、沮丧和抑郁等）。戒烟限酒和心理调整（去除焦虑、抑郁等不良情绪）能纠正不良的生活习惯，对于巩固饮食及运动疗法的效果、防止体重反弹有着重要作用。行为干预能使传统的饮食控制或运动的措施更有效。因此生活方式干预中应包含加强对低热量饮食计划和增加运动的措施依从性的行为干预。

二、药物治疗改善胰岛素抵抗

（一）减脂药物

调整生活方式减体脂治疗是肥胖型 PCOS 患者的基础治疗方案。基础治疗控制不好，体重下降幅度小于基础体重的 5% 的肥胖患者，可选择脂肪酶抑制剂（奥利司他）口服治疗来减少脂肪吸收和促进脂肪分解。该药物通过竞争抑制胰腺、胃肠道中脂肪酶的作用，抑制肠道食物中脂肪的分解吸收，减轻体重，小样本的研究提示其还能降低雄激素水平。

（二）胰岛素增敏剂

二甲双胍（metformin）及吡格列酮（pioglitazone）是临床最常用和指南推荐 PCOS 患者使用的两类完全不同的胰岛素增敏剂，分别属于双胍类（biguanides）及噻唑烷二酮类（thiazolidinediones）降糖药。前者以降低肝葡萄糖合成为主，后者以直接增加肌肉及脂肪组织对胰岛素的敏感性，降低代偿性高胰岛素血症。两种胰岛素效能增强剂治疗 PCOS 患者有以下作用：①降低空腹胰岛素浓度及糖耐量后的胰岛反应浓度；②使 SHBG 血浓度升高而游离睾酮下降；③垂体 LH 基础浓度及 GnRH-a 刺激后的反应浓度均下降;④卵巢 17α 羟孕酮基础浓度及 GnRH-a 刺激后反应浓度也下降;⑤ 40%~50% 的患者恢复月经规则来潮,少数自发排卵并受孕;⑥对糖耐量低减及血脂异常也有逆转作用。

1. 二甲双胍

(1)作用机制

1)抑制小肠吸收葡萄糖。

2)降低肝葡萄糖合成。

3)能抑制肝糖原异生和输出,增加组织对葡萄糖的摄取利用,提高肌肉等外周组织胰岛素敏感性,有降低高血糖的作用,但不降低正常血糖。增加对胰岛素敏感性。

4)对胰腺 B 细胞分泌胰岛素无直接影响。

(2)适应人群:①伴有 IR 临床特征的 PCOS 患者(如有肥胖、高胰岛素血症、糖耐量受损、糖尿病、黑棘皮征表现者均可应用二甲双胍改善 IR)。2011 年原国家卫生部颁布的中国"多囊卵巢综合征诊断标准"建议,PCOS 患者使用二甲双胍仅限于糖耐量异常者。2010 年,ESHRE/ASRM 也提出二甲双胍只能在 PCOS 合并葡萄糖耐量受损患者。② PCOS 合并排卵障碍性不孕克罗米芬等促排卵抵抗患者再次促排卵前的预治疗。

2018 年,国内 PCOS 指南推荐在 PCOS 患者辅助生殖治疗过程中可使用二甲双胍,其主要的方案有:a. 单独应用,适用于非肥胖的 PCOS 患者(BMI<30kg/m²);b. 与克罗米芬(CC)联合应用,适用于肥胖的 PCOS 患者;c. 与促性腺激素(hMG 或 rFSH)联合应用;d. 与 CC 或促性腺激素联合应用,适用于 CC 抵抗患者。

二甲双胍为 B 类药,药品说明上并未将妊娠后妇女列为适应人群,糖耐量异常或辅助生殖治疗过程中服用二甲双胍妊娠的 PCOS 患者妊娠后是否继续使用二甲双胍,需要根据患者具体情况、内分泌科医生建议及产科医师在权衡利弊后慎重决定,并提供精细的监测。

(3)禁忌证:心、肝、肾、功能不全,酗酒等。

(4)用法:每日剂量为 1 000~1 500mg,共用 2~6 个月。

(5)不良反应:最常见的是胃肠道反应,如腹胀、恶心、呕吐及腹泻,这些症状为剂量依赖性的,2~3 周逐渐加至足量及餐中服用药物可减少不良反应。严重的不良反应是可能发生肾功能损害和乳酸性酸中毒,需定期复查肾功能。

2. 吡格列酮

为噻唑烷二酮类胰岛素增敏剂,作用机制:①直接增加肌肉及脂肪组织对胰岛素的敏感性,降低代偿性高胰岛素血症;②增加肝对胰岛素的敏感性,使肝葡萄糖合成下降。该药可提高靶组织对胰岛素作用的敏感性,减少外周组织和肝脏的胰岛素抵抗,减少肝糖原输出,改善糖脂代谢,并有改善血脂代谢、减轻炎症状态、保护血管内皮细胞功能等作用,小样本研究提示其能改善高雄激素血症和排卵,联合二甲双胍具有协同治疗效果。吡格列酮常作为双胍类药物疗效不佳时的联合用药选择,常用于无生育要求的患者,用药期间需避孕。

3. 阿卡波糖 α- 葡萄糖苷酶抑制剂,是一种新型口服降糖药,通过在肠道内竞争性抑制葡萄糖苷水解酶,降低单链淀粉等多糖及蔗糖分解成葡萄糖,有效延缓、减少糖类在小肠内的吸收,同时还能调节肠道菌群,增加患者餐后 GLP-1 水平,具有降低餐后血糖、改善血脂的作用,小样本的证据提示阿卡波糖降低 LH 水平和改善高雄激素血症。用药期间需避孕。一般单用,或与其他口服降糖药或胰岛素合用。配合餐饮,治疗胰岛素依赖型或非依赖型糖尿病。每日 150~300mg,不良反应为可引起腹胀、腹痛及腹泻等。

对于合并超重或肥胖的 PCOS 患者,经过生活方式干预治疗不能有效地控制体重时,建议在二甲双胍基础上联用或改用吡格列酮或阿卡波糖。

三、中医药改善胰岛素抵抗

(一) 黄连素

有文献报道黄连素在降低腰臀比、空腹胰岛素、总胆固醇及低密度脂蛋白胆固醇水平方面的疗效优于二甲双胍,在降低体质指数、空腹血糖、稳态模型评估胰岛素抵抗指数、三酰甘油、总睾酮水平及升高高密度脂蛋白胆固醇水平方面的疗效与二甲双胍相当。相比二甲双胍,黄连素更适合治疗中心性肥胖、空腹胰岛素水平明显升高的胰岛素抵抗者、高胆固醇血症及高低密度脂蛋白胆固醇水平者和不能耐受二甲双胍胃肠道不良反应的 PCOS 患者。

(二) 复方中药及针刺、艾灸、穴位埋线等中医疗法

使用理气、化痰、利湿、化瘀、清热等多种复方中药。大量文献报道按照中医辨证分型的不同类型的 PCOS 患者通过理气、化痰、利湿、化瘀、清热等多种中药、针刺、艾灸、穴位埋线等方法,有助于患者减重、改善高雄激素的表现、恢复排卵乃至成功受孕。

四、其他 IR 表现的调整

(一) 合并 IGR 或糖尿病的非肥胖或肥胖 PCOS 患者

1. 青春期患者 如果单纯生活方式干预效果欠佳,推荐加用二甲双胍,最大剂量推荐为 1 500mg/d,疗程至少 3 个月。对于合并超重或肥胖的 PCOS 患

者,经过生活方式干预治疗,体重下降幅度小于基础体重的5%,建议在二甲双胍基础上联用或改用脂肪酶抑制剂(奥利司他)。

2. 育龄期患者　①合并IGR:非孕期,不论肥胖或非肥胖的PCOS患者推荐诊断成立后即可开始二甲双胍治疗,建议由小剂量开始,逐渐加量,非肥胖患者推荐为1 000~1 500mg/d,肥胖患者推荐为2 000~2 500mg/d,餐时或餐后立即服用,疗程至少3~6个月。若胰岛素抵抗或糖调节异常明显改善,备孕患者建议使用至确诊妊娠,无妊娠计划患者可使用至糖调节异常恢复;若治疗3~6个月没有效果,建议调整治疗方案,可考虑在二甲双胍基础上联用或改用噻唑烷二酮类药物(吡格列酮)或α-葡萄糖苷酶抑制剂,但联合用药期间需避孕。②对于已经妊娠者,首选生活方式干预,若血糖无法达到孕期血糖控制标准,及时使用胰岛素;无二甲双胍禁忌的情况下,取得患者知情同意后亦可慎重使用二甲双胍。

(二) 合并肥胖和脂肪肝的PCOS患者

1. 青春期　对于合并超重或肥胖的青春期PCOS患者,经过生活方式干预治疗,体重下降幅度小于基础体重的5%,建议在二甲双胍基础上联用或改用脂肪酶抑制剂(奥利司他)。

2. 育龄期　在生活方式干预不能有效地控制体重和改善脂肪肝时,应尽早辅助药物治疗。

(1)非孕期:推荐二甲双胍治疗,疗程至少3~6个月,体重下降幅度达到原体重的至少5%,备孕患者建议使用至确诊妊娠。若体重下降幅度小于原体重的5%,建议联用或改用奥利司他,若生活方式干预和药物均不能有效地控制体重和改善脂肪肝可考虑代谢手术,适用人群包括:BMI>35kg/m² 或BMI>30kg/m² 至少有1项或以上并发症,具体详见2017年AACE指南。若患者合并脂肪肝伴有肝酶升高未超过正常上限的3倍,建议仅用改善胰岛素敏感性的药物治疗,若肝酶超过正常上限的3倍,建议保护肝,改善肝功能。

(2)孕期:若妊娠时体重仍超过标准范围,不建议在孕期中继续减重,但应该控制体重的增加速度。

(三) 合并脂质代谢异常的PCOS患者

合并血脂异常的患者,如果生活方式干预无效可选他汀类药物,有研究发现他汀类治疗不仅可以降低血脂,还具有部分抗氧化应激作用,降低雄激素水平,该药物通过选择性抑制3-羟基-3-甲基戊二酸单酰辅酶A还原酶,可以改善血脂紊乱,小样本的研究提示其还能降低雄激素水平,具体药物和疗程详见2016年中国成人血脂异常防治指南,改善血脂异常的治疗对PCOS患者的长期影响不明确。若 PCOS 患者无血脂紊乱及心血管疾病高危因素,他汀类药物不作为治疗的常规推荐药物。

(四) 合并心血管疾病风险的 PCOS 患者

降低 PCOS 患者心血管疾病风险是 PCOS 治疗的远期目标。综合管理,减少心血管疾病危险因子,如戒烟、减重或改善腹型肥胖、纠正糖脂代谢紊乱、降低血压、治疗阻塞型睡眠呼吸暂停综合征(OSAS)等极为重要。

(五) 有生育要求的无排卵 PCOS 患者

伴有肥胖、IR 及合并代谢异常的 PCOS 患者建议促排卵前首先纠正代谢异常。

五、对 IR 的长期管理 - 远期并发症的预防与管理

定期的管理对 PCOS 本身及其远期并发症的预防极为重要。若 PCOS 患者具有早发心血管疾病家族史、吸烟史、IGR/2 型糖尿病、高血压、血脂异常、睡眠呼吸暂停综合征(OSAS)、肥胖(尤其是中心性肥胖)等危险因素,应定期进行监测。

PCOS 合并 IGR,建议每年进行 OGTT 检查,已经诊断 2 型糖尿病,要给予适当的降糖治疗;若合并血脂异常建议每 3~6 个月复查 1 次,如存在中心性肥胖或其他糖尿病高危风险因素,检查频率应该增加。而对于肥胖、高胰岛素血症、糖尿病及年轻长期不排卵的 PCOS 患者,子宫内膜增生或内膜癌的发生明显增加,应定期行妇科超声检查以监测子宫内膜。

(赵君利　宋国红)

参考文献

1. 中华医学会妇产科学分会内分泌学组及指南专家组.多囊卵巢综合征中国诊疗指南.中华妇产科杂志,2018,53(1):2-6.
2. 中国医师协会内分泌代谢科医师分会.多囊卵巢综合征诊治内分泌专家共识.中华内分泌代谢杂志,2018,34(1):1-7.
3. Teede HJ,Misso ML,Costello MF,et al.Recommendations from the international evidence-based guideline for the assessment and management of polycystic ovary syndrome.Hum Reprod,2018,33(9):1602-1618.
4. 中华医学会妇产科学分会内分泌学组.多囊卵巢综合征的诊断和治疗专家共识.中华妇产科杂志,2008,43(7):553-555.
5. 卫生部医疗服务标准专业委员会.多囊卵巢综合征诊断中华人民共和国卫生行业标

准.中华妇产科杂志,2012,47(1):74-75.

6. World Health Organization.Physical status：the use and interpretation of anthropometry：Report of a WHO Expert Committee.World Health Organ Tech Rep Ser,1995,854：451-452.

7. 董砚虎,孙黎明,李利.肥胖的新定义及亚太地区肥胖诊断的重新评估与探讨.辽宁实用糖尿病杂志,2001,9(2):3-6.

8. 中国肥胖问题工作组数据汇总分析协作组.我国成人体重指数和腰围对相关疾病危险因素异常的预测价值：适宜体重指数和腰围切点的研究.中华流行病学杂志,2002,23(1):5-10.

9. 黄晖明,王人卫,李森,等.体重指数与体脂率指标评价肥胖：基于诊断试验的比较研究.中国运动医学杂志,2017,36(3):218-225.

10. 中国肥胖问题工作组.中国成人超重和肥胖症预防与控制指南(试用),2003.

11. 吴效科,周珊英,苏延华.多囊卵巢综合征患者的胰岛素抵抗.中华妇产科杂志,1999,34(11):698.

12. 林金芳,李昕,苏椿淋.多囊卵巢综合征患者胰岛素抵抗的诊断方法及治疗策略.中国实用妇科与产科杂志,2007,23(9):663-667.

13. 杨文英.糖尿病和糖尿病前期的诊断.中华内分泌代谢杂志,2005,21(4):增录4S-7-增录4S-10.

14. 杨文英.2型糖尿病的防治势必超前并落实在糖耐量减低阶段.辽宁实用糖尿病杂志,2004,12(2):3-5.

15. Ehrmann DA,Barnes RB,Rosenfield RL,et al.Prevalence of impaired glucose tolerance and diabetes in women with polycystic ovary syndrome.Diabetes Care,1999,22(1):141-146.

16. Legro RS,Kunselman AR,Dodson WC,et al.Prevalence and predictors of risk for type 2 diabetes mellitus and impaired glucose tolerance in polycystic ovary syndrome：a prospective,controlled study in 254 affected women.J Clin Endocrinol Metab.1999,84(1):165-169.

17. Norman RJ,Masters L,Milner CR,et al.Relative risk of conversion from normoglycaemia to impaired glucose tolerance or non-insulin dependent diabetes mellitus in polycystic ovarian syndrome.Hum Reprod,2001,16(9):1995-1998.

18. Yildiz BO,Gedik O.Assessment of glucose intolerance and insulin sensitivity in polycystic ovary syndrome,2004,8(06):649-656.

19. 曲中玉,石玉华,耿玲,等.多囊卵巢综合征患者非酒精性脂肪性肝病的发病情况及特点分析.山东医药,2010,50(31):23-25.

20. 赵君利,张向阳,陈子江.多囊卵巢综合征中非酒精性脂肪肝患病情况及相关危险因素分析.宁夏医科大学学报,2012,34(1):37-41.

21. 徐洁颖,陈子江,杜艳芝.肠道菌群与多囊卵巢综合征发病关系的研究进展.上海交通大学学报(医学版),2016,36(8):1250-1255.

22. Sokalska A, Piotrowski PC, Rzepczynska IJ, et al. Statins inhibit growth of human theca-interstitial cells in PCOs and non-PCOs tissues independently of cholesterol availability. J Clin Endocrinol Metab, 2010, 95 (12): 5390-5394.

23. Cobin RH, Goodman NF. American association of clinical endocrinologists and american college of endocrinology position statement on menopause-2017 update. Endocr Pract, 2017, 23 (7): 869-880.

24. Sathyapalan T, Kilpatrick ES, Coady AM, et al. The effect of atorvastatin in patients with polycystic ovary syndrome: a randomized double-blind placebo-controlled study. J Clin Endocrinol Metab, 2009, 94 (1): 103-108.

25. 诸骏仁, 高润霖, 赵水平, 等. 中国成人血脂异常防治指南 (2016 年修订版). 中国循环杂志, 2016, 31 (10): 937-953.

26. 中国超重肥胖医学营养治疗专家共识编写委员会. 中国超重 / 肥胖医学营养治疗专家共识 (2016 年版). 中华糖尿病杂志, 2016, 8 (9): 525-540.

第八章
多囊卵巢综合征肥胖对生殖的影响

多囊卵巢综合征(PCOS)是一种以女性生殖功能障碍和糖脂代谢异常并存的内分泌紊乱综合征,在育龄期女性中的发病率为 5%~10%。常见表现为持续性无排卵、雄激素过多及胰岛素抵抗(IR)。PCOS 常合并肥胖,有研究显示,我国有 34.1%~43.3% 的 PCOS 患者合并肥胖,而国外不同国家地区 PCOS 患者超重 / 肥胖患病率甚至可高达 50%~80%。

评价超重 / 肥胖最常用的指标为体质指数(BMI),计算公式为体重 / 身高 ^{2}(kg/m^2)。诊断标准依据不同地区种族、饮食结构不同等有所差异,WHO/亚洲 / 中国分别将超重定义为 BMI ≥ 25 或 23 或 24kg/m^2,而将肥胖定义为 BMI ≥ 30 或 25 或 28kg/m^2。

当 PCOS 合并肥胖时,肥胖可独立或与 PCOS 的高雄激素、胰岛素抵抗发生相互作用,使得 PCOS 合并肥胖者的生殖能力下降、辅助生殖不良妊娠结局及妊娠并发症、子代畸形等风险较 PCOS 一般人群更为突出。本章将对 PCOS 合并肥胖对女性生殖的影响作一介绍和总结。

一、PCOS 与肥胖相互作用

PCOS 内分泌紊乱状态与肥胖可发生相互作用。PCOS 者雄激素增加,促进腹部脂肪组织堆积并增加内脏脂肪含量,这些可加剧 PCOS 的 IR 和高胰岛素血症,同时胰岛素又可刺激雄激素分泌,进一步加重 PCOS 高雄激素血症,构成恶性循环。

此外,PCOS 患者的脂肪组织存在功能异常,包括对儿茶酚胺分解脂肪具有抵抗作用、对胰岛素的反应性及敏感性降低,脂肪炎症性因子分泌异常等,而这些均促进肥胖发展并加剧 PCOS 者的 IR。

二、PCOS 合并肥胖对生殖能力的影响

PCOS 是导致育龄期女性无排卵型不孕的主要原因。无排卵性不孕症患者中 30%~60% 是由 PCOS 引起的,约 90% 的 PCOS 女性伴有不孕。有研究发现,超重女性生育能力下降 8%,肥胖者下降达 18%。当 PCOS 合并肥胖时,肥胖本身可影响芳香化酶活性,减少 SHBG,增加瘦素、脂联素、抵抗素、生长激素释放肽等脂肪因子释放,这些因素均可独立或与 PCOS 的高雄激素、胰岛素抵抗发生相互作用,可能从影响激素水平、卵子成熟及胚胎质量、子宫内膜容受性等多个方面引起不孕风险增加。

BMI 的差异与卵泡液中游离脂肪酸组成改变有关,这可能影响颗粒细胞活性、卵母细胞发育潜力及随后的胚胎质量。有研究认为,PCOS 合并肥胖者卵泡液内可能存在炎性因子平衡失调,从而形成慢性初级炎性反应的微环境,是造成其生殖功能下降的重要机制之一。肥胖女性的卵泡液中,除糖脂代谢产物升高外,C 反应蛋白、氧化应激产物亦明显增加,提示炎性应激反应在其卵母细胞发育中具有潜在影响。但也有研究认为,BMI 与卵泡液中与卵母细胞质量相关的代谢组分变化关系不大。

一项大样本研究显示,同样是接受正常体重患者提供的相同质量的卵子,受卵者着床率、临床妊娠率、活产率均随 BMI 上升而下降,提示肥胖可影响子宫内膜容受性。PCOS 和肥胖影响子宫内膜容受性有多种机制:有研究认为,PCOS 和肥胖存在糖代谢异常、高胰岛素、高雄激素等代谢紊乱使某些组分(如 GLUT4 家族、IGFBP-1、瘦素等)发生改变,影响内膜蜕膜化的调节;子宫内膜内皮细胞表达瘦素的受体,瘦素调节人类子宫内膜内皮细胞增殖与凋亡,而肥胖女性存在瘦素通路的慢性失调,可能也会影响子宫内膜容受性。

三、PCOS 合并肥胖对辅助生殖助孕结局的影响

因 PCOS 和肥胖均可导致生育能力的下降,故此类患者在更大程度上需寻求辅助生殖技术助孕。然而,PCOS 合并肥胖可能从多方面影响辅助生殖妊娠结局。

在供精人工授精治疗周期中,腰臀比每增加 0.1 可能使周期妊娠率下降 30%;但也有研究认为,肥胖妇女行人工授精时需要较高剂量的促性腺激素(gonadotropin,Gn)药物,并且在给定剂量下产生较少的卵泡,但是一旦调整用药和反应以克服体重效应后,治疗周期的成功率与正常体重妇女相当。研究发现,PCOS 肥胖者可能存在"相对 Gn 抵抗",较 PCOS 正常体重者不仅 Gn

用药时间延长,且使用 Gn 剂量明显增加,从而可能增加其卵巢过度刺激综合征的风险。PCOS 合并肥胖还可能影响卵子成熟度及胚胎质量,降低胚胎种植率、临床妊娠率、活产率,并增加流产率。有研究认为,肥胖显著降低胚胎种植率,并使临床妊娠率有下降趋势,但这种影响尚不显著。也有研究认为,肥胖者生长卵泡 / 窦泡、获卵率、持续妊娠率均显著降低,卵子成熟度、种植率等指标下降;还有研究认为,肥胖者临床妊娠率、活产率均显著降低,流产率显著增加;不过,也有研究仅发现肥胖者流产率显著增加,其余指标未见显著性差异。可见,各研究针对 PCOS 合并肥胖对辅助生殖助孕结局的影响并不完全一致,这或许与不同研究采用的 BMI 分组标准、促排卵方案、研究群体的种族及不孕因素分布的多样性有关。

此外,有研究显示肥胖者获得妊娠需要更长时间;还有研究建立了辅助生殖技术(ART)中的花费模型,结果显示 BMI 越大,ART 获得活产所需花费越高。

四、PCOS 合并肥胖对生殖健康的影响

即使成功妊娠,PCOS 合并肥胖患者的生殖健康问题需要引起额外重视,因两者均可独立导致流产、妊娠并发症、分娩并发症及子代健康问题等女性生殖健康问题。当两者同时存在时,这种影响会更为显著。

研究显示,PCOS 高胰岛素血症可上调血浆纤溶酶原激活物抑制剂(PAI-1)的水平,诱发绒毛血栓形成,影响胎盘血供,使滋养层发育不良,导致流产;肥胖可与 PCOS 发挥协同致病作用。荟萃分析显示,$BMI \geq 25kg/m^2$ 的妇女无论自发妊娠或辅助生殖,其流率均显著增加。动物实验表明,肥胖可使子宫内膜炎性细胞因子表达、脂质稳态调节、线粒体应激和 IGF2 系统表达增加。一项研究发现,肥胖影响黄体中期子宫内膜上蛋白质表达,特别是影响与炎症和氧化应激有关的结合珠蛋白表达,而氧化应激已被证实与早期流产相关,这说明肥胖诱导炎症和氧化应激可能是导致流产的潜在机制。也有动物研究报道,肥胖与黄体中期孕酮分泌受损及黄体中类固醇生成途径的下调有关,可影响黄体功能,从而可能导致流产。

PCOS 患者孕期发生低血糖、妊娠期糖尿病(GDM)、妊娠期高血压疾病(PIH)、早产、剖宫产和子代先天性畸形、新生儿 NICU 住院及死亡风险明显增高。PCOS 高雄激素及 IR 可能会影响新生儿出生体重,动物研究表明,高雄激素可干扰胎儿生长,且慢性高胰岛素血症也可能通过干扰正常血管功能而限制胎儿生长。有研究即观察到 PCOS 者更易发生胎儿宫内生长受限(IUGR),

但也有研究持否定态度。NICU 住院率的增加可能与 PCOS 中 GDM 患者增多有关,而新生儿死亡率增加可能与 PCOS 者多胎妊娠及早产率增加有关。

中心性肥胖和孕期体重增长过快可降低胰岛素敏感性,增加 GDM 发病风险,是导致 GDM 最主要因素之一;同时肥胖还可促进血管内皮功能障碍,参与 PIH 的发生发展过程,BMI(25.0~29.9)kg/m² 及 ≥ 30kg/m² 的孕妇发生 PIH 的风险为 BMI 正常者的 2.15 倍和 4.03 倍、而发生子痫前期的风险分别为正常组的 1.89 倍和 3.22 倍。此外,BMI 每增加 10kg/m²,新生儿死产的风险可能增加 1.5~2 倍;早产、剖宫产、产后出血风险及胎儿宫内死亡风险也随之增加。

五、PCOS 合并肥胖的孕前干预

PCOS 肥胖者孕前干预的主要方法包括:①详细询问病史、体格检查,评估患者身体各系统及心理健康状态,有问题及时诊治。②调整生活方式,优化体重管理。肥胖者在孕前即使只有很少的减重,都能够改善妊娠结局。体重下降 5%~10% 即可明显改善患者临床症状及代谢指标,推荐在 6 个月内完成减重。要合理安排饮食、优化日常行为,尽量保证生活作息规律,睡眠充足,减少熬夜,增加运动,可以改善身体脂肪分布及减重。③对于内分泌严重紊乱或调整生活方式后减重效果不明显的患者,必要时需辅以药物甚至减重手术。药物如短效复方口服避孕药降低雄激素、胰岛素增敏剂盐酸二甲双胍改善 IR、脂酶抑制剂奥利司他减重等。

综上所述,肥胖可独立或与 PCOS 的高雄激素、胰岛素抵抗发生相互作用,两者相互促进、协同发展。PCOS 合并超重或肥胖可能从影响激素水平、卵子成熟及胚胎质量、子宫内膜容受性等多个方面影响生殖能力,引起不孕风险增加;肥胖还可影响辅助生殖妊娠结局。此外,PCOS 合并超重或肥胖可共同导致流产、妊娠并发症、分娩并发症及子代健康问题等女性生殖健康问题。故应当重视 PCOS 尤其是合并肥胖者的生殖相关问题,详细评估身心健康状态、调整生活方式、必要时辅以药物甚至手术等孕前干预是有效的改善方法。

(郝桂敏)

参 考 文 献

1. 中国医师协会内分泌代谢科医师分会.多囊卵巢综合征诊治内分泌专家共识.中华内分泌代谢杂志,2018(1):1-7.

2. 中国超重肥胖医学营养治疗专家共识编写委员会. 中国超重/肥胖医学营养治疗专家共识(2016年版). 中华糖尿病杂志, 2016, 08(09): 525-540.

3. Lim SS, Davies MJ, Norman RJ, et al.Overweight, obesity andcentral obesity in women with polycystic ovary syndrome: asystematic review and meta-analysis.Hum Reprod Update, 2012, 8(6): 618-637.

4. Condorelli RA, Calogero AE, Di Mauro M, et al.Androgen excess and metabolic disorders in women with PCOS: beyond the body mass index.J Endocrinol Invest, 2018, 41(4): 383-388.

5. Eseobar-Morreale HF.The Role of Androgen Excess in Metabolic Dysfunction in Women: Androgen Exeess and Female Metabolic Dysfunction.Adv Exp Med Biol, 2017, 1043: 597-608.

6. Chen YH, Heneidi S, Lee JM, et al.miRNA-93 inhibits GLUT4 and is overexpressed in adipose tissue of polycystic ovary syndrome patients and women with insulin resistance. Diabetes, 2013, 62(7): 2278-2286.

7. Sam S, Mazzone T.Adipose tissue changes in obesity and the impact on metabolic function. Transl Res, 2014, 164(4): 284-292.

8. Valckx SD, Ariasalvarez M, Pauw ID, et al.Fatty acid composition of the follicular fluid of normal weight, overweight and obese women undergoing assisted reproductive treatment: a descriptive cross-sectional study.Reprod Biol Endocrinol, 2014, 12(1): 13-15.

9. Lin XH, Liu ME, Xu HY, et al.Leptin down-regulates γ-ENaC expression: a novel mechanism involved in low endometrial receptivity.Fertil Steril, 2015, 103: 228-235.

10. Supramaniam PR, Mittal M, McVeigh E et al.The correlation between raised body mass index and assisted reproductive treatment outcomes: a systematic review and meta analysis of the evidence.Reprod Health, 2018, 15(1): 34.

11. Palomba S, Falbo A, Daolio J et al.Pregnancy complications in infertile patients with polycystic ovary syndrome: updated evidence.Minerva Ginecol, 2018, 70(6): 754-760.

12. Bennett SN, Tita A, Owen J, et al.Biggio JR & Harper LM.Assessing White's classification of pregestational diabetes in a contemporary diabetic population.Obstet gynecol, 2015, 125: 1217.

13. Elkholi DGEY, Nagy HM.The effects of adipocytokines on the endocrino-metabolic features and obstetric outcome in pregnant obese women with polycystic ovary syndrome. Middle East Fertil Soc J, 2014, 19(4): 293-302.

14. Wang Y, Zhao X, Zhao H, et al.Risks for gestational diabetes mellitus and pregnancy-induced hypertension are increased in polycystic ovary syndrome.BioMed Res Int, 2013, 2013: 182582.

15. Bahri Khomami M, Boyle JA, Tay CT, et al.Polycystic ovary syndrome and adverse pregnancy outcomes: current state of knowledge, challenges and potential implications for practice.Clin Endocrinol, 2018, 88(6): 761-769.

16. Graves E, Hill DJ, Evers S, et al.The impact of abnormal glucose tolerance and obesity on fetal growth.J Diabetes Res, 2015, 2015 : 847674.

17. Dean SV, Lassi ZS, Imam AM.Preconception care: nutritional risks and interventions. Reprod Health, 2014, 11.Suppl 3 : 3.

18. Marchi J, Berg M, Dencker A, et al.Risks associated with obesity in pregnancy, for the mother and baby: a systematic review of reviews.Obes Rev, 2015, 16 (8): 621-638.

19. Shen M, Smith GN, Rodger M.Comparison of risk factors and outcomes of gestational hypertension and pre-eclampsia.PLoS One, 2017, 12 (4): e0175914.

20. Carmichael SL, Blumenfeld YJ, Mayo J, et al.Prepregnancy Obesity and Risks of Stillbirth. PLoS One, 2015, 10 (10): e0138549.

21. Lee VR, Darney BG, Snowden JM, et al.Term elective induction of labour and perinatal outcomes in obese women: retrospective cohort study.BJOG, 2016, 123 (2): 271-278.

22. ACOG Practice Bulletin No 156 : Obesity in Pregnancy.Obstet Gynecol, 2015, 126 (6): e112-126.

23. Teede HJ, Misso ML, Costello MF, et al.Recommendations from the international evidence-based guideline for the assessment and management of polycystic ovary syndrome.Fertil Steril, 2018, 110 (3): 364-379.

第九章
多囊卵巢综合征肥胖对代谢功能的影响

肥胖与 PCOS 的发生密切相关。在肥胖人群中,20%~30% 被诊断为 PCOS。PCOS 人群中,肥胖的发生率为 50%~80%。PCOS 人群超重、肥胖及中心性肥胖发生风险是正常人群的 2~3 倍。肥胖,尤其是腹型或者内脏型肥胖与 PCOS 的胰岛素抵抗、糖耐量异常、脂质代谢异常、代谢综合征及 2 型糖尿病等代谢异常密切相关。现就肥胖与 PCOS 代谢功能异常进行阐述。

一、PCOS 肥胖与糖代谢异常

糖代谢异常包括胰岛素抵抗、糖耐量异常和 2 型糖尿病。胰岛素抵抗是 PCOS 的重要特征,在 PCOS 人群中的发生率为 50%~70%,而在肥胖中发生率可高达 80% 以上。在典型 PCOS 人群中糖耐量异常的发生率为 30%~35%,2 型糖尿病的发生率为 8%~50%,而在肥胖人群中的发生率更高。因此 2010 年雄激素协会(AE-PCOS)推荐 PCOS BMI>30 的人群常规进行 OGTT 检测。2012 年,ASRM 及 ESHRE 也推荐 PCOS BMI>30 的人群进行 OGTT 检测,2015 年,PCOS 澳大利亚协会推荐 PCOS 隔一年进行 OGTT 检测,在 BMI 过高人群中应该每年进行检测。这些提示肥胖与 PCOS 糖代谢异常发生密切相关。减重是肥胖 PCOS 的治疗的首选方式,减重 5%~20% 可以显著改善 PCOS 脂肪的重新分布,降低中心性肥胖的发生,从而改善胰岛素抵抗状态、糖耐量异常及糖尿病的发生风险。

二、PCOS 肥胖与脂质代谢异常

脂质代谢异常主要是指血清胆固醇、三酰甘油及各种载脂蛋白的水平异常及非酒精性脂肪肝。PCOS 人群血脂异常的发生率为 36%~70%,具有种族差异性。在美国人群中发生率高达 70%,在地中海国家发生率为 36%,而在

中国西南人群中的发生率 52.96%。在肥胖 PCOS 人群中,由于脂肪细胞脂解作用异常,血脂异常的发生率更高。PCOS 血脂异常常表现为三酰甘油水平增加,低密度脂蛋白及极低密度脂蛋白升高,而高密度脂蛋白下降。多项 Meta 分析结果显示通过生活方式干预减重可以显著降低极低密度脂蛋白、低密度脂蛋白及三酰甘油水平,增加高密度脂蛋白水平。AE-PCOS 协会推荐在所有 PCOS 患者人群中采用 BMI 和腹围评估患者肥胖程度,欧美人群腹围 ≥ 88cm,亚洲人群腹围 ≥ 80 为腹型肥胖,考虑到 PCOS 人群脂质代谢异常发生率高,推荐所有 PCOS 人群每年筛查脂质代谢谱。非酒精性脂肪肝是与酒精无关的脂肪在肝脏内过度蓄积的临床病理综合征,与肥胖、胰岛素抵抗密切相关。育龄期 PCOS 非酒精性脂肪肝的发生率为 27%~62%,BMI 和腰围与非酒精性脂肪肝的发生成正相关。

三、PCOS 肥胖与高血压及心脑血管等代谢异常

PCOS 人群绝经前期高血压发生风险高于非 PCOS 人群,其发生率为 9%~25.7%,主要表现的是收缩压增加。BMI、腹型肥胖及胰岛素抵抗是 PCOS 人群绝经前期发生高血压的风险因子。肥胖导致的脂质代谢异常会使氧化低密度脂蛋白(ox-LDL)增加,损害血管内皮功能,可能是 PCOS 人群高血压发生风险增加的原因。绝经后期,PCOS 人群心血管疾病发生风险是非 PCOS 人群 2~3 倍,校正 BMI,很多研究报道 PCOS 心血管的发生风险并未增加,这说明肥胖仍然是 PCOS 人群发生心血管疾病的关键高危因素。

四、PCOS 肥胖与代谢综合征

代谢综合征是一种复杂的代谢功能异常,包括糖脂代谢异常和腹型肥胖等,2004 年,ATPⅢ 发布的诊断标准包括至少以下 3 个特征即可诊断:①腹型肥胖,即女性腰围 ≥ 88cm;②三酰甘油 ≥ 150mg/dl;③ HDL<50mg/dl;④血压 ≥ 130/85mmHg;⑤空腹血糖 ≥ 110mg/dl。PCOS 代谢综合征的发生率为 8%~40%,在美国人群中发生率高达 30%~40%,李蓉等报道中国人群代谢综合征的发生率为 19.1%,显著高于非 PCOS 人群。腹型肥胖即腹围 ≥ 88cm,中国人群 ≥ 80cm 是代谢综合征诊断标准之一,因此肥胖与 PCOS 代谢综合征发生密切相关。PCOS 合并肥胖人群代谢综合征发生风险是 BMI 正常的 PCOS 人群 13.7 倍,代谢综合征的发生及严重程度与肥胖程度成正相关。

五、肥胖导致 PCOS 代谢异常可能的作用途径

脂肪细胞功能异常可能会导致胰岛素抵抗。肥胖患者的脂肪细胞存在明显的功能紊乱,脂肪细胞本身对胰岛素的敏感性下降,胰岛素受体后信号通路出现异常,葡萄糖转运蛋白 4(GLUT4)表达下降,从而导致葡萄糖利用障碍,最终出现脂肪细胞的胰岛素抵抗。脂肪组织的胰岛素抵抗导致胰岛进一步分泌过多的胰岛素,引发高胰岛素血症,进一步导致或者加重 PCOS 全身胰岛素抵抗。

脂肪因子的分泌异常可能会导致胰岛素抵抗等代谢异常。脂肪组织是一种活跃的内分泌腺,可以分泌大量的脂肪因子、细胞因子等,这些因子可以调节食欲、能量代谢、免疫功能等。脂肪细胞分泌的最经典的脂肪因子是脂联素和瘦素。脂联素是一种抗炎性脂肪因子,具有胰岛素增敏作用,机体脂联素水平与胰岛素抵抗呈负相关。肥胖患者,尤其是 PCOS 合并肥胖患者脂联素水平显著下降。动物实验研究结果提示 PCOS 大鼠棕色脂肪组织分泌的脂联素下降是 PCOS 胰岛素抵抗等代谢异常发生的主要原因。与脂联素不同的是,瘦素具有根据机体脂肪的含量分布调节食欲和饱腹感的功能,生理水平的瘦素可以控制食欲,限制饮食摄入量。但 PCOS,尤其是合并肥胖的 PCOS 患者瘦素受体缺陷,导致脂肪细胞分泌过多的瘦素,最终出现瘦素抵抗。机体内的瘦素过多会影响胰岛素靶向组织的胰岛素敏感性,导致胰岛素抵抗。除脂联素和瘦素外,还有抵抗素、趋化素等其他脂肪因子均在一定程度上调节脂肪细胞及全身的代谢功能。

肥胖导致的炎症因子可能会参与调控胰岛素抵抗等代谢异常。肥胖的脂肪细胞表现为脂质蓄积,异常肥大。异常肥大的脂肪细胞尤其是内脏脂肪细胞内存在大量巨噬细胞。巨噬细胞会分泌大量的促炎性细胞因子,如 TNF-α、IL-6、IL-18 等。多项研究提示 PCOS 是一种慢性低度炎症反应,PCOS 血清 C 反应蛋白水平、血清 TNF-α、脂肪组织及卵泡液中 TNF-α 等水平显著高于非 PCOS 患者,并且这些炎症标志物的水平与 BMI 成正相关,尤其是与腹型肥胖的严重程度成正相关。目前有多项研究提示促炎细胞因子会通过多条途径调控胰岛素靶向组织如脂肪、肝组织及肌肉组织的胰岛信号通路,从而会导致胰岛素抵抗等代谢功能障碍。

脂肪细胞脂解作用增强可能会导致胰岛素抵抗等代谢异常。PCOS 脂肪细胞脂解作用增加,游离脂肪酸增加。内脏脂肪脂解活性增强会导致释放到肝门静脉系统的游离脂肪酸水平增加,具有脂毒性,从而可能是肝胰岛素抵抗

和非酒精性脂肪肝发生风险增加的因素之一。游离的脂肪酸也可以通过血液循环作用于其他器官,如肌肉、子宫内膜等,影响胰岛素信号通路和 GLUT4 等表达,导致胰岛素抵抗。因此 PCOS 肥胖患者脂解作用增强是 PCOS 胰岛素抵抗和代谢综合征等代谢异常的高危因素。

以上研究表明,肥胖与 PCOS 代谢功能异常密切相关,是导致 PCOS 代谢异常的高危因素。PCOS 多种代谢异常不仅会影响近期和远期自身健康,而且会降低 IVF 妊娠成功率,增加妊娠期并发症和子代风险。因此,减重和体重管理是 PCOS 孕前和孕期关键措施,美国内分泌协会临床指南和 AE-PCOS 推荐所有 PCOS 人群使用 BMI 和腰臀围评估脂肪含量,对于肥胖的 PCOS 人群建议在孕前和 IVF 前减重 5%~20%,从而改善 PCOS 的代谢功能、提高 IVF 妊娠成功率和降低孕期母胎并发症。腹型肥胖、脂肪细胞脂肪因子及细胞因子等分泌异常及脂解作用增强可能是导致及加剧 PCOS 代谢功能异常的关键因素。

（孙　赟）

参考文献

1. McCartney CR, Marshall JC, CLINICAL PRACTICE.Polycystic Ovary Syndrome.N Engl J Med, 2016, 375 (1): 54-64.

2. Glueck CJ, Goldenberg N, Characteristics of obesity in polycystic ovary syndrome: Etiology, treatment, and genetics.Metabolism, 2018.

3. Wild RA, Carmina E, Diamanti-Kandarakis E, et al.Assessment of cardiovascular risk and prevention of cardiovascular disease in women with the polycystic ovary syndrome: a consensus statement by the Androgen Excess and Polycystic Ovary Syndrome (AE-PCOS) Society.J Clin Endocrinol Metab, 2010, 95 (5): 2038-2049.

4. Fauser BC, Tarlatzis BC, Rebar RW, et al.Consensus on women's health aspects of polycystic ovary syndrome (PCOS): the Amsterdam ESHRE/ASRM-Sponsored 3rd PCOS Consensus Workshop Group.Fertil Steril, 2012, 97 (1): 28-38.

5. Lim, SS, Davies MJ, Norman RJ, et al.Overweight, obesity and central obesity in women with polycystic ovary syndrome: a systematic review and meta-analysis.Hum Reprod Update, 2012, 18 (6): 618-637.

6. Legro RS.Obesity and PCOS: implications for diagnosis and treatment.Semin Reprod Med, 2012, 30 (6): 496-506.

7. Lim SS, Hutchison SK, Van Ryswyk E, et al.Lifestyle changes in women with polycystic ovary syndrome.Cochrane Database Syst Rev, 2011 (7): Cd007506.

8. Macut D, Tziomalos K, Božić-Antić I, et al. Non-alcoholic fatty liver disease is associated with insulin resistance and lipid accumulation product in women with polycystic ovary syndrome. Hum Reprod, 2016, 31 (6): 1347-1353.

9. Elting MW, Korsen TJ, Bezemer PD, et al. Prevalence of diabetes mellitus, hypertension and cardiac complaints in a follow-up study of a Dutch PCOS population. Hum Reprod, 2001, 16 (3): 556-560.

10. Mani H, et al. Diabetes and cardiovascular events in women with polycystic ovary syndrome: a 20-year retrospective cohort study. Clin Endocrinol (Oxf), 2013, 78 (6): 926-934.

11. Grundy SM, Brewer HB Jr, Cleeman JI, et al. Definition of metabolic syndrome: Report of the National Heart, Lung, and Blood Institute/American Heart Association conference on scientific issues related to definition. Circulation, 2004, 109 (3): 433-438.

12. Li R, Yang D, Li S, et al. Prevalence and predictors of metabolic abnormalities in Chinese women with PCOS: a cross-sectional study. BMC Endocr Disord, 2014, 14 : 76.

13. Glueck CJ, Papanna R, Wang P, et al. Incidence and treatment of metabolic syndrome in newly referred women with confirmed polycystic ovarian syndrome. Metabolism, 2003, 52 (7): 908-915.

14. Chen YH, Heneidi S, Lee JM, et al. miRNA-93 inhibits GLUT4 and is overexpressed in adipose tissue of polycystic ovary syndrome patients and women with insulin resistance. Diabetes, 2013, 62 (7): 2278-2286.

15. Toulis KA, Goulis DG, Farmakiotis D, et al. Adiponectin levels in women with polycystic ovary syndrome: a systematic review and a meta-analysis. Hum Reprod Update, 2009, 15(3): 297-307.

16. Veldhuis JD, et al. Disruption of the synchronous secretion of leptin, LH, and ovarian androgens in nonobese adolescents with the polycystic ovarian syndrome. J Clin Endocrinol Metab, 2001, 86 (8): 3772-3778.

17. Lumeng CN, Saltiel AR. Inflammatory links between obesity and metabolic disease. J Clin Invest, 2011, 121 (6): 2111-2117.

18. Lim SS, Kakoly NS, Tan JWJ, et al., Metabolic syndrome in polycystic ovary syndrome: a systematic review, meta-analysis and meta-regression Obes Rev. 2019 Feb; 20 (2): 339-352

第十章
多囊卵巢综合征诊断标准

　　虽然多囊卵巢综合征（PCOS）的特征非常清楚，包括雄激素增多症、无排卵和多囊性卵巢，但由于 PCOS 存在显著的临床异质性，不是所有的患者都会同时具有这 3 种异常特征，而且每种特征又存在巨大的程度差异，在不同年龄、不同时段又可产生变化，此外，合并或不合并肥胖、民族差异性等均导致目前有关 PCOS 的诊断仍有争议和挑战。

　　近年来的研究已明确 PCOS 是一种胰岛素抵抗和代谢紊乱性疾病，然而由于胰岛素抵抗的标准检测方法过于复杂，而其他诊断方法又缺乏准确性，因此胰岛素抵抗尚未被纳入 PCOS 的诊断标准。PCOS 患者的心理特征和生活质量也会出现相应改变，对此方面的关注和评估也很重要，但是当前也没有被纳入 PCOS 的诊断标准。另外，PCOS 诊断的时机和价值也应该结合患者的个体化特征、社会心理、文化因素和患者与家属的偏好综合考虑。

第一节　育龄期多囊卵巢综合征

一、PCOS 命名的变迁与历史回顾

　　1935 年，Stein 与 Leventhal 针对临床上具有月经稀少、闭经、多毛、不育、肥胖和双侧卵巢多囊性增大的患者，提出了 Stein-Leventhal 综合征的病名，从此将这一组症状做为一种疾病看待。

　　1962 年，Goldzicher 和 Green 整理了 187 篇报道中的 1 079 例多囊卵巢而月经失调的病例，指出其中有相当多的非典型病例，如无多毛者占 17%~83%；有排卵者占 12%~40%；有周期性月经者占 7%~28% 等，遂改 Stein-Leventhal 综合征为多囊卵巢病（polycystic ovarian disease，PCOD），结合其卵巢多卵泡形

态(PCOM)表现,学者们又采用了多囊卵巢综合征(PCOS)这个病名,以后沿用至今。

二、诊断标准的发展与争议

(一) 国际标准

有关 PCOS 的国际诊断标准,目前主要存在以下 3 种体系。

1. 美国国立卫生院(National Institutes of Health,NIH)标准 1990 年,NIH 制订了 PCOS 的诊断标准:需要同时具有临床或生化高雄激素的表现,以及稀发或无排卵导致的不规律月经,并排除可引起排卵障碍或高雄激素的其他疾病(如高泌乳素血症、Cushing 综合征、迟发型先天性肾上腺皮质增生症等),才可诊断 PCOS。该标准允许不进行影像学检查即做出临床诊断。此外,NIH 诊断标准要求存在卵巢排卵功能障碍,而其他诊断标准没有这一要求。以后人们逐渐认识到 PCOS 的临床表现比 NIH 定义的范围更为广泛,因此,对 NIH 的诊断标准一直存在争议。

2. 雄激素过多协会(Androgen Excess Society,AES)标准 2009 年,雄激素过多协会提出符合下列两个条件即可诊断 PCOS:高雄激素血症为必需条件,合并有卵巢功能障碍(稀发排卵或不排卵)和/或多囊性卵巢。同时需排除其他导致雄激素过多或卵巢功能障碍的病因。强调雄激素过多是诊断核心,认为有排卵障碍和多囊卵巢、但没有雄激素过多症证据的女性不能诊断 PCOS。其不足之处在于无法提供一个公认的高雄激素生化标准与临床标准。因为血睾酮水平每天不同时间可能有变化、不同年龄有不同、测定方法不统一;临床表现会有种族差异、难以量化、组织的敏感性也可能不同,不易评估。

3. 鹿特丹标准 2003 年,美国生殖医学会(American Society for Reproductive Medicine,ASRM)和欧洲人类生殖及胚胎学会(European Society of Human Reproduction & Embryology,ESHRE)在荷兰城市鹿特丹(Rotterdam)会议上提出 PCOS 的诊断标准:具备下列 3 项中 2 项诊断即可成立:①稀发排卵或不排卵;②临床或生化高雄激素表现;③超声显像卵巢体积>10ml,或可见 ≥ 12 个直径 2~9mm 的卵泡;同时需要除外先天性肾上腺增殖症、库欣综合征、卵巢或肾上腺肿瘤、下丘脑垂体性闭经等导致高雄激素表现、不排卵或卵巢多囊性改变的情况。其优点是涵盖范围广、不易漏掉可能的患者;缺点是可能存在不需要治疗的女性被纳入诊断。

目前对多囊性卵巢形态的定义仍然有争议。在大多数月经失调伴有雄激素过多症女性中,经阴道超声检查(TVUS)可见典型的卵巢多囊表现。然而,在正常周期女性中也可以观察到这种超声表现,因此其不具有特异性。科学技术的发展使超声成像敏感性增加,多囊性卵巢诊断标准从而得以更新,特别是卵巢滤泡数的标准。2013 年,雄激素过多和 PCOS 协会专门工作小组建议 PCOS 定义为:标准阈值 ≥ 25 个滤泡 / 卵巢,卵巢体积 >10ml。但是,在临床上,有卵巢成像经验的医生不依赖于详细的滤泡计数也能很容易鉴定多囊性卵巢。卵巢的多囊形态变化较大,其测定结果也会随操作医生、B 超机器而有所变化、很难定义什么是标准测量;此外,由于卵巢的形态会随年龄而发生变化,因而也缺乏不同年龄的标准(尤其是在青春期变化较大),同时卵巢在月经周期的不同时间也会出现变化,也缺乏客观的数据。

鹿特丹标准仍为近年来最为推荐、应用最为广泛的 PCOS 的诊断标准。来自 2012 年 12 月 NIH 召开的 PCOS 循证方法学研讨会的一份报告得出结论认为,目前应采用鹿特丹标准,因其内容最全面。并推荐将 PCOS 分为 4 个表型:①"经典型",雄激素过多 + 排卵功能障碍 + 多囊性卵巢形态;②雄激素过多 + 排卵功能障碍;③雄激素过多 + 卵巢多囊形态;④排卵功能障碍 + 卵巢多囊形态。其中"经典型"临床表现最重。他们也提议更换"PCOS"这一名称,因其着重于 PCOM,而 PCOM 对做出诊断既不充分也非必需,并且卵巢中是液体充盈结构并非囊肿。提议用以替换的名称之一是"代谢性生殖系统综合征",反映了该综合征的多面性,但 PCOS 命名"深入人心"、"形神兼备",更名也确实有难度。

2013 年,美国内分泌协会指南仍采用 Rotterdam 的 PCOS 诊断标准,但指出如患者存在高雄激素的临床表现,且合并女性男性化,则血清雄激素测定可以不作为诊断必需;同样,若患者同时存在高雄激素体征和排卵障碍,则卵巢超声表现可以不作为诊断必备条件。

2018 年,由澳大利亚研究者牵头、ASRM 与 ESHRE 提出共识性意见,仍然认可成人采用 2003 年鹿特丹 PCOS 诊断标准,强调在同时存在月经周期不规律和高雄激素表现的情况下,卵巢超声表现不是诊断的必要条件。在月经初潮以后的 8 年内,PCOS 的诊断需要同时存在高雄激素和排卵障碍,不推荐超声诊断。随着技术的进步,超声诊断标准越来越严格。同时推荐 PCOS 的诊断呈渐进式,越来越简化。能从临床症状下诊断的,如有月经不规律 + 高雄临床表现,临床诊断即可成立,不用抽血查性激素;月经不规律、无高雄临床表现的,再抽血化验是否有高雄激素血症,以后决定是否诊断;单独有月经不规律或高雄临床表现的,需查超声,有 PCOM,才可诊断 PCOS。

但新的建议对一些指标的判断提出更详细的界定,如月经不规律的判断应考虑初潮后时间的长短,初潮 3 年后的患者可采用 21~35 天的正常周期标准予以判定。"临床高雄"结合病史和查体;"实验室高雄"依据计算出的游离雄激素水平和游离雄激素指数;"临床高雄"的重要性要高于"实验室高雄"。初潮 8 年内不建议 B 超检查;B 超判断 PCOM,新机器单侧卵泡 >20 个;旧机器计算卵巢容积 >10ml。

(二) 中国标准

长期以来,国内多采用 2003 年鹿特丹标准。

2011 年,中华医学会妇产科学分会内分泌学组制订了中国 PCOS 诊断标准,并由卫生部医疗服务标准专业委员会作为中华人民共和国卫生行业标准(WS330-2011)发布。此标准是基于相关文献及针对中国人群的循证医学研究,对 PCOS 的危险因素及临床表现进行了定义,规范了辅助检查和实验室检查并明确了诊断及分型。该标准强调指出,月经稀发或闭经或不规则子宫出血是诊断必需条件,再有下列 2 项中的 1 项符合,即可诊断为"疑似的"PCOS:①临床和 / 或生化高雄激素表现;②超声为 PCO,具备上述疑似 PCOS 诊断条件后,需排除其他可能引起高雄激素的疾病和引起排卵异常的疾病才能是"确定的"PCOS,目的在于避免过度诊断和治疗。推荐将 PCOS 患者分型,有必要区分有无肥胖、有无糖耐量受损(IGT)、有无高雄等,以指导处理,判断预后。

2018 年,中华医学会妇产科学分会内分泌学组在多囊卵巢综合征中国诊疗指南中再次支持 2011 年的中国 PCOS 诊断标准,并推荐使用。

第二节　青春期多囊卵巢综合征的诊断

有关青春期 PCOS 的诊断一直存在争议。目前国内外尚无公认的青春期 PCOS 的诊断标准。

在 2012 年 ESHRE/ASRM 发表的 PCOS 共识中,首先提及青春期 PCOS 的诊断问题,青春期 PCOS 患者应同时满足 Rotterdam 诊断标准的 3 条才可诊断。大约 70% 的 PCOS 患者有多毛症,即使考虑种族差异或肥胖等全身性因素,多毛症仍是高雄激素血症一个很好的标记,而痤疮和脱发不应被视为高雄激素血症的临床证据。PCOS 患者出现的月经失调通常可认为存在更高的代谢紊乱风险,且月经周期越不规则,PCOS 的相关临床表现越严重。

2013 年,美国内分泌协会指南提出关于青春期 PCOS 的诊断是在持续存在月经稀发的基础上出现高雄激素血症的临床表现(在此应排除其他病因导致的高雄激素血症),超声形态学上的双侧卵巢的多囊样改变不能作为诊断青春期 PCOS 的标准。

2016 年,全国卫生产业企业管理协会妇幼健康分会生殖内分泌学组提出中国青春期 PCOS 的诊治共识,强调青春期 PCOS 的诊断必须同时符合 2003 年鹿特丹诊断标准中的全部 3 个指标,包括高雄激素表现、初潮后月经稀发持续至少 2 年或闭经、并应包括超声下卵巢体积的增大($>10cm^3$);同时应排除其他导致雄激素水平升高、引起排卵障碍的疾病。应关注高风险人群(如肥胖、多毛症、月经不调),但是医生也应注意避免青春期 PCOS 的过度诊断;即使暂时不符合青春期 PCOS 诊断,但对相关的临床表现如肥胖、多毛症和月经不调也应予以治疗和管理。2018 年,中华医学会妇产科学分会内分泌学组在多囊卵巢综合征中国诊疗指南中也推荐使用该青春期 PCOS 诊断标准。

在 2018 年的循证医学为基础的指南中强调,对青少年来讲推荐更严格的诊断标准,需要同时满足高雄激素血症和不规则的月经周期,但不要求有超声影像证据,因为其与正常的生理情况相重叠。对有闭经和更严重临床症状的患者,建议排除甲状腺疾病(测定促甲状腺激素)、高泌乳素血症(测定泌乳素)和不典型的先天性肾上腺增生(测定 17- 羟孕酮),并推荐做进一步评估,包括考虑是否为低促性腺素性功能减退症、库欣病或产生雄激素的肿瘤等。对青春期 PCOS 妇女做出及时恰当的诊断,同时避免过度诊断,具体建议包括如下:

(1)在月经初潮 8 年内不建议行超声检查用于诊断。

(2)诊断不明确时,识别有风险的年轻女性,进行随访再评估。

(3)细化诊断特征,防止与无 PCOS 患者重叠,从而提高诊断精确度。

在诊断中要减少资源浪费,重点强调以临床特征为核心的分步诊断,限制超声诊断的指征,减少不必要的抽血化验。

第三节　绝经后多囊卵巢综合征管理

随着年龄的增长,育龄期经典的 PCOS 的表现会有所变化,对围绝经期和绝经后女性 PCOS 的诊断会面临新的挑战。进入围绝经期后,PCOS 女性的月经周期通常在 40 岁以后变得较为规律,卵巢体积和卵泡数量会随年龄减少(但与正常对照组相比,卵巢体积变化较轻),绝经时间通常后延 2 年。但绝经后 PCOS 患者高雄的表现会比正常女性更强。

2013 年,美国内分泌协会指南中指出对绝经后女性的诊断标准尚不明确,但对绝经后 PCOS 的诊断可以基于育龄期长期明确的月经稀发和高雄激素表现。B 超发现 PCOM 可以提供诊断支持。由于卵巢体积和卵泡数量会随着年龄减少,诊断需排除其他导致高雄激素的原因,包括卵巢卵泡膜细胞增生症和分泌雄激素的肿瘤。

2018 年,最新国际指南亦支持上述关于绝经后 PCOS 的诊断标准,强调对有持续性高雄激素表现者考虑 PCOS 的诊断,并需要排除其他的病因。此时的诊断有利有弊,好的一面是可以重视高危因素,筛查血糖、代谢异常;不利的一面是可能带来不良的心理影响。

(田秦杰　邓　姗)

参 考 文 献

1. 卫生部医疗服务标准专业委员会 . 多囊卵巢综合征诊断 . 中华妇产科杂志,2012,47(1): 74-75.

2. 陈子江,田秦杰,乔杰,等 . 中华医学会妇产科学分会内分泌学组及指南专家组 . 多囊卵巢综合征中国诊疗指南 . 中华妇产科杂志,2018,53(1):2-6.

3. 吴洁,田秦杰,史惠蓉,等,全国卫生产业企业管理协会妇幼健康产业分会生殖内分泌学组 . 青春期多囊卵巢综合征诊治共识 . 生殖医学杂志,2016,25(9):767-770.

4. Teede HJ,Misso ML,Costello MF,et al.International PCOS Network.Recommendations from the international evidence-based guideline for the assessment and management of polycystic ovary syndrome.Fertil Steril.2018,110(3):364-379.

5. Azziz R,Carmina E,Dewailly D,et al.The Androgen Excess and PCOS Society criteria for the polycystic ovary syndrome:The complete task force report.FertilSteril,2009,91 :456.

6. Rotterdam ESHRE/ASRM-Sponsored PCOS consensus workshop group.Revised 2003 consensus on diagnostic criteria and long-term health risks related to polycystic ovary syndrome(PCOS).Hum Reprod,2004,19 :41.

7. Legro RS,Arslanian SA,Ehrmann DA,et al.Diagnosis and treatment of polycystic ovary syndrome:an Endocrine Society clinical practice guideline.J Clin Endocrinol Metab,2013, 98 :4565.

第十一章
多囊卵巢综合征鉴别诊断

在 PCOS 的诊断流程中,排除其他类似的疾病是确诊 PCOS 的必要条件。因此,规范化 PCOS 的诊断,特别是排除诊断,将会使我们对 PCOS 的研究更加标准化,对患者采取的治疗方案更加合理而有效。目前对 PCOS 的排除诊断主要分 3 个方面,分别是对排卵障碍的鉴别诊断,对高雄激素血症或高雄激素症状的鉴别诊断,以及对多囊卵巢的超声影像学鉴别诊断。

第一节　多囊卵巢综合征排卵障碍的鉴别诊断

一、排卵障碍的 WHO 分类

WHO 分类系统(表 11-1)采用 3 个参数对患者分类:①内源性泌乳素水平;②内源性促性腺激素(LH 和 FSH)水平;③内源性雌激素水平。约 97% 的排卵异常患者为 WHO 分类的第 Ⅱ 类。

表 11-1　排卵障碍的 WHO 分类系统

分类	诊断	描述
Ⅰ	下丘脑 - 垂体障碍	闭经妇女,没有生成内源性雌激素的迹象;泌乳素水平不高;FSH 水平低(低促性腺激素性性腺功能减退),以及未见下丘脑 - 垂体区域有占位性病变
Ⅱ	下丘脑 - 垂体 - 卵巢功能障碍	各种月经周期失调妇女(如黄体功能不足,周期无排卵,无排卵性多囊卵巢综合征及闭经),有内源性雌激素生成的迹象,泌乳素和 FSH 水平正常
Ⅲ	卵巢衰竭	闭经妇女无卵泡生长的迹象,伴有 FSH 水平升高,但泌乳素水平不升高

分类	诊断	描述
Ⅳ	先天性或获得性生殖道疾病	反复雌激素给药治疗没有撤退性出血的闭经妇女
Ⅴ	下丘脑-垂体区域有占位性病变的高泌乳素血症不育妇女	各种月经周期紊乱妇女(如黄体功能不足,周期性无排卵,或闭经),伴有泌乳素水平升高和下丘脑-垂体区域占位性病变的证据
Ⅵ	未见下丘脑-垂体区域有占位性病变的高泌乳素血症不育妇女	除没有占位性病变的证据外,与第Ⅴ类相同
Ⅶ	泌乳素水平不升高且有下丘脑-垂体区域占位性病变证据的闭经妇女	内源性雌激素水平低,而泌乳素和FSH水平正常或降低

二、PCOS 排卵障碍的诊断

(一) PCOS 排卵障碍的临床特征

PCOS 排卵障碍的临床表现主要是月经稀发或闭经或子宫不规则出血,以及由此导致的不孕,是 PCOS 中国诊断标准的必需条件。绝大多数闭经为继发闭经,闭经前常有月经稀发或过少。偶见闭经与月经过多相间出现。大约 20% 的 PCOS 妇女会出现闭经,5%~10% 的妇女可以有规律的排卵功能。部分 PCOS 患者月经规律并不等同于有正常排卵,如何准确识别是否有正常排卵是很重要的。PCOS 患者基础体温多为单相,月经周期后半期体温无升高。常在婚后伴有不孕,主要是由于月经失调和无排卵所致。

(二) 排卵障碍的内分泌特征

1. 非肥胖 PCOS 患者多伴有血清 FSH 值偏低而,LH/FSH 比值 $\geq$ 2。

2. 血清睾酮、双氢睾酮、雄烯二酮浓度升高,睾酮水平通常不超过正常范围上限的 2 倍。脱氢表雄酮(DHEA)和脱氢表雄酮硫酸盐(DHEA-S)浓度正常或轻度升高。

3. 尿 17- 酮皮质类固醇正常或轻度升高,正常时提示雄激素来源于卵巢,升高时提示肾上腺功能亢进,17- 羟皮质类固醇反映皮质醇的水平。

4. 血清雌激素测定为正常值或稍高,其水平恒定,无周期性变化,$E_1/E_2 > 1$。

(三) 排卵障碍的超声特征

PCOS 患者的卵巢在 B 超下的影像学特征是:一侧或双侧卵巢内直径 2~9mm 的卵泡数 $\geq$ 12 个,和 / 或卵巢体积 $\geq$ 10ml(卵巢体积按 0.5 × 长径 ×

横径 × 前后径计算)。大部分 PCOS 患者在整个月经周期中,B 超多次检查均未发现优势卵泡。稀发排卵患者若有卵泡直径 >10mm 或有黄体出现,应在以后的月经周期进行复查。无性生活者,可选择经直肠超声检查或腹部超声检查,其他患者应选择经阴道超声检查。PCOM 并非 PCOS 患者所特有。正常育龄期妇女中 20%~30% 可有 PCOM,也可见于口服避孕药后、闭经等情况时。

(四) 排卵障碍的其他特征

1. 基础体温测定 在月经来潮第 1 天开始每天睡醒后起床活动前将体温表放在舌下 5 分钟并记录下来,一直测定到下次月经来潮。正常在月经第 14 天左右排卵,排卵后体温上升 0.3~0.5℃,持续 12 天左右,如果体温没有上升或上升得慢、持续时间短或上升不到 0.3℃,说明没有排卵或黄体功能不足。

2. 子宫内膜活检 在月经前或月经来潮 12 小时之内做一个小手术,取适量子宫内膜检查,如果有分泌改变说明有排卵,如果是增生改变说明没有排卵,还可以检查有没有内膜结核等其他病变。因有宫腔损伤可能、并有一定痛苦,现在很少采用。

三、多囊卵巢综合征排卵障碍的鉴别诊断

凡干扰下丘脑 - 垂体 - 卵巢轴(HPOA)的某一个环节,引起其功能性障碍或器质性损害的疾病均可引起排卵异常。由于造成排卵异常的病因相当复杂,其临床表现不一,除下丘脑、垂体、卵巢直接与其有关外,甲状腺、肾上腺等脏器的功能状态也参与了无排卵的发病。

(一) 下丘脑性排卵障碍

1. 功能性下丘脑性闭经 通常血清 FSH、LH 水平低或正常、FSH 水平高于 LH 水平,雌二醇相当于或低于早卵泡期水平,无高雄激素血症,在闭经前常有快速体质量减轻或精神心理障碍、压力大等诱因。

(1)精神疾病或过度紧张:严重精神疾患或过度恐惧、忧郁等均可引起下丘脑 GnRH 脉冲式分泌功能障碍,导致垂体分泌 Gn 异常、FSH 与 LH 平衡失调、LH 峰消失,表现为继发性闭经及无排卵等。其机制可能是应激状态下,下丘脑功能抑制性调节神经介质 β- 内啡肽和多巴胺分泌增多、活性增高,或由于 HPOA 功能异常引起高皮质醇血症等。

长久不孕的妇女因而产生的焦虑情绪和精神压抑,常通过大脑皮质影响性腺相关器官,来影响卵巢功能亦可引起无排卵而致不孕。

(2)体重过轻或过重:女性过度消瘦或过度肥胖均可引起下丘脑功能紊乱而引起无排卵。体重减轻 10%~15% 或身体脂肪消耗 1/3,可引起无排卵及闭

经。若禁食2周，即可抑制下丘脑GnRH的分泌，体重低于标准体重的85%时，下丘脑功能紊乱而致无排卵性不孕可增加4.7倍。反之，当体重达到标准体重的120%，无排卵性不孕也明显增加，待体重下降15%后，月经可自行恢复，并有77%可自然受孕。

（3）剧烈运动：剧烈运动（如芭蕾舞演员、马拉松运动员等）可干扰下丘脑GnRH的脉冲式分泌，引起下丘脑-垂体-肾上腺功能增强，使血中β-内啡肽、皮质醇、雄激素、儿茶酚胺、GH、PRL及LH增高，而GnRH降低，HPOA功能抑制，导致可逆性排卵障碍及闭经，剧烈运动停止即可恢复；剧烈运动还可引起体重降低、耗氧量增加和脂肪/肌肉比值降低，使血中儿茶酚胺增加，降低垂体对GnRH的敏感性。

（4）神经性厌食（anorexia nervosa）：多见于25岁以下的年轻女性，其进食中枢抑制，自我强迫性厌食或拒食等，体重下降可达25%以上。因下丘脑功能受抑制可导致闭经，伴有畏寒、低血压、便秘等，还可伴有甲状腺功能低下等症状。

（5）药物性因素：长期服用氯丙嗪、避孕药等药物，可抑制下丘脑分泌GnRH，引起无排卵、月经紊乱及闭经，并可伴有血清PRL升高等，停药后可自行恢复。避孕药一般不会引起不孕，大多数妇女的月经于停药后6~10周恢复，绝大多数的妇女于3个月内即可恢复原来的月经情况。但如患者没服避孕药前就有月经不调（特别是稀发性月经），再加上服药后药物对下丘脑-垂体-卵巢轴抑制过度，则可引起卵巢排卵功能障碍，而导致月经失调、停经，甚至闭经、不孕。

2. 器质性下丘脑性闭经

（1）Frohlich综合征：即肥胖性生殖无能症，由颅咽管肿瘤压迫所致，占颅内肿瘤的3%。主要症状为视力障碍合并垂体功能低下，如性腺发育不良、闭经、肥胖等，促性腺激素、甾体激素、甲状腺素及肾上腺素均分泌不足。另外，有时伴有偏盲、头痛等颅内肿瘤压迫症状。

（2）Kallmann综合征：即低促性腺激素性性腺功能减退症，由于下丘脑神经核先天发育不良，临床表现除性腺发育不良外，尚有嗅觉缺如等症状。

（3）Laurence-Moon Biedl综合征：为染色体畸变所致，表现为卵巢不发育、智力低下、肥胖等，还可伴有肢体畸形。

（4）其他：外伤、颅内严重感染等因素也可引起下丘脑功能障碍。

（二）垂体功能障碍引起排卵障碍

因肿瘤压迫、手术或放射治疗引起垂体组织破坏，或由于炎症、血管梗死所致组织坏死等，均可引起垂体器质性损害及功能障碍。

1. 垂体肿瘤　主要为腺垂体腺瘤，占颅内肿瘤 7%~10%，若包括尸检时发现的微腺瘤（直径 ≤ 10mm），发生率可达 22.5%。组织学上主要为无功能性腺瘤及催乳素腺瘤。当肿瘤增大时可因压迫、侵蚀及破坏，导致腺垂体分泌功能障碍，如 Gn 分泌减少，引起无排卵及继发闭经，第二性征减退，生殖器官萎缩等。除此之外，部分患者可有头痛、视力障碍等压迫症状。

2. 垂体损伤　由于缺血、炎症、放射线及手术等破坏了腺垂体的功能，常见的为希恩综合征（Sheehan syndrome）。由于产后大出血合并休克时导致腺垂体组织缺血性坏死，神经垂体因有动脉直接供血，不依靠门静脉血管，所以一般不受累。妊娠期垂体增生肥大，需氧量大，对缺氧特别敏感；分娩后垂体迅速复旧，血供减少，若此时发生循环衰竭，垂体血供急剧减少，易发生缺血性坏死；失血性休克时，交感神经反射性兴奋引起动脉痉挛甚至闭塞，使垂体门静脉血液供应显著减少，垂体发生缺血性坏死。腺垂体组织破坏程度直接影响垂体功能及临床表现，破坏 50% 以上则开始出现临床症状，75% 时症状明显，破坏 95% 时则腺垂体功能完全衰竭。本征的表现主要为因 Gn 分泌不足及无排卵所致闭经、性欲及性征消退、生殖器萎缩等。另外，还可出现 PRL、TSH、GH 及 ACTH 分泌不足所致的综合征。

3. 空蝶鞍综合征（empty-sella syndrome）　它是由于蝶鞍隔先天性发育不良，或继发于垂体手术或放疗后引起的隔孔过大，使蛛网膜下腔部分随隔孔进入蝶鞍，其内充满脑积液。由于脑积液的压力作用，压迫垂体及蝶鞍，造成腺垂体功能低下及蝶鞍扩大等症状。该综合征占尸检中的 5%，其中 85% 为妇女，且多为肥胖妇女。另外，在患有闭经或溢乳症妇女中的发病率高达 4%~16%。由于此综合征常与溢乳症及高 PRL 血症同时存在，有学者推测它可能就是垂体腺瘤发生梗死后的表现。其主要临床表现为闭经，常伴有头痛、视力障碍等，部分患者可出现 Gn 及 TSH 功能低下综合征。

（三）卵巢性排卵障碍

1. 早发性卵巢功能不全（POI）　主要表现为 40 岁之前出现月经异常（继发闭经或月经稀发）、两次促性腺激素水平升高（FSH>25U/L）、雌激素缺乏，B 超显示卵巢萎缩，缺乏储备卵泡。病因尚不明确，可能与自身免疫、病毒感染有关，部分患者可有染色体异常。

2. 卵巢对 Gn 不敏感综合征（resistant ovary syndrome，ROS）　病因不明，其特点为卵巢内有卵泡存在，但 Gn 水平升高，可能与自身免疫有关。也有人认为可能与卵泡上缺乏 Gn 受体或受体后信号缺陷有关。即使用高剂量外源性 Gn 刺激,卵泡仍不能发育。

3. 先天性卵巢发育异常　包括性腺发育不全(Turner syndrome)、嵌合型性腺发育不全及单纯性性腺发育不全(Swyer syndrome)等,常伴有染色体异常,卵巢多为幼稚型,或仅余一痕迹,卵巢皮质内无卵泡存在,多表现为原发性闭经。并常伴有其他遗传性疾病典型征象。

（四）甲状腺疾病

根据甲状腺功能测定和抗甲状腺抗体测定可诊断。建议疑似 PCOS 的患者常规检测血清促甲状腺素(TSH)水平及抗甲状腺抗体。

1. 甲状腺功能亢进症　甲状腺功能亢进症(甲亢)系指多种病因导致甲状腺激素分泌过多,引起神经、循环、消化等系统兴奋性增高和代谢亢进为主要表现的一种临床综合征。引起甲亢的病因很多,临床上以毒性弥漫性甲状腺肿(Graves 病)最常见,约占甲亢患者的 85%。其次为结节性甲状腺肿伴甲亢和亚急性甲状腺炎伴甲亢。

(1)具有诊断意义的临床表现:特别注意怕热、多汗、激动、食欲亢进伴有消瘦、静息时心率过速、特殊眼征、甲状腺肿大等。如在甲状腺上发现血管杂音、震颤,则更具有诊断意义。

典型病例经详细询问病史,依靠临床表现即可诊断,不典型病例易被误诊或漏诊。临床上,遇有不明原因的体重下降、低热、腹泻、手抖、心动过速、心房纤颤、肌无力、月经紊乱、闭经等均应考虑甲亢可能。不典型甲亢的确诊有赖于甲状腺功能检查和其他必要的特殊检查。

(2)实验室检查:血 FT_3、FT_4(或 TT_3、TT_4)增高及 sTSH 降低(<0.1mU/L)者符合甲亢;仅 FT_3 或 TT_3 增高而 FT_4、TT_4 正常可考虑为 T_3 型甲亢;仅 FT_4 或 TT_4 增高而 FT_3、TT_3 正常可考虑为 T_4 型甲亢;血 TSH 降低,FT_3、FT_4 正常符合亚临床甲亢。

(3)毒性弥漫性甲状腺肿:又称 Graves 病,是一种自身免疫性疾病,临床表现并不限于甲状腺,而是一种多系统的综合征,包括高代谢症群、弥漫性甲状腺肿、眼征、皮损和甲状腺肢端病。

2. 甲状腺功能减退症　甲状腺功能减退症(简称甲减),是由于多种原因引起的甲状腺激素合成、分泌和生物效应不足所致的一种临床综合征。按其病因分为原发性或假甲状腺性甲减,继发性或垂体性甲减、散发性或下丘脑性甲减、甲状腺激素抵抗综合征。

甲减的病因较复杂,以原发性者多见,其次为垂体性者,其他均属少见。原发性甲减中以慢性淋巴细胞性甲状腺炎(桥本甲状腺炎)最常见。

(1)临床表现:甲减的临床表现缺乏特异性,轻型甲减易被漏诊,有时临床型甲减也常被误诊为其他疾病。凡有下列情况之一者,要想到甲减可能:①无法解释的乏力、虚弱和易于疲劳;②反应迟钝、记忆力和听力下降;③不明原因的水肿和体重增加,诊断"特发性水肿"前必须先排除甲减可能;④不耐寒;⑤甲状腺肿大而无甲亢表现者,应排除亚临床甲减的可能;⑥血脂异常,尤其是总胆固醇、LDL-C 增高,伴有血同型半胱氨酸和血肌酸激酶升高者;⑦无法解释的心脏扩大和心肌收缩力下降;⑧女性 PRL 升高、性欲减退、无排卵、闭经。

(2)实验室检查:血 T_3、T_4 降低外,原发性甲减者 TSH 增高,而继发性和散发性者 TSH 正常或降低。TRH 兴奋,血 TSH 有正常升高反应,提示病变在下丘脑,反之病变在垂体。

原发性甲减的病因诊断主要根据病史、体查、抗甲状腺自身抗体来确定,慢性淋巴细胞性甲状腺炎者的血清 TgAb 和 TPOAb 明显升高。必要时可取甲状腺组织做病理检查或基因突变分析。

(五) 高 PRL 血症

血清 PRL 水平升高较明显,而 LH、FSH 水平偏低,有雌激素水平下降或缺乏的表现,垂体 MRI 检查可能显示垂体占位性病变。

高泌乳素血症是一种常见的生殖内分泌疾病,其外周血中泌乳素(prolactin,PRL)水平达到或高于 880mU/L 或 30μg/L。病因主要是下丘脑分泌的泌乳素抑制因子——多巴胺的分泌不足,或垂体生长分泌泌乳素的肿瘤或细胞,导致泌乳素的水平升高。临床上常见的类型有特发性高泌乳素血症、垂体微腺瘤和巨大腺瘤、空蝶鞍综合征、继发于多囊卵巢综合征或子宫内膜异位症的高泌乳素血症。

高泌乳素血症的临床表现主要为闭经、泌乳、月经不调、不孕等。如果伴有垂体的巨大腺瘤(直径 >1cm),可能有头痛、视野缺损等神经压迫症状。

其诊断主要根据临床表现,实验室检查提示血清泌乳素增高,在泌乳素反复持续较高时,应进行垂体 MRI 的检查,观察是否有垂体的占位,或蛛网膜从颅底垂体窝疝出和嵌顿,造成的空蝶鞍综合征。排卵检测提示持续性的无排卵,因而雌激素水平较低。

实验室检查血清的泌乳素水平和临床的无排卵和月经症状有时并不一致。因为泌乳素分子在血中的结构如果为单体形式,则具有较高的生物活性;如果为多聚体的大分子结构,则不容易和受体结合。虽然血清泌乳素水平较高,但不一定引起典型的高泌乳素血症的临床表现。

第二节　多囊卵巢综合征高雄激素血症或高雄激素症状的鉴别诊断

高雄激素血症或高雄激素症状是 PCOS 重要的临床特征之一,但在诊断中首先必须排除可能引起雄激素异常升高的其他疾病。

一、高雄激素血症的生化诊断标准

诊断高雄激素血症最直接的证据是内分泌测定,根据雄激素在女性体内的分泌、代谢及作用,多个生化指标可以作为诊断高雄激素血症的依据(表 11-2)。

表 11-2　高雄激素血症的诊断标准

测定项目	诊断标准
总睾酮	升高
雄烯二酮	升高
硫酸脱氢表雄酮	升高
游离睾酮	升高
二氢睾酮	升高
性激素结合球蛋白	降低

(一) 睾酮

女性体内的睾酮有 3 个来源:卵巢、肾上腺皮质和腺外组织转化,PCOS者体内过多的睾酮主要来自于卵巢。正常绝经前女性的血睾酮水平为0.15~0.55ng/ml,与月经周期无关,因此单独测定血睾酮水平时,不一定选择月经周期的第 3~5 天。当血睾酮水平 >0.55ng/ml 时,诊断为高雄激素血症。

大多数 PCOS 者的血睾酮水平轻度升高,一般不超过 1.5ng/ml。如果血睾酮水平 >1.5ng/ml,应考虑分泌雄激素的肿瘤和 21- 羟化酶缺陷等器质性疾病。

(二) 雄烯二酮

女性体内的雄烯二酮一半来自于卵巢,一半来自于肾上腺皮质。正常女性的血雄烯二酮水平为 2.4~10.76nmol/L。由于雄烯二酮只有转化成睾酮,才能发挥生物学效应,所以临床测定意义有限。

(三) 硫酸脱氢表雄酮(DHEAS)

女性体内的 DHEAS 主要来自于肾上腺皮质,因此它被视为肾上腺皮质雄激素分泌的生化指标,血 DHEAS 水平升高意味着肾上腺皮质分泌过多的雄激素。

女性血 DHEAS 水平为 2.1~8.8μmol/L,血 DHEAS 水平 >8.8μmol/L 提示肾上腺皮质来源的雄激素过多,治疗时可能需要糖皮质激素。

（四）性激素结合球蛋白和游离睾酮

性激素结合球蛋白(SHBG)是由肝合成的一种球蛋白,体内的睾酮主要与 SHBG 结合,少部分未与 SHBG 结合的睾酮被称为游离睾酮。游离睾酮发挥生物学效应,与 SHBG 结合的睾酮不能发挥生物学效应。因此,高雄激素血症的最佳诊断指标是血游离睾酮水平的升高。

由于直接测定血游离睾酮水平技术较复杂,所以临床上常通过测定 SHBG 来间接了解血游离睾酮水平。血 SHBG 水平降低意味着游离睾酮水平升高。临床上一般用游离雄激素指数(free androgen index,FAI)反映血游离睾酮水平,计算公式为血睾酮水平(ng/ml)/ 血 SHBG 水平(nmol/L)× 100。

（五）双氢睾酮

双氢睾酮反映的是雄激素的生物学效应和周围组织的雄激素活性,目前临床上尚未普及双氢睾酮的测定。

二、高雄激素症状的临床诊断标准

高雄激素血症的临床体征主要有 4 个:多毛、雄激素性脱发(androgenic alopecia)、反复发作的痤疮和男性化,患者出现其中任何一个体征,就可诊断为高雄激素血症。对 PCOS 者来说,最常见的雄激素过多体征是多毛,其次是反复发作的痤疮和雄激素性脱发,男性化非常少见。

（一）多毛

临床上根据 Ferriman 和 Gallway 评分标准诊断多毛。Ferriman 和 Gallway 把对雄激素敏感的毛发分为 9 个区,根据性毛生长情况,分别评 0~4 分。对每个区进行评分,最后把 9 个区的评分相加作为总的评分。如果评分 ≥ 7 分,则诊断为多毛。如果被诊断为多毛,就可以认为患者有高雄激素血症。

（二）雄激素性脱发

雄激素性脱发是由雄激素过多引起,因此可以用来诊断高雄激素血症。雄激素性脱发为进行性的头发密度减少,男女均可发生,其中女性症状较轻,多为头顶部毛发变为稀疏,脱发的进程一般很慢,其程度因人而异。雄激素性脱发的病理特点是生长期毛囊与休止期毛囊的比例下降,毛囊逐渐缩小及毛囊密度减少。

Lu D Wing 将女性雄激素性脱发分为轻度、中度和重度 3 型。

(三) 痤疮

痤疮病因复杂,除了与雄激素有关,还与遗传、感染、精神、营养等因素有关。多数痤疮患者可能不存在雄激素过多,因此依靠痤疮诊断高雄激素血症需要一定的条件。反复出现的中、重度痤疮可以被视为高雄激素血症的体征;另外,如果痤疮患者同时有多毛或月经失调,也可以诊断为雄激素过多。根据痤疮诊断雄激素过多的标准见表 11-3。

表 11-3　根据痤疮诊断高雄激素血症的标准

出现以下 2 条中的任何一条都可以诊断为高雄激素血症:
1. 反复发作的中、重度痤疮
2. 痤疮(轻、中或重度)伴有多毛或月经失调

痤疮严重程度分级有 20 多种方法,从技术上看大致可分为皮损计数、分级法和摄影法三大类。每类方法因其侧重点不同,有不同的优缺点和适用范围。表 11-4 为其中一种方法,该法被称为三度四级分类法。

表 11-4　三度四级分类法

组别	临床表现
轻度(Ⅰ级)	粉刺为主要皮损,可有少量丘疹和脓疱,总病灶数少于 30 个
中度(Ⅱ级)	粉刺,并有中等数量的丘疹和脓疱,总病灶数在 31~50 个
中度(Ⅲ级)	大量丘疹和脓疱,偶见大的炎性皮损,分布广泛,总病灶数在 51~100 个,结节小于 3 个
重度(Ⅳ级)	结节 / 囊肿性或聚合性痤疮,多数有疼痛并形成囊肿,病灶数在 100 个以上,结节 / 囊肿在 3 个以上

(四) 男性化

男性化体征是高水平雄激素(血睾酮 >1.5ng/ml)长期作用的结果,这些体征包括男性体态、声音低沉、有喉结、乳房缩小和阴蒂增大等。阴蒂增大的标准是阴蒂根部横径 >1cm 或阴蒂指数 >35mm^2,阴蒂指数的计算公式为阴蒂头部最大纵径(mm)× 阴蒂头部最大横径(mm)。

由于引起多毛的雄激素阈值低于引起男性化的雄激素阈值,因此有男性化体征的女性也有多毛。男性化是诊断高雄激素血症的可靠指标。PCOS 者的血睾酮水平往往是轻度升高(血睾酮≤ 1.5ng/ml),因此患者较少出现男性化。如果患者出现男性化,需排除分泌雄激素的肿瘤、先天性肾上腺皮质增生症等疾病。男性化的鉴别诊断见表 11-5。

表 11-5 男性化的鉴别诊断

引起男性化的疾病	鉴别方法
分泌雄激素的肿瘤	
卵巢泡膜细胞瘤	影像学检查和组织学检查
卵巢支持 - 间质细胞肿瘤	影像学检查和组织学检查
卵巢类固醇细胞肿瘤	影像学检查和组织学检查
肾上腺分泌雄激素的肿瘤	影像学检查和组织学检查
先天性肾上腺皮质增生症	
21- 羟化酶缺陷	17- 羟孕酮测定和 ACTH 试验
11β- 羟化酶缺陷	17- 羟孕酮、脱氧皮质酮测定和高血压
男性假两性畸形	影像学检查和染色体分析
混合性性腺发育不全	影像学检查和染色体分析
多囊卵巢综合征	排除各种器质性疾病后方可诊断

三、高雄激素血症或高雄激素症状的鉴别诊断

(一)库欣综合征(Cushing's syndrome)

库欣综合征又称皮质醇增多症(hypercortisolism),是肾上腺皮质分泌过量的皮质醇所致。主要临床表现为满月面、多血质外貌、向心性肥胖、皮肤紫纹、痤疮、高血压和骨质疏松等。在育龄期常表现为月经稀发或闭经,以及不孕。病因有多种,主要有以下 3 种:①垂体分泌 ACTH 过多;②异位 ACTH 综合征;③肾上腺肿瘤。约 80% 的患者会出现月经周期紊乱,并常出现多毛体征。根据测定血皮质醇水平的昼夜节律、24 小时尿游离皮质醇、小剂量地塞米松抑制试验可确诊库欣综合征。

1. 临床表现 主要由于皮质醇分泌过多,引起代谢障碍和对感染抵抗力降低所致。

(1)脂代谢障碍:面部和躯干脂肪堆积(向心性肥胖)为本病的特征。患者面如满月,胸、腹、颈、背部脂肪甚厚。

(2)蛋白质代谢障碍:大量皮质醇促进蛋白质分解,抑制蛋白质合成。出现蛋白质过度消耗的现象:皮肤变薄,毛细血管脆性增加,腹下侧、臀部、大腿等

处因肥胖造成皮下毛细血管破裂,形成典型的紫纹。病程长久者肌肉萎缩,骨质疏松,脊椎可发生压缩畸形,身材变矮,有时呈佝偻、骨折。

(3)糖代谢障碍:大量皮质醇抑制糖利用而促进肝糖异生,临床可出现葡萄糖耐量减低,部分患者出现类固醇性糖尿病。

(4)电解质紊乱:大量皮质醇有潴钠、排钾作用,低血钾使患者乏力加重,肾脏浓缩功能障碍,潴钠使患者轻度水肿,但明显的低血钾性碱中毒主要见于肾上腺皮质癌和异位 ACTH 综合征。

(5)高血压:大量皮质醇、脱氧皮质酮等增多及血浆肾素浓度增高引起血压升高。患者常伴有动脉粥样硬化和肾小动脉硬化,长期高血压可并发左心室肥大、心力衰竭和脑血管意外。

(6)对感染抵抗力减弱:长期皮质醇分泌增多使免疫功能减弱,抑制单核细胞、巨噬细胞、中性粒细胞向血管外炎症区域的移行及吞噬作用,且抗体的形成也受到阻抑。临床表现为患者对感染抵抗力减弱,皮肤和阴道真菌感染多见,且较严重。化脓性细菌感染不容易局限化,可发展成蜂窝织炎、菌血症、败血症。

(7)造血系统及血液改变:皮质醇刺激骨髓,使红细胞和血红蛋白含量偏高,加以患者皮肤变薄,故面容呈多血质。大量皮质醇使白细胞总数及中性粒细胞增多,但使淋巴组织萎缩,淋巴细胞和嗜酸性粒细胞再分布,这两种细胞的绝对值和白细胞分类中的百分比减少。

(8)性功能障碍:女患者由于肾上腺雄激素产生过多以及雄激素和皮质醇对垂体促性腺激素的抑制作用,可发生多囊卵巢综合征样的改变,持续性无排卵、月经减少、不规则或闭经、轻度脱发、痤疮,明显男性化者少见。

(9)神经、精神障碍:患者常有不同程度的精神、情绪变化,如情绪不稳定、烦躁、失眠,严重者精神变态,个别可发生类偏狂。

(10)皮肤色素沉着:异位 ACTH 综合征患者,因肿瘤产生大量 ACTH,含有促黑素细胞活性的肽段,故皮肤色素明显加深,具有诊断意义。

(11)其他:由于脂代谢紊乱和凝血功能异常,患者易发生动静脉血栓,使心血管并发症发生率增加。垂体部位的巨大肿瘤,可引起肿瘤局部占位的临床表现如头痛、视力障碍等。

2. 诊断

(1)临床表现:有典型症状体征者,从外观即可做出诊断,但早期及不典型病例可无明显特征性变化,而以某一系统症状,如神经症状为主要表现。在青春期和育龄期的女性,常常因为月经不调和不孕来就诊。容易和 PCOS 混淆。

(2)一般生化检查:糖耐量受损常见,多伴有高胰岛素血症和胰岛素抵抗,但明显的糖尿病较少见,血胆固醇、三酰甘油轻度升高,电解质多正常。

(3)激素分泌异常:主要表现为皮质醇分泌增多,失去昼夜分泌节律,且不能被小剂量地塞米松抑制。

(4)库欣综合征诊断流程:①筛查的过夜地塞米松抑制试验。地塞米松1mg,11:00pm 口服,次日 8:00am 测定肌酐校正的 24 小时尿游离皮质醇(正常值为 30~80μg/d),或测血皮质醇(正常值 <2μg/dl)。②确诊的低剂量地塞米松抑制试验。地塞米松 0.5mg,每 6 小时 1 次,共 2 天,次日 24 小时尿收集,测尿 17- 羟皮质醇(<3mg/24h 排除诊断),血浆皮质醇(<4μg/d 排除诊断),尿游离皮质醇(<25μg/24h 排除诊断)。

(5)其他试验:①大剂量地塞米松抑制试验。当外源糖皮质激素剂量加大后(如 8mg/d),大部分患者垂体 ACTH 的分泌受到抑制。但在异位 ACTH 综合征,皮质醇分泌不被大剂量地塞米松抑制,但在某些胸腺类癌和支气管类癌中可被抑制。② ACTH 兴奋试验在有双侧肾上腺增生者,对 ACTH 反应性增加。少数 ACTH 浓度特别高的患者,因其对肾上腺皮质的刺激已达最大限度,故再注射外源 ACTH 后无反应。

(6)影像学检查:①垂体肿瘤。蝶鞍摄片常无异常发现,仅少数大腺瘤可见蝶鞍扩大。ACTH 瘤呈近似圆形的低密度影,有时仅有间接征象如鞍隔膨隆、垂体柄偏移等。磁共振(MRI)对 ACTH 瘤的敏感性较高,ACTH 瘤为低回声信号,增强后肿瘤显影更清晰,且对侵及两侧静脉窦的肿瘤分辨更佳。②肾上腺。在 CT 或 MRI 上可见双侧肾上腺正常或轻度增大,肾上腺形态可发生变化,边缘膨隆,部分患者可有双侧大结节,有时大结节以一侧为主,致两侧肾上腺不对称,如对侧肾上腺萎缩,则支持腺瘤诊断。此外,肾上腺碘化胆固醇扫描也有助于鉴别腺瘤和伴有大结节的 Cushing 病。③异位 ACTH 症。在多数患者,胸部 X 线摄片或 CT 扫描可发现肿瘤影,肾上腺在 CT 或 MRI 上呈双侧弥漫性增生。大结节样改变少见。支气管类癌有时肿瘤甚小,即便使用高分辨率的 CT 也较难发现。近年发现类癌及胰腺内分泌肿瘤细胞表面可异常表达生长抑素受体,因此,用同位素标记的生长抑素类似物奥曲肽(octreotide)进行扫描,对这些肿瘤的定位有一定帮助。

3. 病因诊断 不同病因所致的皮质醇增多症,其临床表现及实验室检查结果各不相同,对 Cushing 综合征病因的诊断甚为重要,一般转至内分泌科进行进一步的病因诊断。

(二)非经典型先天性肾上腺皮质增生(NCCAH)

先天性肾上腺皮质增生症(congenital adrenal hyperplasia,CAH)是一组常

染色体隐性遗传性疾病,发病率较低,典型的 CAH 发生率约为 1/10 000。引起雄激素过多的先天性肾上腺皮质增生症(CAH)有两种:21- 羟化酶缺陷和11β- 羟化酶缺陷。21- 羟化酶缺陷是最常见的先天性肾上腺皮质增生症,占 CAH 总数的 90%~95%。11β- 羟化酶缺陷较罕见,本节不作过多介绍。根据临床表现 21- 羟化酶缺陷可分为 3 种:失盐性肾上腺皮质增生症、单纯男性化型和非典型肾上腺皮质增生症,后者又称迟发性肾上腺皮质增生症;其中容易与 PCOS 相混淆的是非典型肾上腺皮质增生症(NCCAH)。

1. 临床表现 NCCAH 占高雄激素血症女性的 1%~10%。此类病例应为杂合基因类型的患者。因为雄激素增高的情况不很严重,出生后并无明显的外生殖器异常表现。直到儿童期或青春期后,才开始出现男性化现象。女性患者可以有多毛,痤疮,乳房小,阴蒂增大,男性型阴毛分布,月经不规则或停经,部分病例月经可正常来潮。女性性征方面的改变与雄激素产生的水平有关,如增多仅限于轻度或中度,可能只限于抑制促黄体生成激素,影响排卵,引起不育。在临床上最容易与 PCOS 混淆。如果雄激素明显增多,则垂体两种促性腺激素(LH、FSH)的分泌均可被抑制,卵巢完全无排卵功能,男性化表现也有减轻。部分患者可有类似多囊卵巢综合征表现。少数患者无任何卵巢表现,仅有生化异常,称为"隐匿型"21- 羟化酶缺乏症。

2. 诊断 临床上诊断非典型肾上腺皮质增生症依靠内分泌测定,其中最重要的是血 17- 羟孕酮水平的测定。非典型肾上腺皮质增生症者的血 17- 羟孕酮水平升高、FSH 水平正常、LH 水平升高、睾酮水平轻度升高、DHEAS 水平升高。如果血 17- 羟孕酮水平 <6nmol/L,则可排除非典型肾上腺皮质增生症;如果 >30nmol/L,则可诊断为非典型肾上腺皮质增生症;如果血 17- 羟孕酮水平为 6~30nmol/L,则需要做 ACTH 试验。静脉注射 ACTH 60 分钟后,测定血 17- 羟孕酮水平,如果 >30nmol/L,则可诊断为非典型肾上腺皮质增生症,否则排除该诊断。

(三)卵巢或肾上腺分泌雄激素的肿瘤

分泌雄激素的肿瘤有肾上腺分泌雄激素的肿瘤,和卵巢泡膜细胞瘤、卵巢支持 - 间质细胞肿瘤及卵巢类固醇细胞肿瘤。如果存在分泌雄激素的肿瘤,患者会快速出现男性化体征,血清睾酮或 DHEA 水平显著升高,如血清睾酮水平高于 5.21~6.94nmol/L(即 150~200ng/dl)或高于检测实验室上限的 2.0~2.5 倍。可通过超声、MRI 等影像学检查协助鉴别诊断。

该类肿瘤多来源于肾上腺和卵巢。总睾酮水平 >200ng/dl 或高于正常值上界的 2.5 倍,是典型的卵巢雄激素肿瘤的特征。其他睾酮抑制试验、刺激试验都不太可靠。

1. 肾上腺肿瘤

（1）临床表现：高皮质醇血症所致的临床症状多逐渐出现，多毛及高雄激素症状少见，一般无色素沉着；腺癌患者病情发展较快，雄激素过多症状明显，患者可有腹部、腰部、背部疼痛，较大体积的癌肿甚至可在体表扪及。

（2）诊断：

① DHEAS>800μg/dl，是典型的肾上腺肿瘤。

②血 ACTH 降低，甚至测不到，地塞米松试验提示皮质醇分泌不被大剂量地塞米松抑制。血清 DHEAS 和尿 17- 酮类固醇水平在正常基础值之内者，地塞米松抑制后血清皮质醇 <3.3μg/dl，肾上腺肿瘤可以排除。

③影像学检查：大多数肾上腺肿瘤可被高分辨率的 CT 或 MRI 显示出来。腺瘤多呈圆形，边界清，直径多 <3cm，质地均匀，对侧肾上腺及同侧瘤外肾上腺组织多萎缩；腺癌往往体积更大，形状不规则，质地不均匀，可见低密度影及钙化灶。造影后，有时可见坏死灶。放射性碘化胆固醇扫描敏感性不如 CT 及 MRI，腺瘤多数显影，腺癌组织往往不能有效摄取胆固醇，故常不显影。

2. 卵巢肿瘤　分泌雄激素的卵巢肿瘤主要见于卵巢性索间质肿瘤，包括卵巢支持 - 间质细胞瘤、卵巢颗粒细胞瘤、卵巢卵泡膜细胞瘤。

（1）卵巢支持 - 间质细胞瘤：是一种少见的卵巢肿瘤，占卵巢肿瘤的0.2%~0.5%，形态学显示它是一种向睾丸组织分化的卵巢性索间质肿瘤，瘤细胞类似睾丸的间质细胞、支持细胞的形态及生长方式，与睾丸组织的不同发育时期相关，并以不同比例、不同分化程度的细胞混合构成肿瘤。

①临床表现：卵巢支持 - 间质细胞瘤平均发病年龄为 28 岁，大约 3/4 肿瘤产生雄激素，临床上 25%~77% 的患者会出现一系列去女性化及男性化的症状。男性化的临床症状表现：性成熟期前发病会出现异性性早熟，主要表现为身材短、肌肉发达、多毛、阴毛男性分布、阴蒂肥大等男性化变化。性成熟期后发病，首先会出现月经稀少、闭经、乳房萎缩等去女性化表现，随即逐渐出现多毛、声音嘶哑、痤疮、喉结增大、阴蒂肥大等一系列男性化表现。

②实验室检查：由于肿瘤细胞分泌雄激素的功能，多数患者体内激素水平检测均有变化，最明显的变化是血清中睾酮及雄烯二酮浓度的明显升高。Haruyame（1987 年）应用选择性卵巢静脉插管的方法，分别对患侧和健侧卵巢静脉的血清进行了检测，其睾酮水平患侧明显高于健侧。

（2）卵巢颗粒细胞瘤和卵泡膜细胞瘤：是一种具有内分泌功能的卵巢肿瘤，分泌的激素以雌激素为主，但也可分泌较高的雄激素，患者可能出现高雄激素血症的表现和男性化改变。一般的诊断除了血清激素的测定,影像学的检查,还要对子宫内膜进行病理学诊断,防止长期雌激素的刺激造成的内膜病变。

（四）其他

1. 药物性　有服药史,询问药物使用情况即可诊断。患者服用有雄激素活性的药物时可出现雄激素过多的临床表现,如长期使用醋酸炔诺酮、达那唑和孕三烯酮等。

2. 特发性　特发性多毛有阳性家族史,血睾酮水平及卵巢超声检查均正常。

第三节　多囊卵巢综合征多囊卵巢的超声鉴别诊断

（一）卵巢经阴道超声检查方法

近年来使用高分辨率的阴道 B 超来检查多囊卵巢,无创伤又方便,已成为诊断 PCOS 不可缺少的方法。

1. 卵巢切面测量及体积测量　卵巢最大切面大小约为 4cm×3cm×1cm,月经周期中卵巢的大小可有变化,主要由于活动侧卵巢内卵泡发育和排卵所致。卵巢声像呈扁椭圆形,边界稍有凹凸,中央部回声略高,周围为皮质,呈低回声,可显示大小不等、边清壁薄的圆形液性暗区,为卵泡声像。测量卵巢的体积时应该依次检查每个卵巢,测量 3 个平面的最大直径(纵径、前后径和横径),计算简化公式:0.5×最大的纵径 × 前后径 × 横径。这个公式简单易行而且有实用价值,在 2003 年欧洲人类生殖和胚胎与美国生殖医学学会的鹿特丹会议上被推荐作为卵巢体积的计算公式。

2. 卵巢的血流动力学测量　彩色多普勒研究发现卵巢动脉血流变化与正常人相比明显减少,搏动指数(pulsatility index,PI)、阻力指数(resistent index,RI)升高。卵巢血循环减少可能与雌激素的减少有关。

进行血流频谱分析时,常常采用搏动指数(pulsatility index,PI)、阻力指数(resistance index,RI)、收缩期峰值流速(peak systolic velocity,PSV)等作为血流动力学指标。阻力指数和搏动指数反映的是血管内血流阻力大小。PI=［收缩期峰值流速(S)−舒张末期流速(D)］/平均流速。PI值高时,说明血管阻力高,还反映了整个周期的平均流速降低。RI=［收缩期峰值流速(S)−舒张末期流速(D)］/收缩期峰值流速(S)。RI值高时,除反映血管阻力高外,还反映了舒张末期血流的情况,当 RI 大于 1 时,说明舒张末期出现反向血流。收缩期峰值血流速度(PSV)则反映了组织血管充盈和血流供应强度,而舒张末期血流速度峰值反映远侧组织的血流灌注状态,前者越大,后者越小,说明血管内血流供应充足,组织灌注状态越好。

(二) 多囊卵巢综合征多囊卵巢超声诊断

多囊卵巢(polycystic ovarian morphology,PCOM)是超声检查对卵巢形态的1种描述。PCOM超声相的定义为:1侧或双侧卵巢内直径2~9mm的卵泡数 ≥ 12 个,和 / 或卵巢体积 ≥ 10ml(卵巢体积按 0.5 × 长径 × 横径 × 前后径计算)。超声检查前应停用性激素类药物至少1个月。稀发排卵患者若有卵泡直径 >10mm 或有黄体出现,应在以后的月经周期进行复查。无性生活者,可选择经直肠超声检查或腹部超声检查,其他患者应选择经阴道超声检查。

PCOM 并非 PCOS 患者所特有。正常育龄期妇女中 20%~30% 可有 PCOM,也可见于口服避孕药后、闭经等情况时。

1. 多囊卵巢的声像图特征 典型的声像图特征包括:①双侧卵巢均匀性增大。由于 PCOS 患者卵巢内大量小卵泡的存在、间质细胞(卵泡膜细胞)的增生和间质充血水肿,可造成卵巢体积的增大,常呈球形,双侧对称。②包膜增厚。超声下卵巢边界清晰,呈高回声,包膜明显增厚。③皮质内大量小卵泡存在。卵巢皮质内存在大量无回声小囊性结构,直径一般为 2~8mm,小卵泡的分布常见为规律地排列在卵巢的包膜下方,呈项圈征 / 栅栏状,形成低回声带,从而与高回声的包膜形成鲜明对比,偶尔见小卵泡分散在卵巢皮质内。④卵巢间质回声增强。间质部分因充血水肿和间质细胞增生而回声增强。

2. 多囊卵巢的面积和体积 2005 年,Jonard 等前瞻性研究 154 例 PCOS 患者(NIH 诊断标准)和 57 例正常妇女(应用 7MHz 经阴道超声),发现平均卵巢体积、面积和卵泡数在 PCOS 组显著增加。卵巢面积 ≥ 5.0cm^2 时诊断多囊卵巢的特异性和敏感性是 77.6% 和 94.7%。当卵巢体积 ≥ 7cm^3 诊断多囊卵巢的特异性和敏感性分别为 91.2% 和 67.5%,如果卵巢体积 ≥ 10cm^3,则特异性和敏感性分别为 98.2% 和 45%,建议诊断多囊卵巢的卵巢体积界值应为7cm^3;在测量困难时卵巢面积可替代体积作为诊断标准;同时认为卵泡数大于12 个是诊断多囊卵巢的最好的标准。

3. 多囊卵巢的卵泡大小和数量 Jonard 等研究 214 例 PCOS 患者与 112 例正常卵巢者相比[PCOS 诊断标准为月经稀发 / 闭经,LH 升高和 / 或睾酮升高,和 / 或卵巢面积 >5.5cm^2],应用 7MHz 经阴道超声扫描,分别分析 3 种不同大小的卵泡(直径为 2~5mm,6~9mm 和 2~9mm)。在直径 6~9mm 的卵泡范围,平均每个卵巢的卵泡数量在正常组和多囊卵巢组相似,但是在 2~5mm 组和 2~9mm 组,多囊卵巢平均每个卵巢的卵泡数目明显增加。同时发现单个卵

巢的卵泡数目 >12 个（直径为 2~9mm），诊断 PCOS 的敏感性为 75%、特异性为 99%。推测因为卵巢内过多的雄激素促进过度的早期卵泡生长至 2~5mm，从而使更多的卵泡能进入生长卵泡池，继而在 6~9mm 时停止生长。

2003 年，鹿特丹会议关于多囊卵巢卵泡数目的定义是单侧卵巢有直径 2~9mm 的卵泡 12 个以上。这有助于鉴别多囊卵巢（PCO）与其他原因引起的多泡状卵巢（multiple follicle ovary，MFO）。

4. 卵巢间质

（1）卵巢间质回声：间质回声增强是多囊卵巢一个主要的组织学特征，1998 年，Kyei-Mensah 等研究比较正常卵巢组、无症状多囊卵巢组和 PCOS 组，发现在无症状多囊卵巢组和 PCOS 组卵巢和间质的体积类似，且都比正常卵巢组大，但仅在 PCOS 组发现间质体积和血清睾酮正相关。三组的卵泡平均体积类似，提示在多囊卵巢患者中，卵巢间质体积的增加是卵巢增大的主要原因。

2003 年，鹿特丹标准认为卵泡的特征性分布、卵巢间质回声增强和 / 或间质体积增加在定义多囊卵巢时应忽略。尽管间质体积增加是 PCO 的一个表现，但在临床实践中已发现卵巢体积测定能很好地替代间质体积测定。无论是定性或定量测量卵巢间质均不是必需的，但如果作为研究方面的一项测量指标，间质面积 / 体积增大和间质回声增强仍可作为研究多囊卵巢的一项指标。

5. 血流

正常人卵巢间质内血管的显示伴随月经周期呈周期性改变，在月经期难以记录到血流频谱，卵泡期血流信号逐渐增多，在排卵前间质内血管的显示率为 83%，表现为一支清晰血管围绕一个优势卵泡；在黄体期血管显示率高达 100%，且血管丰富，而 PCOS 患者则无周期性改变。PCOS 患者卵巢间质内血管的显示具有特征性：血管显示清晰，数量丰富，多有一支纵向贯穿卵巢间质的较粗血管显示；PCOS 患者早卵泡期卵巢间质血管显示率 88%，而正常对照组仅有 50%，而且 PCOS 患者卵巢间质血管血流增加，正常人仅显示血流信号很弱的点状或棒状血管。卵巢间质内动脉 RI 与 LH/FSH 呈负相关，PCOS 患者 LH 升高与卵巢间质血管增生有关，可能通过以下独立的或多种因素起作用：促进卵巢间质内新血管形成，其中儿茶酚胺、白细胞和细胞因子可能是重要的介质。也有学者认为超声图像上所显示的卵巢间质内血管增生是卵巢间质内原有血管在 LH 等因素调节下的扩张充血所致。

Battaglia 等研究发现，把卵巢间质内丰富高速低阻动脉的显示作为诊断 PCOS 的指标，对于每个患者的敏感性、特异性、阳性预测值、阴性预测值和一致性分别为 95.4%、96.1%、95.4%、96.1%、95.8%，而对于每个卵巢则分别为 95.4%、98.0%、97.6%、96.1%、95.8%。

研究发现多普勒超声测量卵巢血流对卵巢过度刺激具有预测价值。与卵巢或间质的体积相比较,卵巢间质血流增多更可以预测卵巢对促进排出的反应性。Pinkas 等发现未发展为 OHSS 的患者,子宫动脉及卵巢间质内动脉的 PI、RI 与正常人卵巢无明显区别,而发展为 OHSS 的患者子宫动脉及卵巢间质内动脉的 PI、RI 与正常人之间有显著差异。因此,子宫动脉及卵巢间质内动脉血流动力学的变化可以用来监测 PCOS 的治疗及评价各种治疗方法。

总之,PCOS 患者间质动脉的多普勒分析,有助于提高诊断,提供进一步的信息。然而血流测定需要特殊的专业人员和仪器,目前对于 PCOS 的诊断不是必需的。

(三) 多囊卵巢(PCOM)和多囊卵巢综合征(PCOS)

PCOM 并非 PCOS 患者所特有。正常育龄期妇女中 20%~30% 可有 PCOM,也可见于口服避孕药后、闭经等情况时。

仅有 PCOM 但没有排卵障碍或高雄激素的妇女不应诊断为 PCOS。

Ehrmann 等报道在不伴有高雄激素的青少年中 27%~39% 存在超声下的 PCO。Michelmore 等研究表明超声下的 PCO 患者比正常卵巢表现者伴有不规律月经的概率增加。Carmina 等证实伴有 PCO 的正常排卵妇女中有 33% 存在雄激素分泌增加和轻度胰岛素抵抗导致胰岛素样生长因子结合蛋白 -1 产物下降。

同时,有研究表明有排卵的 PCOM 患者更容易流产。与正常卵巢的有排卵妇女相比,其卵泡期更长,成熟卵泡更大,卵泡内 LH、FSH 和雄激素浓度更高,从而导致老化卵子排出。

在控制性超排卵中,月经正常的 PCOM 患者比正常卵巢者对促性腺激素的反应增强,产生更多的雌激素,从而发生卵巢过度刺激综合征的风险增加。

因此要重视临床患者的超声表现,如存在 PCO 应进一步检查内分泌并结合病史综合判断。

总之,尽管 PCOS 病因复杂,临床表现多样,经阴道超声检查可以直接观察卵巢的形态学变化,有助于 PCOS 的诊断。三维超声能更精确地测量卵巢体积和间质的体积,彩色多普勒用于评价卵巢血流,在 PCOS 的临床诊治和研究中成为必不可少的工具。

第四节　多囊卵巢综合征排除诊断流程

因为 PCOS 的排除诊断是临床诊断和治疗的基础,因此,根据前述各个鉴别诊断疾病的筛查方案,设计一个简易而实用的排除诊断流程,可以使 PCOS 的诊断更加规范和准确。

(一) 病史的采集

根据患者提供的闭经或月经不调、不孕、痤疮、肥胖等临床表现,记录基础体温的测定。进行全身的体检,特别注意体质指数、腰围、脂肪的分布、第二性征的发育、皮肤的痤疮或黑棘皮病、毛发特征、皮脂溢等体征。同时记录有关的糖尿病或代谢综合征的家族史。

(二) 辅助检查

1. **超声的检查** 测量子宫的大小、双侧卵巢的体积,详细描写优势卵泡和小窦卵泡的数目和直径,子宫内膜的厚度和分型。

2. **有关的生殖激素的测定** 检测周期第 2~3 天血清 FSH、LH、E_2、PRL、T 的水平。如果在闭经期间检测,需要加上 P 水平的测定。

3. **胰岛素抵抗的有关检查** 测量空腹血清胰岛素和血糖,必要时测定 2 小时 OGTT。测量 SHBG 供参考。

4. **肾上腺来源雄激素的检查** 包括任一天的血清 DHEA-S、17- 羟孕酮,以及早晨 8 时和下午 4 时的血清皮质醇。

(三) 结果分析

1. 如果血清雄激素水平高于本实验室正常高界的 2 倍以上,伴有临床上典型或不典型的男性化表现,进行肾上腺或卵巢的超声或 MRI 影像学检查,排除来源于卵巢和肾上腺的肿瘤。诊断困难时,可以分别在两侧肾上腺静脉和两侧卵巢静脉置入导管采集血标本,如果某一侧的雄激素水平高于其他部位血样的 5 倍以上,高度提示该处可能有分泌雄激素的肿瘤。手术摘除后,雄激素水平可降至正常,恢复排卵。

2. 如果 DHEA-S、血清皮质醇的水平升高,可以进一步进行地塞米松抑制试验,如果异常,则提示肾上腺功能亢进,转入内分泌专科进行库欣综合征的确诊检查和诊断,以及相应的治疗。

3. 如果 17- 羟孕酮水平升高,血清皮质醇水平降低,可以进一步进行 ACTH 刺激试验,如果 17- 羟孕酮异常升高,提示先天性肾上腺皮质增生症可能。需要进一步的遗传学诊断确诊。

4. 如果血清 FSH、LH、E_2 的水平均低下,考虑低促性腺激素性的性腺功能不良,可以进一步进行垂体兴奋试验,鉴别病因。制订雌孕激素的序贯治疗和促排卵方案。PRL 反复检查持续升高,则提示高泌乳素血症。

5. 如果排除了上述的指标异常的诊断,患者表现为血清 LH、T 的升高,

SHBG 的降低,提示高雄激素血症的存在,PCOS 的诊断可以成立;如果伴有胰岛素水平升高,以及 OGTT 异常,SHBG 的降低,提示 PCOS 合并胰岛素抵抗的情况,需要提供有关的治疗。

(刁飞扬　乔　杰)

参考文献

1. Kyritsi EM,Dimitriadis GK,Kyrou I,et al.PCOS remains a diagnosis of exclusion:a concise review of key endocrinopathies to exclude.Clin Endocrinol(Oxf).2017,86(1):1-6.

2. Amiri M,Ramezani Tehrani F,Nahidi F,et al.Association between biochemical hyperandrogenism parameters and Ferriman-Gallwey score in patients with polycystic ovary syndrome:A systematic review and meta-regression analysis.Clin Endocrinol(Oxf).2017,87(3):217-230.

3. Zhao XM,Assessing new terminal body and facial hair growth in pregnancy:Towards developing a simplified visually scoring system for hirsutism.Fertil Steril,2016,105(2):494-500.

4. Kaltsas GA,Isidori AM,Kola BP,et al.The value of the low-dose dexamethasone suppression test in the diferential diagnosis of hyperandrogenism in women.J Clin Endocrinol Metab,2003,88(6):2634-2643.

5. Kamel N,Tonyukuk V,Emral R,et al.Role of ovary and adrenal glands in hyperandrogenemia in patients with polycystic ovary syndrome.Exp Clin Endocrinol Diabetes,2005,113(2):115-121.

6. Brzana J,Yedinak CG,Hameed N,et al.Polycystic ovarian syndrome and Cushing's syndrome:a persistent diagnostic quandary.Eur J Obstet Gynecol Reprod Biol,2014 Apr,175:145-148.

7. Trakakis E,Rizos D,Loghis C,et al.The prevalence of non-classical congenital adrenal hyperplasia due to 21-hydroxylase deficiency in Greek women with hirsutism and polycystic ovary syndrome.Endocr J,2008,55(1):33-39.

8. Carmina E,Dewailly D,Escobar-Morreale HF,et al.Non-classic congenital adrenal hyperplasia due to 21-hydroxylase deficiency revisited:an update with a special focus on adolescent and adult women.Hum Reprod Update,2017,23(5):580-599.

9. Stikkelbroeck NM,Hermus AR,Schouten D,et al.Prevalence of ovarian adrenal rest tumours and polycystic ovaries in females with congenital adrenal hyperplasia:results of ultrasonography and MR imaging.Eur Radiol,2004,14(10):1802-1806.

10. New MI,Ghizzoni L,Meyer-Bahlburg H,et al.Fertility in patients with nonclassical congenital adrenal hyperplasia.Fertil Steril,2019,111(1):13-20.

11. Falhammar H,Nordenström A.Nonclassic congenital adrenal hyperplasia due to 21-hydroxylase deficiency:clinical presentation,diagnosis,treatment,and outcome. Endocrine,2015,50(1):32-50.

12. Kim HJ,Adams JM,Gudmundsson JA,et al.Polycystic ovary morphology:age-based ultrasound criteria.Fertil Steril,2017,108(3):548-553.

13. Lie Fong S,Laven JSE,Duhamel A,et al.Polycystic ovarian morphology and the diagnosis of polycystic ovary syndrome:redefining threshold levels for follicle count and serum anti-Müllerian hormone using cluster analysis.Hum Reprod,2017,32(8):1723-1731.

14. Chen Y,Li L,Chen X,et al.Ovarian volume and follicle number for polycystic ovaries in Chinese women.Ultrasound in Obstetrics and Gynecology,2008,32:700-703.

第十二章
多囊卵巢综合征临床诊断分型

多囊卵巢综合征（PCOS）是育龄期女性最常见内分泌疾病，发病率高达5%~10%。PCOS疾病高度异质性，以生殖障碍、内分泌异常、代谢紊乱和精神问题为特征的一组临床综合征，严重影响女性的健康。

尽管对于PCOS的定义、诊断和治疗在很多方面存在争议，专家们在一些方面达成共识，包括：①PCOS的血清黄体生成素（LH）升高，排卵障碍，卵泡成熟不良，导致不孕；②PCOS的孕期并发症风险增加，包括妊娠期糖尿病、高血压病和早产等；③PCOS的远期并发症风险增加，包括心血管疾病、子宫内膜癌、糖尿病等；④PCOS伴有子代的健康结局不良；⑤PCOS表型宽泛，异质性很高；对于PCOS进行临床诊断分型，成为精准化临床治疗和研究PCOS的热点问题。

对于PCOS诊断争议已久，目前国际上提出的PCOS诊断标准主要包括：美国国立卫生研究院（NIH）的NIH标准、欧洲生殖胚胎学会（European Society for Human Reproduction and Embryology，ESHRE）——美国生殖医学学会的鹿特丹标准和美国雄激素学会（AES）的AES标准。然而国际上的3个诊断标准主要是基于欧美人群提出，存在种族间人群的差异，从而造成PCOS疾病诊断标准分歧，且诊断标准均未分型。针对汉族女性的患病特点，中华医学会妇科内分泌学组将月经稀发、闭经或不规则出血作为中国PCOS诊断的必要条件，同时根据患者的预后和长期管理，应该在：①有无肥胖或中心型肥胖；②有无糖耐量受损、糖尿病、代谢综合征；③有无高雄激素的基础上首次提出了中国PCOS诊断分型。但是该分型存在PCOS表型的多样性及相互交联性，为临床精准分型治疗带来了困扰，且对于临床各型PCOS生殖内分泌和代谢特点尚未达到共识。

尽管PCOS的特征表型谱较宽，临床主要有两个表型组：内分泌型和代谢型,内分泌型主要表现为稀发排卵、高雄激素血症、卵巢多囊性改变,治疗主要以纠正内分泌紊乱为主,代谢型主要表现胰岛素抵抗、脂代谢紊乱和肥胖,治疗主要以减重、改善代谢紊乱为主,部分患者两种表型有所重叠。虽然大多数PCOS患者表现两组症状,但是常以一组为主要表型。PCOS的分型应该基于两组不同的表型组,它们的病理生理机制也有所不同。

随着对PCOS疾病的逐渐认识,研究显示部分PCOS患者发病可追溯青春期,育龄期PCOS可能是青春期PCOS的延续,该类患者临床多无向心性肥胖、极少胰岛素抵抗,高LH引起卵巢卵泡膜细胞分泌雄激素;而育龄期发病PCOS多表现为代谢紊乱,高雄激素来自于过多的脂肪细胞,LH/FSH不高;青春期发病患者主要表现为内分泌紊乱,育龄期发病患者主要表现为代谢紊乱,两组患者的表型互有重叠而有所侧重。深入研究疾病病因学,提示PCOS青春期发病和育龄期发病的病理机制有所不同,高雄激素血症是PCOS的核心致病因素和病理机制的基础,体内过多的雄激素可能存在两种来源:肥胖和高LH。体内雄激素受体在下丘脑-垂体-性腺轴广泛表达,介导雄激素的生理活性。在对中枢雄激素受体敲除(ARKO)的模式动物研究显示干扰下丘脑-垂体-卵巢轴的反馈信号通路,造成PCOS样表现。Chen等对于PCOS的GWAS研究结果提示促性腺激素受体(包括FSHR及LHCGR)基因突变与PCOS发病相关,随后在Bassiouny YA等和Meredith A Brower等的研究中得到了进一步证实,这些证据均提示促性腺激素的合成和下游的信号通路可能与PCOS的生成有关。如果母亲孕期出现:①高雄激素和高胰岛素;②接受辅助生殖技术治疗多个卵泡发育,性激素水平升高对中枢反馈的异常;③多胎妊娠引起的过高的性激素水平等因素,引起子代宫内高雄激素环境暴露,可能扰乱胎儿的宫内发育的基因编程,导致子代下丘脑功能紊乱,特别是GnRH通路分泌异常,从而出现青春期内分泌和成人期的代谢异常,动物实验也支持PCOS的宫内起源的发病机制。此外,研究显示外界不良环境因素如肥胖、不良生活方式、环境干扰物等,也可影响下丘脑GnRH正常释放,造成PCOS样改变。两种不同雄激素暴露模型显示:孕期雄激素暴露的大鼠,子代下丘脑弓状核Kisspeptin和NKB表达增加,表型多为高雄、卵巢多囊性改变、高LH、正常体重等生殖内分泌障碍,表型多为非肥胖型(苗条型)PCOS;而青春期后雄激素暴露的大鼠表型以肥胖、胰岛素抵抗等代谢紊乱为主,表型多为肥胖型PCOS;可见雄激素暴露的不同时期与PCOS临床表型组密切相关。因此,未来建议应基于PCOS的两组临床表型组进行分型,追溯发病机制的进行深入研究,为预防PCOS女性和子代的远期风险,PCOS个体化健康管理及治疗提供重要理论和实践依据。

（马 翔 刘嘉茵）

参 考 文 献

1. 中华医学会妇产科学分会内分泌学组.多囊卵巢综合征的诊断和治疗专家共识.中华妇产科杂志,2008,43(7):553-555.

2. 多囊卵巢综合征诊断 - 中华人民共和国卫生行业标准.中华妇产科杂志,2012,47(1):74-75.

3. 陈子江,田秦杰,乔杰,等.多囊卵巢综合征中国诊疗指南.中华妇产科杂志,2018,1(53):1-5.

4. Rotterdam ESHRE/ASRM-Sponsored PCOS consensus workshop group.Revised 2003 consensus on diagnostic criteria and longterm health risks related to polycystic ovary syndrome(PCOS).Hum Reprod,2004,19(1):41-47.

5. Azziz R,Carmina E,Dewailly D,et al.Task force on the phenotype of the polycystic ovary syndrome of the androgen excess and PCOS society.The androgen excess and PCOS society criteria for the polycystic ovary syndrome:the complete task force report.Fertil Steril,2009,91:456-488.

6. Legro RS.Ovulation induction in polycystic ovary syndrome:Current options.Best Pract Res Clin Obstet Gynaecol,2016,37:152-159.

7. D.Apter T,Butzow GA,Laughlin SS,et al.Accelerated 24-hour luteinizing hormone pulsatile activity in adolescent girls with ovarian hyperandrogenism:relevance to the developmental phase of polycystic ovarian syndrome.J.Clin Endocrinol Metab,1994,79(1):119-125.

8. N.Ashton.Perinatal development and adult blood pressure.Braz.J.Med Biol Res,2000,33(7):731-740.

9. Walters KA,Edwards MC,Tesic D,et al.The Role of Central Androgen Receptor Actions in Regulating the Hypothalamic-Pituitary-Ovarian Axis.Neuroendocrinology,2018,106:389-400.

10. Shi Y,Zhao H,Shi Y,et al.Genome-wide association study identifies eight new risk loci for polycystic ovary syndrome.Nat Genet,2012,44(9):1020-1025.

11. Bassiouny YA,Rabie WA,Hassan AA,et al.Association of the luteinizing hormone/choriogonadotropin receptor gene polymorphism with polycystic ovary syndrome. Gynecological Endocrinology,2014,30(6):428-430.

12. Brower MA,Jones MR,Rotter JI,et al.Further investigation in europeans of susceptibility variants for polycystic ovary syndrome discovered in genome-wide association studies of Chinese individuals.J Clin Endocrinol Metab,2015,100(1):182-186.

13. Yan X,Dai X,Wang J,et al.Prenatal androgen excess programs metabolic derangements in pubertal female rats.J Endocrinol,2013,217(1):119-129.

14. Osuka S, Iwase A, Nakahara T, et al.Kisspeptin in the Hypothalamus of 2 Rat Models of Polycystic Ovary Syndrome.Endocrinology, 2017, 158 (2): 367-377.

15. Noroozzadeh M, Behboudi-Gandevani S, Zadeh-Vakili A, et al.Hormone-induced rat model of polycystic ovary syndrome: A systematic review.Life Sci, 2017, 191 : 259-272.

16. Tehrani FR, Noroozzadeh M, Zahediasl S, et al.Introducing a rat model of prenatal androgen-induced polycystic ovary syndrome in adulthood Exp.Physiol, 2014, 99 (5): 792-801.

第十三章
多囊卵巢综合征合并高泌乳素血症的诊治

多囊卵巢综合征（PCOS）是育龄妇女最常见的生殖内分泌疾病，除典型的排卵功能障碍、雄激素过多和卵巢多囊性改变（PCO）等表现外，临床观察发现在 10%~30% 的 PCOS 伴有泌乳素（prolactin，PRL）轻度升高。临床诊断时应注意与其他原因，如垂体腺瘤、甲状腺功能低下、服用药物等引起的高泌乳血症相鉴别。

一、多囊卵巢综合征泌乳素升高的原因假说

PCOS 伴发高泌乳素血症的确切机制尚未完全阐明。早期研究多认为 PCOS 患者无对抗的高雌激素能作用于垂体刺激泌乳素细胞分泌 PRL，但是并未发现高雌激素与泌乳素瘤的形成以及 PRL 增加量的多少存在相关关系。而且，以雌激素刺激 PRL 分泌的研究数据得出相反的结论，无论在啮齿类动物实验还是人类试验都没能证明过多的雌激素会诱导高 PRL 血症。

PCOS 患者 PRL 增高的可能的机制还有多巴胺作用假说。认为高 PRL 血症可能继发于多巴胺变化所致的 GnRH 产生不足，后者引起卵巢功能异常，导致 PCOS 和高 PRL 血症常见的排卵障碍。也有学者提出 PCOS 引起下丘脑多巴胺分泌不足，导致 PRL 升高。

二、对于多囊卵巢综合征与高泌乳素血症相关关系的不同观点

高泌乳素血症与 PCOS 是女性不孕最常见的病因，两者有共同的病理与临床特征，都常表现在育龄妇女的继发性闭经。然而，这两种病症又有着本质的区别，有关两者相关关系的研究结果并不一致。

Huangwen Su 等对 101 例 PRL 轻度升高、266 例 PCOS 及 107 例正常对照，共计 474 例中国台湾女性进行了研究。发现 PRL 轻度升高女性中的 64% 符合 PCOS 的诊断标准。也即高 PRL 血症女性常常有 PCO、排卵障碍和雄激素过多，但两种疾病的肥胖与非肥胖者 GnRH 异常分泌的类型却不相同，提示高 PRL 血症与 PCOS 是两种不同的疾病。Szosland K 等为探讨 PCOS 与高 PRL 的关系，比较了 PCOS 与非 PCOS 女性的 PRL 水平、高 PRL 血症发生率及其昼夜节律变化。发现高 PRL 血症在 PCOS 发生率并不高于正常健康女性，因此认为高 PRL 并不是 PCOS 的一个病症。然而，因其相似的临床表现，建议对每位怀疑 PCOS 的患者均应评估 PRL 水平，对 PRL 升高者应注意寻找其他引起 PRL 升高的原因。该作者认为伴有高 PRL 的 PCOS 病例，很有可能缘于其治疗药物对 PRL 分泌的影响，亦有可能这两种完全不同的疾病同时存在。

三、多囊卵巢综合征合并高泌乳素血症的临床诊断

各种原因导致血 PRL 异常升高，大于 25ng/ml，为高泌乳素血症。多囊卵巢综合征合并高泌乳素血症的诊断依据如下。

1. **症状** PCOS 合并 PRL 水平的升高与类固醇激素合成酶活性、雄激素类物质的增加、胰岛素抵抗、多毛和卵巢多囊性改变等 PCOS 的基本特征均有关，因此亦表现为月经稀发、闭经、无排卵、不孕、男性化及 PCO 等典型的 PCOS 症状，约 10% 的患者出现溢乳。

2. **体格检查** 全身检查应注意有无肥胖、高血压、多毛，乳房有无溢乳、单侧或双侧、乳汁性状及量。盆腔检查注意生殖器发育，有无萎缩或盆腔包块。

3. **血 PRL 水平测定** 上午 9∶00 时前空腹安静状态下采血。

血 PRL 水平大于 25ng/ml 为轻度升高，大于 50ng/ml 约 25% 为垂体微腺瘤，大于 250ng/ml 则提示垂体腺瘤。

4. **影像学检查** 通过增强的磁共振成像（MRI）可发现合并垂体腺瘤，特别是垂体微腺瘤的形态学改变。

5. **视野检查** 垂体瘤侵犯或压迫视交叉可致视野缺损。

6. **妇科超声** 了解子宫、输卵管及卵巢是否异常。

四、多囊卵巢综合征合并垂体泌乳素瘤的临床特征

诊断多囊卵巢综合征合并高泌乳素血症首先需要除外垂体泌乳素瘤。为了研究测定伴有高 PRL 血症的 PCOS 患者血中 PRL 水平预测垂体泌乳素瘤的价值，Kyritsi EM 等进行了一项针对 528 例 PCOS 的回顾性病例对照研究。

在 528 例 PCOS 中,60 例(11.4%) 血 PRL 水平升高,19 例(3.6%) 合并垂体瘤。其临床特点如下。

1. PRL 水平　并发泌乳素瘤的 PCOS 患者 PRL 水平明显高于非腺瘤者 (PRL 平均水平 95.4ng/ml *vs*.49.2ng/ml,$P<0.000\ 1$)。ROC 曲线的 cut-off 值为 82.5ng/ml,以此为阳性界值对 PCOS 并发垂体泌乳素瘤的诊断敏感性为 77%,特异性 100%,阴性预测值 85.7%。

2. 促黄体激素(LH)　并发泌乳素瘤 PCOS 患者的 LH 水平明显低于伴高泌乳素血症但无泌乳素瘤的 PCOS 患者,提示并发泌乳素瘤 PCOS 患者的促性腺激素分泌相可能不同于经典的 PCOS,后者常常分泌过多的 LH。

3. 患者年龄　在合并垂体泌乳素瘤的 PCOS 患者年龄较年轻,伴有高泌乳素血症但无泌乳素瘤。

因此,在 PRL 中等程度升高或超过正常值 4 倍、LH 水平较低的年轻 PCOS 患者,应行垂体影像学检查。

五、多囊卵巢综合征合并高泌乳素血症的鉴别诊断

诊断时需要除外以下原因引起的高泌乳血症。

1. 神经刺激　胸部皮肤刺激、剧痛,通过神经传递到下丘脑,引起 PRL 增高。

2. 垂体障碍　垂体或蝶鞍肿瘤、空泡蝶鞍综合征、垂体功能亢进等引起 PRL 增高。

3. 原发性甲状腺功能减退　甲状腺素分泌不足,反馈性地引起下丘脑产生大量促甲状腺素释放激素,交叉刺激垂体分泌过量 PRL。

4. 下丘脑 - 垂体柄疾病　下丘脑及邻近部位疾病使下丘脑产生的泌乳素抑制因子减少,或促甲状腺素释放激素增加。

5. 药物性　长期服用镇静药物如氯丙嗪、吩噻嗪、奋乃静,止吐药甲氧氯普胺,胃动力药多潘立酮,抗高血压药如利血平、甲基多巴、维拉帕米,可卡因、单胺氧化酶抑制剂、蛋白酶抑制剂等均可引起高 PRL 血症。

6. 其他　肝肾疾病或肾上腺功能不足。

六、治疗要点

PCOS 伴有血 PRL 水平轻度升高,可采用溴隐亭治疗。溴隐亭不仅能降低 PRL 水平,还可降低 LH 值与高雄激素。

泌乳素正常后,再根据治疗目的及是否有生育要求选择治疗方案。

(吴瑞芳)

参 考 文 献

1. Magdalini KE, Dimitriadis GK, Anna A, et al.The value of PRL in predicting prolactinoma in hyperprolactinemic PCOS.European Journal of Clinical Investigation, 2018：e12961.
2. Szosland K, PawełPawlowic Z, Lewinski A.Prolactin secretion in polycystic ovary syndrome (PCOS).Neuro endocrinology letters, 2015, 36(1)：53.
3. Papaleo E, Doldi N, Santis LD, et al.Cabergoline influences ovarian stimulation in hyperprolactinaemic patients with polycystic ovary syndrome.Obstetrical & Gynecological Survey, 2001, 57(11)：2263-2266.
4. Paoletti AM, Cagnacci A, Soldani R, et al.Evidence that an altered prolactin release is consequent to abnormal ovarian activity in polycystic ovary syndrome.Fertility and Sterility, 1995, 64(6)：1094-1098.
5. Su HW, Chen CM, Chou SY, et al.Polycystic ovary syndrome or hyperprolactinaemia：a study of mild hyperprolactinaemia.Gynecological Endocrinology, 2011, 27(1)：55-62.

第十四章
多囊卵巢综合征肥胖患者减重

多囊卵巢综合征（PCOS）是育龄期女性最为常见的妇科内分泌代谢疾病，包括稀发排卵或无排卵、高雄激素血症或高雄激素的临床表现，超声提示卵巢多囊样改变。肥胖是 PCOS 女性中常见的临床表现，肥胖与 PCOS 紧密相关，在 PCOS 发生和发展过程中扮演了重要的角色。

目前国内外有多个研究报道 PCOS 女性中肥胖的患病率。2012 年，一项包含不同国家不同种族，针对 PCOS 女性超重、肥胖的患病率 Meta 分析显示，不同国家地区 PCOS 患者超重 / 肥胖患病率为 40~80%（超重：$24 \leqslant BMI < 28kg/m^2$；肥胖：$BMI \geqslant 28kg/m^2$），腹型肥胖患病率为 53.5%~85.5%。2013 年中国一项 PCOS 流行病学调查显示，PCOS 患者中肥胖的患病率为 34.09%。

肥胖型 PCOS 代谢综合征患病率约为 32.3%~47.9%，显著高于非肥胖的 5.7%~15.9%。其中，中国肥胖型 PCOS 女性中，高血压患病比例为 29.9%，血脂紊乱比例为 73.2%，均高于非肥胖型 PCOS 患者的 7.7% 和 47.7%。胰岛素抵抗被认为是 PCOS 重要的特征之一，而肥胖型 PCOS 中的胰岛素抵抗的比例为 27.8%，高于非肥胖 PCOS 患者的 7.1%。

同样，肥胖影响 PCOS 患者的生殖功能，导致不育、月经失常；影响 PCOS 患者的妊娠结局，增加了妊娠期糖尿病、妊娠期高血压、早产、巨大儿和死产的危险；增加了子宫内膜癌、乳腺癌的发病危险；加重了 PCOS 患者的代谢和内分泌异常，增加了心血管疾病的危险。

一、国内外 PCOS 指南中减重部分概况

国内外共识体重控制是 PCOS 促排卵的优先步骤，减轻体重是肥胖 PCOS 患者的第一位治疗。2006 年的中国《多囊卵巢综合征诊治标准专家共识》和 2007 年的《多囊卵巢综合征的诊断和治疗专家共识》提出，通过低热量饮食和

锻炼,降低体重的 5% 或更多,能改善月经紊乱、多毛、痤疮等症状,并有利于不孕的治疗。2016 年,中国《青春期多囊卵巢综合征诊治共识》指出,调整生活方式为一线治疗方法,尤其对于超重和肥胖的青春期 PCOS 患者。减轻体重不宜过快,应循序渐进,以不影响青春期正常生长发育为原则。

2018 年,中国《多囊卵巢综合征中国诊疗指南》指出,调整生活方式、减少体脂的治疗是肥胖 PCOS 患者的基础治疗方案。基础治疗控制不好的肥胖患者可以选择奥利司他口服治疗以减少脂肪吸收。

2018 年,中国《多囊卵巢综合征诊治内分泌专家共识》指出无论肥胖或非肥胖 PCOS 患者,生活方式干预都是基础治疗方案。对于合并超重或肥胖的 PCOS 患者,经过生活方式干预治疗,体重下降幅度小于基础体重的 5%,建议在二甲双胍基础上联用或改用脂肪酶抑制剂(奥利司他)。

国外指南对肥胖多囊卵巢综合征肥胖患者减重的建议和指导见表 14-1。

表 14-1 国内外 PCOS 指南中减重建议

指南名称	减重建议
中国指南	
2006 年中华医学会妇产科分会内分泌学组:多囊卵巢综合征诊治标准专家共识	通过低热量饮食和耗能锻炼,降低全部体重的 5% 或更多,就能改变或减轻月经紊乱、多毛、痤疮等症状并有利于不孕的治疗
2007 年中华医学会妇产科分会内分泌学组:多囊卵巢综合征的诊断和治疗专家共识	肥胖患者通过低热量饮食和耗能锻炼,降低全部体重的 5% 或更多,就能改变或减轻月经紊乱、多毛、痤疮等症状并有利于不孕的治疗
2016 年中国青春期多囊卵巢综合征诊治共识	调整生活方式为一线治疗方法,尤其对于超重(BMI 23~24.9)和肥胖(BMI ≥ 25)的青春期 PCOS 患者。减轻体重不宜过快,应循序渐进,以不影响青春期正常生长发育为原则
2018 年多囊卵巢综合征中国诊疗指南	调整生活方式、减少体脂的治疗是肥胖 PCOS 患者的基础治疗方案。基础治疗控制不好的肥胖患者可以选择奥利司他口服治疗以减少脂肪吸收
2018 年多囊卵巢综合征诊治内分泌专家共识	对于合并超重或肥胖的 PCOS 患者,经过生活方式干预治疗,体重下降幅度小于基础体重的 5%,建议在二甲双胍基础上联用或改用脂肪酶抑制剂(奥利司他)

续表

指南名称	减重建议
国外指南	
2007年英国皇家妇产科学院(RCOG)多囊卵巢综合征远期影响指南	推荐超重/肥胖PCOS患者通过低热量饮食与锻炼,达到降低体重5%~7%
2009年美国妇产科医师学会(ACOG)临床指南:多囊卵巢综合征	推荐肥胖PCOS患者减重达到5%
2010年加拿大妇产科医生协会(SOGC):多囊卵巢综合征的排卵诱导	推荐肥胖、无排卵的PCOS患者,体重减轻5%~10%,可以恢复排卵周期
2010年雄激素过多和多囊卵巢综合征协会(AE-PCOS)PCOS患者心血管疾病风险及预防的评估	通过生活方式干预达到降低体重5%~7%,可以降低60%的肥胖IGT转化为糖尿病的风险。并且建议超重/肥胖PCOS妇女减轻体重5%~10%,减少心血管疾病的风险,长期目标为体重降低10%~20%,根据不同种族,腰围不超过80~88cm
2012年欧洲人类生殖及胚胎学会美国生殖医学会(ESHER/ASRM):多囊卵巢综合征(PCOS)对女性健康的影响	生活方式干预可以降低体重,改善代谢指标,证据水平为A级
2013年美国内分泌学会(TES):多囊卵巢综合征的诊断和治疗	对于超重或肥胖的青春期多囊和多囊卵巢综合征患者,减肥从限制热量饮食开始
2014年英国皇家妇产科学院(RCOG)多囊卵巢综合征远期影响指南	超重肥胖PCOS患者减少体重的5%,可以降低胰岛素抵抗和睾酮水平,改善代谢及降低心血管风险
2016年AACE/ACE指南:肥胖患者综合医疗管理	推荐超重或肥胖的PCOS患者应采用生活方式治疗,目标为减肥5%~15%或以上,以改善雄激素增多、月经过少、排卵困难、胰岛素抵抗和高脂血症,临床疗效因人而异
2018年国际循证指南:多囊卵巢综合征的评估和管理	6个月内,减重达到5%~10%,视为减肥成功,有显著的临床效果

二、具体减重措施

减重可降低血液中胰岛素水平,增加性激素结合蛋白(SHBG)及胰岛素样生长因子结合蛋白含量,降低循环雄激素水平,进而有效恢复排卵及规律月经周期。良好的运动饮食习惯可提高治疗反应,提高妊娠率、降低治疗费用,是一种简单地治疗生育能力低下的方法。

（一）生活方式干预

国内外指南均推荐生活方式干预作为 PCOS 患者的一线治疗，即包括平衡膳食、合理运动及行为干预，不但可以改善患者代谢指标和内分泌状态，同时也可以改善性激素紊乱，提高妊娠率。

生活方式干预包括饮食控制、运动和行为干预，以减轻体重或预防体重增加。生活方式干预可有效改善 PCOS 超重 / 肥胖患者的生活质量。

1. 饮食控制　减少能量的摄入是减重治疗中最主要的部分，建议每日饮食减少 500~700kcal。而富含营养素的膳食结构可提高患者依从性，改善饮食习惯，减轻代谢性疾病的危险因素，得到临床获益，因而也是大力提倡的。对于膳食结构的构成，推荐糖类占 45%~60%，脂肪占 20%~30%，蛋白质占 15%~20%，同时要摄入丰富的维生素、矿物质及膳食纤维。推荐地中海饮食、低糖类、低脂肪、高蛋白素食，可以提高妊娠率。

2. 运动　运动是减重治疗中不可或缺的一部分，可通过减少脂肪成分，增加肌肉含量使机体保持在更健康的状态。开始初始体育运动的患者，运动量和强度应当逐步递增，最终目标应在每周运动 150 分钟以上，每周运动 3~5 天。针对主要肌群的单一重复训练可有效减少脂肪成分，建议每周 2~3 次，同时需减少静坐。根据患者体能情况制订个体化的体育活动方案，可以提高疗效。运动可以明显提高妊娠率、活产率、生育力。

3. 行为干预　行为方式干预主要旨在通过各种方式，增加患者肥胖症治疗的依从性，主要包括自我管理、目标设定、教育、解决问题的策略、刺激控制、减轻压力、心理评估、咨询和治疗、认知调整、动机访谈、动员社会支持机构等。PCOS 的临床表现及肥胖带来的双重压力，进一步加重患者的心理负担。对于肥胖或超重的 PCOS 患者应该加强心理干预，帮助患者循序渐进地改善生活方式，建立自信。

（二）药物治疗

对于单纯生活方式干预体重减轻幅度有限的超重或肥胖的 PCOS 患者，推荐使用减重药物奥利司他。奥利司他是一种胃肠道脂肪酶抑制剂，抑制了人体对食物中脂肪的吸收，从而达到减少热量摄入，控制体重的效果。

联合生活方式干预和奥利司他(120mg，每日 3 次)3~6 个月可明显降低肥胖型 PCOS 患者的体重，改善 PCOS 患者的临床表现，包括降低血清雄激素及胰岛素水平，调节糖脂代谢紊乱，帮助部分患者恢复正常月经及排卵。Moni 等选取了 100 例育龄期肥胖型 PCOS 患者进行随机双盲安慰剂对照实验，每日提供相同热量饮食且运动 0.5 小时，实验组给予奥利司他，对照组给予安慰剂,3个月后实验组的体重、BMI及WHR均明显低于安慰剂组,差异有统计学意义。Kumar等进行了一项生活方式干预、二甲双胍和奥利司他对PCOS患者疗效的比较,将90例肥胖型PCOS患者随机分为三组,分别是生活方式干预,服用奥利司他和二甲双胍,在研究结束时评估体重及体质指数,血糖血脂,排卵率和受孕率。3个月实验期结束,奥利司他组患者血脂显著改善,且奥利司他组的受孕率高于二甲双胍组(40% vs 26.7%),差异有统计学意义。

在生活方式干预不能有效地控制体重和改善脂肪肝时,应尽早辅助药物治疗。目前国内建议若体重下降幅度小于原体重的5%,建议联用或改用奥利司他。2016年AACE/ACE推荐超重或肥胖并伴有多囊卵巢综合征的患者,应该考虑单用或联合使用奥利司他(orlistat)、二甲双胍(metformin)或利拉鲁肽(liraglutide),因为这些药物可有效减轻体重、改善PCOS患者的临床表现,包括胰岛素抵抗、葡萄糖耐量异常、血脂异常、雄激素增多症、月经稀少、不排卵等。

(三) 手术治疗

生活方式干预减重失败的患者和BMI值≥40kg/m^{2}或BMI≥35kg/m^{2}伴随有高风险肥胖相关病症(如高血压或2型糖尿病)的患者应考虑减肥手术。2016年AACE/ACE推荐经选择的肥胖合并PCOS的患者应该考虑腹腔镜下胃旁路术,以改善临床症状,包括恢复月经和排卵。

(四) 代谢调整

PCOS患者如有代谢性疾病,应先控制体重,进行生活方式干预,改善代谢情况。代谢异常会影响促排卵效果,不易受孕。即使受孕也影响受精卵的发育,流产率较高,且会增加妊娠并发症的发生。所以先控制体重、纠正代谢性疾病再妊娠十分重要。不论肥胖或非肥胖的PCOS患者推荐诊断成立后即可开始二甲双胍治疗,该药主要通过改善肝及外周组织的胰岛素抵抗,抑制肝糖异生和糖原分解,增加外周组织对葡萄糖的利用,改善高胰岛素血症。对于合并超重或肥胖的PCOS患者,经过生活方式干预治疗,体重下降幅度小于基础体重的5%,建议在二甲双胍基础上联用或改用脂肪酶抑制剂(奥利司他):该药物通过竞争抑制胰腺、胃肠道中脂肪酶的作用,抑制肠道食物中脂肪的分解吸收,减轻体重,小样本的研究提示其还能降低雄激素水平。

(阮祥燕)

参考文献

1. 全国卫生产业企业管理协会妇幼健康产业分会生殖内分泌学组.青春期多囊卵巢综合

征诊治共识.生殖医学杂志,2016,25(9):767-770.

2. 中华医学会妇产科学分会内分泌学组及指南专家组.多囊卵巢综合征中国诊疗指南.中华医学会系列杂志,2018,53(1):2-6.

3. 中国医师协会内分泌代谢科医师分会.多囊卵巢综合征诊治内分泌专家共识.中国医师协会内分泌代谢科医师分会,2018,53(1):2-6.

4. 阮祥燕,谷牧青.多囊卵巢综合征患者生活方式的调整与减重治疗.中华生殖与避孕杂志.2017,37(12):1024-1026.

5. 中国超重/肥胖医学营养治疗专家共识编写委员会.中国超重/肥胖医学营养治疗专家共识.中华糖尿病杂志,2016,8(9):525-540.

6. Li R,Zhang Q,Yang D,et al.Prevalence of polycystic ovary syndrome in women in China:a large community-based study.Hum Reprod,2013,28(9):2562-2569.

7. Legro RS,Arslanian SA,Ehrmann DA,et al.Diagnosis and treatment of polycystic ovary syndrome:an Endocrine Society clinical practice guideline.J Clin Endocr Metab,2013,98(12):4565-4592.

8. Moran LJ,Hutchison SK,Norman RJ,et al.Lifestyle changes in women with polycystic ovary syndrome.The Cochrane Library,2011.

9. Avenell A,Broom JI,Brown TJ,et al.Systematic review of the long-term effects and economic consequences of treatments for obesity and implications for health improvement.Health Technol Asses,2004.

10. Peirson L,Douketis J,Ciliska D,et al.Treatment for overweight and obesity in adult populations:a systematic review and meta-analysis.CMAJ open,2014,2(4):E306.

11. Panidis D,Tziomalos K,Papadakis E,et al.Lifestyle intervention and anti-obesity therapies in the polycystic ovary syndrome:impact on metabolism and fertility.Endocrine,2013,44(3):583-590.

12. Panidis D,Tziomalos K,Papadakis E,et al.The role of orlistat combined with lifestyle changes in the management of overweight and obese patients with polycystic ovary syndrome.Clin Endocrinol,2014,80(3):432-438.

13. Moini A,Kanani M,Kashani L,et al.Effect of orlistat on weight loss,hormonal and metabolic profiles in women with polycystic ovarian syndrome:a randomized double-blind placebo-controlled trial.Endocrine,2015,49(1):286-289.

14. Ghandi S,Aflatoonian A,Tabibnejad N,et al.The effects of metformin or orlistat on obese women with polycystic ovary syndrome:a prospective randomized open-label study.J Assist Reprod Gen,2011,28(7):591.

15. Ruan X,Song J,Gu M,et al.Effect of Diane-35,alone or in combination with orlistat or metformin in Chinese polycystic ovary syndrome patients.Arch Gynecol Obstet,2018,297(6):1557-1563.

16. Song J,Ruan X,Gu M,et al.Effect of orlistat or metformin in overweight and obese

polycystic ovary syndrome patients with insulin resistance.Gynecol Endocrinol,2018,34 (5):413-417.

17. Graff SK,Mario FM,Ziegelmann P,et al.Effects of orlistat vs.metformin on weight loss-related clinical variables in women with PCOS:systematic review and meta-analysis.Int J Clin Pract,2016,70(6):450-461.

18. Moini A,Kanani M,Kashani L,et al.Effect of orlistat on weight loss,hormonal and metabolic profiles in women with polycystic ovarian syndrome:a randomized double-blind placebo-controlled trial.Endocrine,2015,49(1):286-289.

第十五章
多囊卵巢综合征促排卵治疗

第一节　促排卵的预处理

一、减重

对于合并超重或肥胖的多囊卵巢综合征（PCOS）患者，通过运动或调整生活方式减重可作为一线治疗方案，60% 的患者体重减少 5%~10% 即可获得自发排卵。另外，减重还可增加促排卵药物的敏感性。Richard 等综合 OWL PCOS 与 PPCOS Ⅱ 两项 RCT 研究的数据进行二次分析，结果提示：在使用克罗米芬（clomiphene citrate，CC）促排卵治疗前，通过 16 周的生活方式调整包括能量摄入、运动等使体重下降至少 7%，可显著提高 CC 治疗后的排卵率与活产率。Meta 分析结果支持，对于肥胖患者，不管是采用生活方式调整、药物减重或手术减重，均能显著增加助孕治疗周期的可利用胚胎数、降低周期取消率与流产率、提高妊娠率和 / 或活产率，但该研究所纳入的研究质量低，尚缺少高质量的随机对照研究。

二、抗雄激素治疗

雄激素水平升高是 PCOS 的主要特征之一，约 60% 的 PCOS 女性表现高雄激素血症。与高雄激素血症相关的主要临床表现有多毛、痤疮等；除此以外，雄激素水平升高还与不良妊娠结局发生风险增加有关，如流产、妊娠期糖尿病、子痫前期及早产等。因此，抗雄激素治疗可能有利于改善 PCOS 妇女的妊娠结局。目前，指南推荐使用短效复方口服避孕药（combined oral contraceptive，COC）作为青春期以及育龄期 PCOS 女性高雄激素血症的首选治疗。但孕前使用 COC 降低雄激素水平能否改善妊娠结局，目前的研究尚少，且结果存在争议。Pan 等的回顾性研究认为在辅助生殖治疗前,连续使用 3 个月以上的 COC 降雄激素,能显著提高妊娠率与种植率,并降低流产率,但对胎儿出生体重及孕周无改善作用;Palomba 等的研究则认为使用 COC 预处理并未改善妊娠结局。2018 年,我国学者 Yanglu Li 等的最新研究认为与健康女性比较,PCOS 患者孕期发生妊娠期糖尿病、子痫前期与早产的风险显著增加,而孕前使用 3 个月的炔雌醇 / 醋酸环丙孕酮(EE/CPA)预处理降低雄激素,可降低不良妊娠结局的发生率。这是目前为止最大的探讨健康女性不良妊娠结局发生率的研究,也是第 1 次针对 PCOS 患者促排卵治疗前使用 EE/CPA 能否改善妊娠结局的研究。该研究所纳入的 PCOS 患者均在使用 CC 促排卵治疗3 个周期内获得妊娠,但并未报道 COC 预处理能否提高排卵率。Richard S 等的研究结果显示,CC 促排卵周期中,提前使用 COC 预处理,并未提高排卵率与活产率;且与减重比较,COC 虽能显著降低 PCOS 患者的睾酮水平,增加性激素结合球蛋白浓度,但前者 CC 促卵治疗后的累积排卵率显著增高(46% *vs.* 60%)。

第二节　促排卵治疗的药物选择

一、克罗米芬

克罗米芬是一种竞争性雌激素受体拮抗剂,具有较强的抗雌激素效应及微弱的雌激素效应;大部分情况,主要发挥抗雌激素作用,只有在雌激素水平极低时,才表现出雌激素效应。CC 有顺式和反式两种异构体,商品化的 CC 是两种异构体的混合物,其中 62% 为顺式结构,顺式结构的半衰期短,为 2.5~11.8天;38% 为反式结构,半衰期长,为 14.2~33.4 天,因此口服 50mg 的 CC,1 个月后仍可在血浆中检测,但目前没有足够的证据认为残留的反式 CC 具有临床效应。

由于在结构上与雌激素类似,CC 可与下丘脑 GnRH 神经元上雌激素受体结合,竞争性抑制内源性雌激素对中枢的负反馈作用,促进 FSH 的分泌。在PCOS 患者的促排卵治疗中,CC 作为传统的一线药物,从月经或撤退性出血后第 2~5 天开始给药。Rostami-Hodjegan 等对既往文献进行总结得出:46% 的患者对 50mg 能发生反应,21% 的患者对 100mg 有反应,8% 的患者对 150mg有反应;Dicky 等认为剂量超过 150mg 对排卵率没有显著益处。因此,我国指南推荐 50mg 为起始剂量,共使用 5 天,最大不超过 150mg/d。CC 需每天给药,维持一定血药浓度,以保证其优先进入下丘脑。

CC 治疗后的排卵率为 75%~80%,随着年龄的增长,对药物的反应性下降,另外,高 BMI 及高雄激素血症也可降低其反应性。经 CC 治疗有卵泡发育的无排卵不孕患者,每周期的妊娠率为 15%;若未合并其他不孕因素,每周期的妊娠率可达 22%,经过 6~9 个周期的治疗后,累积妊娠率可达 70%~75%,随后,每周期的妊娠率急剧下降。因此,在经过 3~6 个 CC 治疗周期后,若仍未妊娠,应进一步评估是否合并其他不孕因素,以及考虑更改治疗方案;延长治疗周期并不增加妊娠率,尤其是对于 35 岁以上的患者。

20%~25% 的女性经 CC 治疗后仍无排卵,称为 CC 抵抗(CC resistant)。这些患者需要调整治疗方案或改用二线促排卵药物,如促性腺激素(gonadotropin,Gn);也有证据支持对于 CC 抵抗患者,联合使用 CC 和二甲双胍能提高排卵率、妊娠率及活产率(B 级证据)。

二、来曲唑

来曲唑(letrozole,LE)是第三代芳香化酶抑制剂,芳香化酶是雌激素合成过程中的限速酶,催化雄激素(雄烯二酮和睾酮)向雌激素(雌酮和雌二醇),因此,LE 可抑制雌激素的合成,降低血中雌激素水平,减少雌激素对下丘脑的负反馈作用,促进 FSH 的合成分泌;另外,卵巢内雄激素的积累可增加卵泡对 FSH 的敏感性,从而可用于 PCOS 患者促排卵治疗。

PCOS 患者使用 LE 促排卵治疗的排卵率为 75%,临床妊娠率达 32%,活产率达 29.1%,最早的用药方案是在月经周期 3 天开始,2.5mg/ 天,共 5 天。延长用药时间(10 天方案)或增加用药剂量(5mg 或 7.5mg)并不提高临床妊娠率。有限的研究数据显示,在 LE 促排卵周期,使用 hCG 诱发排卵可增加妊娠率;在卵泡直径为 20~23mm 时触发排卵能获得更高的妊娠率;对于精液正常的夫妇,人工授精相比于指导同房,不增加妊娠率;而阴道用黄体支持可增加临床妊娠率,但目前证据级别较低,尚需要进一步的研究。

LE 与 CC 均可用于 PCOS 患者的促排卵治疗。理论上,CC 通过拮抗阻断及耗竭雌激素受体发挥作用,而 LE 则是通过抑制雌激素合成,对雌激素受体不产生影响。所以,芳香化酶抑制剂对宫颈黏膜和子宫内膜并无不利影响,而这是 CC 治疗后虽可获得较高的排卵率,但妊娠率并不高的主要原因,有研究证实,LE 与 CC 比较,前者的子宫内膜更厚。另外,由于 LE 半衰期短(45~48 小时),且对雌激素受体不产生脱敏效应,一旦停止给药后,下丘脑对雌激素的负反馈机制迅速恢复,使其不至于过度分泌,更利于单卵泡发育,因此,理论上,多胎妊娠的发生率会少于 CC。

目前虽有多项研究比较两者之间的临床结局,但仍存在较大的争议。Legro 等 2014 年发表在《新英格兰医学杂志》上的一项前瞻性随机对照研究结果提示:对于 PCOS 患者,使用 LE 促排卵具有更高的排卵率与活产率。2018 年的一项 Meta 分析也比较了 LE 与 CC 在 PCOS 患者中的影响,该研究纳入 25 项研究,结果提示,LE 组(单用或添加其他辅助用药)活产率高于 CC 组(单用 CC 或添加其他辅助用药),而多胎妊娠率与卵巢过度刺激发生率差异无统计学意义。而对于 CC 抵抗的 PCOS 患者,54.6% 的患者仍可对 LE 有反应,25% 的患者可获得妊娠。随着越来越多的研究证实 LE 在 PCOS 患者促排卵治疗中的作用,各国指南均推荐将其用于 PCOS 促排卵治疗的一线用药。

三、外源性促性腺激素

外源性促性腺激素(Gn)作为 PCOS 患者促排卵治疗的二线用药,可用于一线药物治疗无卵泡发育或治疗失败患者,如 CC 抵抗。外源性 Gn 包括尿源性、重组以及高纯度 FSH,理论上,由于大部分 PCOS 患者 LH 水平高,在这一部分人群中,纯化的 FSH 能减少 LH 对卵泡发育的不良影响,获得更好的妊娠解决,但 Meta 分析结果提示,不同来源的 FSH 之间活产率、临床妊娠率以及 OHSS 发生率差异无统计学意义。由于 PCOS 患者对 Gn 非常敏感,因此需警惕多卵泡发育、卵巢过度刺激与多胎妊娠的发生,且只能应用于具有卵泡监测条件(盆腔 B 超及雌激素)与治疗卵巢过度刺激综合征及减胎条件的医疗机构。

虽然 Gn 较早用于 PCOS 患者的促排卵治疗,但目前并没有针对其用药方案的指南。递增方案是最常用的,尤其是第一次应用时,它可通过确定最敏感卵泡所需要 FSH 量来确定卵巢对 FSH 的敏感性。对于非肥胖患者,推荐起始剂量为每日 37.5~50U,肥胖患者则为 75~112.5U/ 天;4~7 天后,根据卵巢反应逐渐增加剂量,每次增加比例建议不超过 50%,以避免卵巢过度反应;若未妊娠,第 2 周期可从上一次卵巢反应阈值开始启动,但由于每个周期之间具有较大的差异,每个周期均应密切监测卵泡发育情况。若剂量增加至 225U 或促排卵时间超过 35 天,仍无卵泡发育,应考虑取消该治疗周期。

递减方案是一种更符合卵泡发育过程中 FSH 变化规律的方案,即在治疗开始时就使用超过 FSH 阈值的剂量(150~225U),当主导卵泡出现后,逐渐减少 FSH 用量,关闭 FSH 窗,但由于 PCOS 患者对 Gn 非常敏感,递减方案更适合于既往周期已确定 FSH 阈值的患者。

在临床上,可使用 CC 或 LE 结合 Gn,增加卵巢敏感性,减少 Gn 的用量。即月经的 2~5 天,使用标准的 CC(50~100mg)或 LE 5 天后,加用小剂量的 FSH 或 hMG。RCT 结果提示,序惯使用 CC+Gn 妊娠率与活产率无显著,但 FSH 用量与时间显著减少(缩短)。

四、二甲双胍

胰岛素抵抗(IR)是指各种原因导致胰岛素促进葡萄糖摄取和利用的效率下降,能使脂肪细胞总三酰甘油水解增加、肌肉对糖的利用降低、肝脏中糖原合成增加,最终导致循环中的游离脂肪酸与血糖水平升高,机体需代偿性分泌更多的胰岛素来维持血糖稳定,从而导致高胰岛素血症,30%~60% 的 PCOS 女性存在胰岛素抵抗。高胰岛素血症可通过促进卵巢雄激素合成与抑制肝脏合成雄激素结合球蛋白,两方面联合作用使血中雄激素水平升高,导致卵泡闭锁与无排卵。胰岛素抵抗可导致 PCOS 患者表现为无排卵,引起研究者们对胰岛素增敏剂是否可作为一种潜在的促排卵药物进行了大量的研究。目前研究最多的是二甲双胍,已有上百篇随机对照研究探讨了二甲双胍在 PCOS 中的应用,应用方案包括单用二甲双胍,结合其他促排卵药物如 CC,来曲唑,Gn等。研究结果包括:安慰剂比较,二甲双胍可增加 PCOS 女性的排卵率、妊娠率及活产率,流产率无显著差异;当进一步根据 BMI 进行分组后(BMI ≥ 30kg/m² 和 BMI<30kg/m²),排卵率与妊娠率仍显著高于安慰剂,而流产率与活产率则没有显著差异;因此,目前有美国指南认为,单独使用二甲双胍能增加 PCOS 女性的排卵率,证据为一级证据,但关于二甲双胍是否能改善妊娠率及活产率,尚需要进一步的证据支持。2017 年的一项系统分析比较了单用二甲双胍与 CC 之间的临床结局,在 BMI ≥ 30kg/m² 的 PCOS 患者中,CC 的妊娠率及活产率高于二甲双胍;而在 BMI<30kg/m² 患者中,二甲双胍则优于 CC,但目前的研究尚存在较大的偏倚,各研究之间的结果具有较大的不一致性。多个设计良好的 RCT 及系统分析结果提示,在使用 CC 促排卵过程中,不管是肥胖还是非肥胖妇女,联合应用二甲双胍能显著增加排卵率、临床妊娠率及活产率。有一项 RCT 研究认为 FSH 联合二甲双胍与单用 FSH 比较,能增加排卵率、妊娠率及活产率,流产率与多胎妊娠率无显著差别。综上所述,目前的观点认为,虽然二甲双胍能单独用于促排卵,但存在其他更有效的促排卵药物;而联合应用,可显著改善临床结局。

(赵伟娥 梁晓燕 乔杰)

参 考 文 献

1. 中华医学会妇产科学分会内分泌学组及指南专家组,多囊卵巢综合征中国诊疗指南.中华妇产科杂志,2018,53(1):2-6.

2. Legro RS,Dodson WC,Kris-Etherton PM,et al.Randomized Controlled Trial of Preconception Interventions in Infertile Women With Polycystic Ovary Syndrome.J Clin Endocrinol Metab,2015,100(11):4048-4058.

3. Legro RS,Brzyski RG,Diamond MP,et al.Letrozole versus clomiphene for infertility in the polycystic ovary syndrome.N Engl J Med,2014,371(2):119-129.

4. Legro RS,Dodson WC,Kunselman AR,et al.Benefit of Delayed Fertility Therapy With Preconception Weight Loss Over Immediate Therapy in Obese Women With PCOS.J Clin Endocrinol Metab,2016,101(7):2658-2666.

5. Glueck CJ,Goldenberg N.Characteristics of obesity in polycystic ovary syndrome:Etiology,treatment,and genetics.Metabolism,2018.

6. Pan JX,Liu Y,Ke ZH,et al.Successive and cyclic oral contraceptive pill pretreatment improves IVF/ICSI outcomes of PCOS patients and ameliorates hyperandrogenism and antral follicle excess.Gynecol Endocrinol,2015,31(4):332-336.

7. Li Y,Ruan X,Wang H,et al.Comparing the risk of adverse pregnancy outcomes of Chinese patients with polycystic ovary syndrome with and without antiandrogenic pretreatment.Fertil Steril,2018,109(4):720-727.

8. Role of metformin for ovulation induction in infertile patients with polycystic ovary syndrome(PCOS):a guideline.Fertil Steril,2017,108(3):426-441.

9. Franik S,Eltrop SM,Kremer JA,et al.Aromatase inhibitors(letrozole) for subfertile women with polycystic ovary syndrome.Cochrane Database Syst Rev,2018,5:D10287.

10. Weiss NS,Nahuis M,Bayram N,et al.Gonadotrophins for ovulation induction in women with polycystic ovarian syndrome.Cochrane Database Syst Rev,2015(9):D10290.

11. Ghanem ME,Elboghdady L A,Hassan M,et al.Clomiphene citrate co-treatment with low dose urinary FSH versus urinary FSH for clomiphene resistant PCOS:randomized controlled trial.J Assist Reprod Genet,2013,30(11):1477-1485.

12. Morley LC,Tang T,Yasmin E,et al.Insulin-sensitising drugs(metformin,rosiglitazone,pioglitazone,D-chiro-inositol) for women with polycystic ovary syndrome,oligo amenorrhoea and subfertility.Cochrane Database Syst Rev,2017,11:D3053.

13. Teede HJ,Misso ML,Costello MF,et al.International evidence-based guideline for the assessment and management of polycystic ovary syndrome,2018.

第十六章
多囊卵巢综合征高雄激素治疗

高雄激素血症和高雄激素导致的多毛、痤疮和雄激素相关秃顶在 PCOS 患者非常常见,因此,抗雄激素治疗是 PCOS 治疗策略的核心内容,不仅能够纠正内分泌代谢紊乱,而且缓解临床症状,改善生育,降低妊娠期并发症的发生,预防远期可能发生的心血管疾病和肿瘤。

抗雄激素治疗包括生活方式、药物治疗和化妆品的应用。

一、生活方式

PCOS 患者体内雄激素水平增高主要是卵巢、肾上腺合成和分泌雄激素增多,而肥胖、高胰岛素血症等代谢紊乱可以加剧雄激素的合成,因此,健康的生活方式如运动、饮食和戒烟戒酒能够减轻高雄激素症状。

二、药物治疗

抗雄激素药物包括复方口服避孕药(COC)、抗雄激素药物或联合治疗。

1. COC 的抗雄激素治疗 COC 是由乙炔雌二醇和孕激素组成的复方避孕药,其中的孕激素成分通过负反馈作用抑制垂体激素的分泌,从而抑制 LH 分泌降低卵巢卵泡膜细胞的雄激素合成;雌激素成分促进肝合成性激素合成蛋白(SHBG),继而降低血中游离雄激素水平;COC 具有抗雄激素作用的孕激素(醋酸环丙孕酮、屈螺酮),在靶器官阻断雄激素转化为双氢睾酮,以及与双氢睾酮竞争结合雄激素受体进一步增强 COC 的抗雄激素作用。

COC 的选用法同常规应用,服用 3~6 个月后多数患者的高雄症状得以缓解。本指南建议 COC 选择应依据世界卫生组织(WHO)的避孕药具医学标准。COC 的绝对禁忌证包括:有先兆的偏头痛病史、深部静脉血栓(DVT)/肺栓塞(PE)病史、已知血栓基因突变、多项动脉型心血管疾病危险因素、缺血性心脏病或卒中、有并发症的瓣膜心脏病、乳腺癌患者、神经病变、严重肝硬化和恶性肝肿瘤；其他 DVT 危险因素包括产后制动、分娩时输血、BMI>30kg/m²、产后出血、剖宫产后、先兆子痫或吸烟。目前证据提示含左炔诺孕酮、炔诺酮、诺孕酯的 COC 与低危 DVT 有关。

基于 COC 的抗雄激素作用及调节月经的优势，本指南推荐 COC 作为在无生育要求的成人 PCOS 患者或者青少年诊断或疑似 PCOS 患者的抗雄治疗和/或调节月经的一线首选治疗。同时，本指南推荐 20~30μg 炔雌醇或者天然雌激素的 COC 为 PCOS 抗雄激素的首选。鉴于 35μg 炔雌醇＋醋酸环丙孕酮的高危血栓风险，只建议用于中到重度多毛和痤疮的治疗，而不被作为 PCOS 的一线治疗。对于避孕、不规律月经和轻至中度多毛的 PCOS 患者，推荐其他低危 COC 制剂作为一线治疗，同时需要考虑不同 COC 的治疗效果、代谢风险、不良反应、费用和可用性。应向患者说明 COC 的相对和绝对禁忌证和不良反应，采用个体化方案，并注意有高危因素如肥胖、高血脂和高血压者。

本指南指出：在应用 COC 时，应注意 COC 对代谢尤其是已经出现代谢问题的 PCOS 患者的影响，在抗雄和纠正月经异常同时，通过生活方式调整和患教指导其重视疾病，及时改进生活方式，且长期关注健康和代谢问题。

2. 抗雄激素药物 包括螺内酯、氟他胺、非那雄胺等，其抗雄激素机制是在雄激素受体水平阻断双氢睾酮与靶器官的雄激素受体结合。这类药物适合于 PCOS 患者 COC 抗雄激素治疗效果不佳，或者治疗不良反应大，或者不能服用 COC（禁忌证）者。对于雄激素相关的秃顶，COC 可联合抗雄激素药物治疗。

由于药物的肝毒性和胚胎毒性，在用药前后要注意评估和监测肝功变化。同时，在用药过程要提醒服用者采取避孕措施，避免妊娠发生。指南推荐单用抗雄药物时应采用避孕措施，或者 COC 联合抗雄激素药物以避免胎儿畸形发生。

本指南推荐：针对 COC 禁忌或耐受性差者，在有其他有效避孕措施时可以考虑使用抗雄激素药治疗多毛和秃顶。指南没有特别推荐哪一种抗雄激素药物，由于毛发生长周期，建议治疗 6~12 个月后再评价治疗效果。在使用抗雄激素药物时必须采取有效的避孕措施，以免胎儿男性化，并且要注意这些药物不同的生物利用度和调节状况，以及一些药物潜在的肝毒性。

3. 二甲双胍 系双胍类药物，通过抑制肝糖原异生和肝脏葡萄糖输出，提高外周组织对胰岛素的利用，纠正胰岛素抵抗。由于高雄血症与胰岛素抵抗密不可分，因此，在纠正胰岛素抵抗同时，能够降低雄激素水平、缓解高雄症状。因此,对于合并胰岛素抵抗的高雄激素患者,在 COC 等抗雄激素治疗同时,二甲双胍联合生活方式对缓解高雄激素有一定效果;但是,由于二甲双胍本身并非抗雄激素药物,单用二甲双胍在降低睾酮和游离睾酮指数及纠正月经紊乱方面不如 COC。

二甲双胍使具有高代谢风险的 PCOS 人群如糖尿病风险、IGT 或高危种族获益。二甲双胍从 500mg 起服用,每 1~2 周逐步增加剂量至治疗剂量,建议餐中服用,对于消化道反应大者,建议加服维生素 B_{12} 缓解不良反应。

4. 联合治疗　伴有代谢紊乱的 PCOS 患者,在采取积极有效的生活方式改变同时,二甲双胍联合 COC 能够有效抗雄激素、调节月经和改善代谢紊乱。RCT 研究结果提示,二甲双胍联合 COC 在抗雄激素(临床和生化高雄)效果优于 COC,且明显改善糖脂代谢紊乱(空腹血糖、口服胰岛素、总胆固醇等)。

本指南建议:对于合并糖尿病、糖耐量异常者,以及高危代谢障碍种族的 PCOS 患者,在 COC 联合生活方式效果不佳时加用二甲双胍治疗;在 BMI>25 的青少年,COC 联合生活方式不能达到治疗目标时应联合二甲双胍治疗(二甲双胍用法同上)。

三、化妆品

对于中至重度多毛患者,由于影响外观可适当采用化妆品治疗多毛,包括机械脱毛、脱毛膏或激光脱毛等。

本指南指出:在联合 6~12 个月的 COC 治疗多毛效果不佳时,建议加用抗雄药物。

(黄　薇)

参 考 文 献

1. Luque-Ramírez M, Nattero-Chávez L, Ortiz Flores AE, et al.Combined oral contraceptives and/or antiandrogens versus insulin sensitizers for polycystic ovary syndrome:a systematic review and meta-analysis.Hum Reprod Update,2017,27(12).

2. Kriplani A, Periyasamy AJ, Agarwal N, et al.Effect of oral contraceptive containing ethinyl estradiol combined with drospirenone vs.desogestrel on clinical and biochemical parameters in patients with polycystic ovary syndrome.Contraception,2010,82(2):139-146.

3. Ganie MA, Khurana ML, Nisar S, et al.Improved efficacy of low dose spironolactone and metformin combination than either drug alone in the management of women with polycystic ovary syndrome(PCOS):a six month,open label randomized study.J Clin Endocrin Metab,

2013,98(9):3599-3607.

4. Elter K,Imir G,Durmusoglu f.Clinical,endocrine and metabolic effect of metformin added to ethinyl estradiol-cyproterone acetate in non-obese women with polycystic ovary syndrome:a randomized controlled study.Hum Reprod,2002,17(7):1729-1737.

5. Harborne L,Fleming R,Lyall H,et al.Metformin or antiandrogen in the treatment of hirsutism in polycystic ovary syndrome.J Clin Endocrin Metab,2003,88(9):4116-4123.

6. Cibula D,Fanta M,Vrbriko J,et al.The effect of combination therapy with metformin and combined oral contraceptives(COC)versus COC alone on insulin sensitivity, hyperandrogenaemia,SHBH and lipids in PCOS patients.Hum Reprod,2005,20(1):180-184.

7. Hieger K,Davidson K,Kochman L,et al.The impact of metformin,oral contraceptives, and lifestyle modification on polycystic ovary syndrome in obese adolescent women in two randomized,placebo-controlled clinical trials.J Clin Endocrin Metab,2008,93(11):4299-4306.

8. Medical eligibility criteria for contraception.2015,Fifth edition.WHO.

第十七章
多囊卵巢综合征辅助生育治疗

多囊卵巢综合征（PCOS）是生育年龄女性常见的内分泌疾病，不仅可以致患者糖、脂代谢异常，使患糖尿病、心血管疾病的风险增加，而且对育龄期女性的生殖功能也存在很大的影响，可以导致不孕、妊娠结局不良、妊娠期并发症及胎儿远期并发症等，严重影响患者的生命质量、生育及远期健康。其中不孕是 PCOS 的临床特点之一，约有 75% 的患者伴有无排卵性不孕。由于 PCOS 的病因尚不明确，从病理生理学角度分析，肥胖（尤其是中心性肥胖）、高雄激素血症和胰岛素抵抗是 3 个互为因果、相互促进的因素，这 3 个因素都可以引起排卵障碍，导致不孕。另外，肥胖、代谢异常、炎症、内分泌紊乱可导致卵子质量低、子宫内膜容受性差等。

PCOS 导致不孕的主要原因：①超重和肥胖。流行病学资料显示，肥胖对生育能力影响很大，尤其是在体质指数（body index BMI）高且为中心性肥胖时明显。过多的脂肪及脂肪的分布异常都和生育能力的降低有关，肥胖导致的激素紊乱可以引起生化指标异常及卵巢功能失调，造成排卵障碍，超重和肥胖明显影响到体外受精 - 胚胎移植（in vitro fertilization-embryo transfer，IVF-ET）的治疗结局，这类女性更易发生卵母细胞质量下降。②高雄激素血症。高雄激素血症使窦卵泡发育停止、黄体生成素峰早现、LH 水平升高、颗粒细胞分化停止，从而导致卵泡成熟障碍而不排卵，继而不孕。③高胰岛素血症和胰岛素抵抗。胰岛素可与卵巢表面的胰岛素样生长因子受体结合，使卵泡膜细胞合成过多的雄激素，胰岛素抵抗还可以促进卵巢 LH 刺激的雄激素合成，使卵泡成熟受阻。

PCOS 患者不孕的主要原因是排卵障碍，故对于合并不孕的 PCOS 患者不应首选辅助生育治疗，而应首先采用促排卵治疗，一部分无合并因素的单纯PCOS 患者可从系统的促排卵治疗中获益，有以下因素者推荐 IVF-ET 治疗：

①不孕年限长、促排卵治疗无效者。约 75%~80% 的 PCOS 患者给予克罗米芬（CC）治疗后发生排卵，6 个治疗周期的累积妊娠率为 50%~60%，治疗周期应控制在 6 个排卵周期，最多不超过 12 个周期。如未妊娠，建议患者选择二线治疗，FSH 促排卵。如果一线和二线治疗均未妊娠，其选择 IVF-ET 指征明确。不孕年限长的 PCOS 患者可能合并其他不孕因素，部分患者对 CC、来曲唑及低剂量的 FSH 不敏感，卵泡不生长或生长缓慢，促排卵治疗无效。②合并输卵管炎或男方因素。如果 PCOS 患者同时存在输卵管问题，或者男方精液异常，则需要辅助生育治疗。

第一节　宫腔内人工授精

宫腔内人工授精是指将精子通过非性交方式注入女性宫腔内，使其受孕的一种技术，包括使用丈夫精液人工授精和供精者精液人工授精。

一、适应证

施行人工授精的基本条件是通过子宫输卵管碘油造影或腹腔镜检查证实至少一侧输卵管通畅。

（一）合并男性因素

1. 精液异常　轻度或中度少精症[精子浓度为 $(5\sim15)\times10^6/ml$]；精液体积减少（总量 <1.5ml），精子活动力减弱（前向运动精子 PR<32% 或精子活动率 PR+NP<40%）（《世界卫生组织人类精液检查与处理实验室手册》第 5 版），精子存活率 <58%，精液液化异常等。经药物或物理方法处理精液提高精子密度或精子活动力后行人工授精可提高妊娠机会。

2. 其他　因性功能障碍、生殖器畸形或心理因素等导致性交困难或精液不能射入阴道。

（二）合并轻度子宫内膜异位症（endometriosis）

输卵管通畅的 PCOS 患者合并轻度到中度的子宫内膜异位症患者，在腹腔镜手术或药物治疗后不能妊娠者诱导排卵加人工授精可提高受孕率。

二、诱发排卵策略

辅助生育技术（assisted reproductive technology，ART）的重要内容之一就是调节卵巢的排卵功能，从排卵的角度考虑卵巢功能的调节，诱发排卵（ovulation induced，OI）是指应用药物或手术的方法诱发卵巢的排卵功能，一般以诱导单卵泡或少数卵泡的发育为目的,其应用的对象本身多有排卵障碍。

诱发排卵前准备:①减重。肥胖可以在下丘脑 - 垂体 - 卵巢轴多个环节对女性生育力产生不利影响,诱发排卵前减轻体重对超重或肥胖的 PCOS 患者至关重要。研究提示,对于超重 PCOS 患者仅单纯减重 5%~10% 即可改善临床高雄激素症状及胰岛素抵抗等内分泌及代谢紊乱状况,改善月经周期紊乱,甚至使 PCOS 患者恢复自发排卵并受孕。降低体重应成为超重或肥胖 PCOS 患者减重及正常体重 PCOS 患者预防体重增加的最基本治疗。建议调整生活方式,如改善饮食结构,限制过多热量摄入,运动锻炼,行为治疗,必要时辅以药物治疗及手术治疗等。②胰岛素增敏剂。高胰岛素血症及胰岛素抵抗是 PCOS 主要特征,尤以肥胖型患者常见,与无排卵密切相关。对这部分患者诱发排卵前应给予胰岛素增敏剂治疗。二甲双胍通过降低胰岛素水平,增加胰岛素敏感性,降低循环中总睾酮和游离睾酮水平,恢复黄体生成素(LH)及卵泡刺激素(FSH)的正常分泌,增加性激素结合蛋白水平,直接或间接影响卵巢功能,促进排卵。可作为伴有高胰岛素血症和胰岛素抵抗的 PCOS 患者促排卵的辅助治疗,特别有利于克罗米芬抵抗的改善。噻唑烷二酮类药物是过氧化物酶体增殖物激活受体 γ 激动剂,目前常用的是罗格列酮和吡格列酮。作用机制是增加肌肉和脂肪等外周组织对胰岛素的敏感性,降低胰岛素水平,抑制雄激素的合成,增加孕酮和胰岛素样生长因子结合蛋白 -1 的生成,减轻胰岛素抵抗,显著提高排卵率。但该类药物属于 C 级药物,对胎儿的影响还未能完全确定,故不建议用于有生育要求的 PCOS 患者。

(一) 一线促排卵方案

1. 克罗米芬 应用克罗米芬诱发排卵时,应考虑患者体重 / 体质指数、年龄或是否合并其他不孕因素。CC 作为最早出现的口服促排卵药物仍是多数无排卵 PCOS 患者促排卵治疗的首选。作为选择性雌激素受体调节剂,CC 能在下丘脑水平与内源性雌激素竞争结合雌激素受体,解除雌激素对下丘脑的负反馈抑制,增加促性腺激素释放激素(GnRH)的释放频率,FSH 水平升高,从而启动卵泡发育,促进卵泡生长。同时,CC 可与垂体雌激素受体结合,直接刺激 FSH、LH 的释放。

(1)适应证:推荐 CC 作为 PCOS 一线促排卵治疗。CC 诱发排卵妊娠多发生于治疗最初 3~6 个月,超过 6 个月不推荐 CC 继续治疗;CC 成功诱发排卵 3~4 个周期仍未妊娠,建议进一步检查或治疗。

(2)用法:自月经第 2~5 天起,推荐起始剂量 25~50mg/d,连用 5 天;如卵巢无反应,第 2 个周期逐渐增加剂量(递增剂量 50mg/d),最大剂量 150mg/d。连续 3 周期仍无排卵称为 CC 抵抗。单用 CC 诱发排卵失败,建议应用 CC 合并二甲双胍或合并糖皮质激素或合并外源性促性腺激素来诱发排卵;较单用 CC 能增加患者的排卵率及妊娠率,但并不增加活产率;建议 CC 联合二甲双胍应用于对 CC 抵抗的肥胖患者;CC 抵抗者,联合应用外源性促性腺激素降低外源性 Gn 用量,增加每周期排卵率,每周期生育力与单用 Gn 类似。CC 促排卵 3 周期为 1 个疗程,一般不超过 6 个周期,系统评价指出,6 个周期的累计妊娠率可达 60%~70%。故若 6 个周期仍未妊娠,应当采取进一步治疗。

(3)不良反应与并发症:①多胎妊娠。PCOS 患者多胎妊娠发生率约为 8%,CC 诱发排卵多胎妊娠率不应超过 10%;胎儿出生缺陷:尚无证据显示 CC 增加胎儿出生缺陷比例。②卵巢过度刺激综合征(ovarian hyperstimulation syndrome,OHSS)。尚无精确的 OHSS 发生率,CC 治疗出现轻度过度刺激(仅表现卵巢体积中度增加)相对常见,重度过度刺激罕见。③流产。早期研究报道 CC 增加患者自然流产率,然而近期的一些研究显示 CC 诱发排卵发生流产概率与排卵障碍、不明原因不孕患者自然流产发生率(10%~23%)相当。④卵巢肿瘤。目前尚无证据显示 CC 与卵巢肿瘤发生有相关性;⑤其他。潮热(10%)、视觉干扰如视物模糊或复试、盲点或对光敏感等,一旦确诊有视觉干扰需停药,还可能有乳房疼痛、盆腔不适等。

2. 来曲唑(letrozole,LE) LE 为人工合成的苄三唑类衍生物,是一种口服的非甾体类第三代芳香化酶抑制剂,具有高度的特异性和高效的选择性。芳香化酶是雌激素生物合成的限速酶,催化雄激素转化为雌激素。非甾体类芳香化酶抑制剂通过与亚铁血红素中的铁原子以离子键形式可逆结合,与雄激素竞争芳香化酶的活性位点,可逆性地抑制芳香化酶(CYPl9)活性,阻碍雄激素向雌激素的转化,降低机体内雌激素水平。

(1)适应证:LE 诱发排卵主要应用于 CC 抵抗患者。应用 LE 与 CC 合并二甲双胍在每周期排卵率、妊娠率及流产率方面效果相当;尚无高质量的临床研究显示 LE 治疗效果优于腹腔镜下卵巢打孔术。现有的 Meta 分析和 RCT 研究结果显示 LE 作为第三代高选择性芳香化酶抑制剂,使患者活产率、排卵率、单卵泡发育率优于 CC,多胎妊娠率低于 CC,两组出生缺陷无差异。LE 最初用于治疗雌激素依赖性疾病,1997 年应用于动物促排卵研究,随后其正式被应用于临床,取得了良好的结果。然而对于 LE 对子代的安全性问题尚需要更多研究证实,因此 LE 是否能取代 CC 成为 PCOS 一线促排卵药物尚需进一步研究。

(2)用法:LE 于月经周期第 3~5 天口服,常用促排卵剂量有每日 2.5mg、

5.0mg、7.5mg，连服 5 天，其最适剂量仍存在争议。国内外文献报道，与 2.5mg LE 相比，5.0mg LE 的妊娠率更高，在排卵率、流产率、不良事件发生率及排卵前子宫内膜厚度方面的差异则无统计学意义；与 5mg 剂量相比，7.5mg 剂量没有显著提高患者的妊娠率，临床上使用 5.0mg 剂量相对适宜。LE 还可合并使用促性腺激素（gonadotrophin，Gn），增加卵巢对促性腺激素敏感性，降低 Gn 用量。

（3）不良反应与并发症：①多胎妊娠。与 CC 相比较，LE 多胎妊娠率显著下降。②胎儿出生缺陷。LE 的动物实验（大、小鼠）研究发现，LE 有潜在的致畸作用，但是到目前为止研究显示，比较自然周期与 CC，LE 并不增加人类胚胎及胎儿畸形。③其他。LE 促排卵的剂量小、时间短、不良反应少、耐受性好。长期大剂量服用 LE 可能会出现轻至中度的潮红、恶心、疲劳、失眠等不适，主要是由于服药之后体内低雌激素水平引起。

3. CC、LE 联合用药　根据 LE 和 CC 的作用机制和促排卵特点，临床应用中都可能出现药物抵抗的情况，国内外学者针对 LE 或 CC 抵抗的 PCOS 患者，提出了 LE 联合 CC 的促排卵方案，然而尚需大样本数据进一步摸索其安全性及最佳用药方案。

（二）二线促排卵方案

1. 促性腺激素（Gn）　Gn 主要用于 CC 抵抗的无排卵 PCOS 促排卵治疗，Gn 排卵率 >80%，妊娠率可达每周期的 40%。临床上 Gn 制剂包括人绝经期尿促性腺激素（human menopausal gonadotrophins，HMG）、尿中提炼并纯化的人 FSH（u-FSH）、高度纯化的人 FSH（u-FSH-HP）、基因重组 FSH（r-FSH）、人绒毛膜促性腺激素（human chorionic gonadotropin，HCG）等。Gn 启动卵泡募集支持"FSH 阈值"学说，PCOS 卵巢的内部结构、卵泡组成及内分泌调节的基础决定了 PCOS 患者的 FSH 阈值较窄的特点。高于阈值窗上限，可能导致募集亢进，大量卵泡发育；低于阈值窗下限则不能唤醒卵泡。传统的 Gn 促排方案易诱发多个卵泡发育，故现应用较少，目前一般采用低剂量 Gn 诱导排卵，以尽量获得单个优势卵泡，降低周期取消率，减少 OHSS 及多胎妊娠等并发症风险，同时治疗时需配合血激素及 B 超监测。

（1）适应证：Gn 作为 PCOS 二线促排卵方案，应用于 CC 抵抗患者，建议选择小剂量 FSH 递增方案，严密监测卵巢反应，保证诱发排卵的有效性和安全性。使用 HMG 诱发排卵与尿源性 FSH 临床妊娠率相当，然而增加了患者 OHSS 风险，因此建议充分评估患者的风险与收益后选择适宜的促排卵方案。

（2）用法：①低剂量递增方案：Gn 推荐的起始剂量为 37.5~75U/d，月经周期第 3~5 天起,7 天后若无卵泡生长(直径 >10mm)则增加剂量,若仍无反应则每 7 天逐渐增量,递增剂量为起始剂量的 50%,一旦观察到卵泡生长则不再增量。为降低 OHSS 风险,起始剂量 Gn 的维持时间可适当延长至 14 天,Gn 最大剂量为 225U/d。肥胖患者对 Gn 的卵巢反应较差,建议以 75U/d 为起始剂量。该方案一般不超过 6 个周期,后续周期的起始剂量根据之前周期的卵巢反应决定。②递减方案:该方案模拟自然周期中 FSH 的分泌模式,月经周期第 3~5 天起应用 Gn 150U/d,5 天后若无卵泡生长,则维持该剂量,每 1~2 天进行 B 超监测,一旦卵泡生长(直径 >10mm),Gn 剂量减至 75U/d,当主导卵泡直径达到 14mm,Gn 剂量减为 37.5U/d 直到卵泡成熟。

(3)不良反应与并发症:①多胎妊娠。较自然周期或一线促排卵药,应用 Gn 显著增加了患者多胎妊娠率发生,因此在应用 Gn 促排卵中,需做到严密监测,一旦提示多个优势卵泡发育,需取消周期。②卵巢过度刺激。目前缺乏 OHSS 发生率确切数据。有研究报道,应用小剂量 Gn 递增方案卵巢过度刺激发生率不超过 1%。患者可出现腹痛、腹胀、卵巢增大、体重增加、呼吸困难、少尿等症状。③新生儿出生缺陷。目前尚无证据显示 Gn 增加新生儿出生缺陷比例。④其他。头痛、轻至重度的注射部位反应(疼痛、红肿、淤血、肿胀或注射部位不适);胃肠道反应、如恶心、呕吐、腹泻、腹部痛性痉挛和气胀;卵巢扭转罕见;全身过敏反应。

(三)诱发排卵取消标准

诱发排卵的目的是募集一枚优势卵泡,配合 IUI 而获得活产,因此,如多卵泡发育需及时取消周期,降低多胎妊娠及卵巢过度刺激发生。如果诱发排卵 >3 枚优势卵泡(卵泡直径 ≥ 16mm),建议取消周期治疗。

三、手术步骤与方法

(一)IUI 术前准备

人工授精前,男女双方需进行体格检查。

1. 女方检查 主要检查项目包括体格检查和妇科检查,子宫输卵管碘油(水)造影或腹腔镜盆腔检查,血尿常规,心电图,肝肾功能,肝炎病毒,TORCH(弓形虫、风疹病毒、巨细胞病毒、疱疹病毒免疫检测),人免疫缺陷病毒(HIV),梅毒检测等。

2. 男方检查 主要检查项目包括体格检查和男科检查,常规精液检查和精子形态学检查,肝炎病毒、HIV、梅毒检测等。

3. 告知治疗程序 在人工授精前,必须告知不孕夫妇双方 IUI 的适应证,可以选择的其他方法,可能出现的并发症和随访的要求等,签署人工授精同意书。

(二)女方排卵监测或诱发排卵

卵泡早期开始诱发排卵治疗,包括 CC、LE、Gn 或两两联合用药。从月经第 8~10 天开始监测泡发育、子宫内膜厚度及超声类型直至卵泡成熟。内膜厚度的测量,取子宫矢状断面距宫底下 2cm 处测量子宫肌层与内膜交界面的距离。内膜超声类型分为 A、B、C 3 种类型,A 型呈三线征;B 型内膜与周围等回声,中线回声可以看到但不强;C 型内膜与周围肌层相比为均匀的强回声。当有一个卵泡直径 >1.8cm 时,预测排卵可行尿 LH 峰值测定或血 LH 值,血 LH 值低或尿 LH 阴性者,可肌内注射 hCG1 万 U,24 小时后行 IUI。

(三)IUI 精液处理

1. **密度梯度离心法** 将 1ml 80% 的密度梯度液加入离心管底部,轻柔将 1ml 40% 的密度梯度液加在液面上,再将 1ml 液化混匀的精液小心加在 40% 的密度梯度液液面上,离心 600r/min×20 分钟后弃上清,加入 5ml 洗涤液吹打混匀后离心 200r/min×5 分钟,洗涤步骤再重复一遍后将精子沉淀重悬于 0.5ml 培养液中。

2. **上游法** 将液化混匀的 1ml 精液置于试管底部,轻柔在液面上方加入 1.2ml 洗涤液,将试管倾斜 45°,置 37℃培养箱孵育 60 分钟,轻轻将试管恢复直立后,将最上层 1ml 液体转移到另一支试管,再加入 2ml 洗涤液吹打混匀,离心 200r/min×10 分钟,弃上清液后将精子沉淀重悬于 0.5ml 的培养液中。

3. **简单洗涤法** 将液化混匀的 1ml 精液加入试管并与 1ml 洗涤液充分混匀,离心 200r/min×10 分钟,小心吸出上清液后将沉淀重悬于 1ml 培养液再次离心 200r/min×10 分钟,弃上清液,将精子沉淀重悬于 0.5ml 的培养液中。

(四)IUI 方法

患者取膀胱截石位,用 0.9% 氯化钠溶液对阴道与宫颈进行冲洗,窥阴器暴露宫颈,选取一次性的人工授精管将已经处理过的精液抽取出来,并缓慢注入至女方患者的宫腔内,于术后休息 10 分钟。

四、术后管理

(一)黄体支持

在排卵后,给予行 IUI 的患者使用黄体酮胶丸或者地屈孕酮片。

(二)妊娠的临床诊断

在行 IUI 术后第 14~16 天,对患者行血人绒毛膜促性腺激素检测,若高于非妊娠数值则诊断为生化性妊娠,在行 IUI 术后第 30~35 天,予以阴道 B 超检查可见宫内孕囊可诊断为临床妊娠。

第二节 体外受精 - 胚胎移植

一、适应证

体外受精 - 胚胎移植(IVF-ET)是 PCOS 不孕患者的三线治疗措施。PCOS 不孕患者同时合并了有 IVF 的其他指征(如输卵管因素、男方因素)、难治性排卵障碍经反复常规治疗(反复诱发排卵或结合 IUI 治疗后仍未获妊娠者)则可行 IVF 治疗。有报道 PCOS 患者行 IVF 治疗取消周期增加、获卵数多、受精率下降、卵巢过度刺激综合征的风险高及自然流产率增加等,但仍然是有效的治疗方式。

二、控制性超促排卵方案的选择

由于特殊的内分泌紊乱,PCOS 患者对药物的反应往往难以预测,在控制性促排卵(controlled ovarian stimulation,COS)过程中易出现卵泡发育缓慢、卵子质量下降、卵巢过度刺激综合征(OHSS)等风险。PCOS 在辅助生育中属于高反应型,其对于促排卵措施的反应具有不确定的阈值,也就是卵泡不生长或生长缓慢的促性腺激素剂量与过多卵泡生长的剂量之间相差很小,需要耐心摸索。对于 COS 来说,过多且大小不一、发育不同步的卵泡是需要解决的主要问题。降低周期取消风险、预防 OHSS、改善卵母细胞质量及妊娠结局是 COS 方案选择的标准。

(一) COS 前预处理

1. 完善相关检查 PCOS 患者可对其进行盆腔三维彩超或宫腹腔镜联合检查,充分评估盆腔状态,纠正部分先天性畸形,改善宫腔环境。进行代谢并发症的筛查,包括空腹及餐后血糖、血脂、肝肾功能检查、血压、BMI、腰围、体脂含量等。

2. 控制体质量和改变生活方式 这是对 PCOS 不孕患者进行任何干预前的首要措施。PCOS 患者的生育力随着 BMI 水平的升高而降低,许多研究表明,肥胖会降低 PCOS 患者 IVF 的临床妊娠率和活产率。肥胖与不良妊娠结局的风险增加有关。生活方式的干预可以减轻体质量,改善高雄激素血症、胰岛素抵抗、脂代谢异常,恢复卵巢功能,改善子宫内膜激素受体的表达,提高子宫内膜容受性,从而改善妊娠结局。干预措施主要包括控制热量摄入、运动、减压、戒烟、戒酒等,应用二甲双胍可帮助改善肥胖患者的体质量和妊娠结局。

3. 改善代谢异常 PCOS 患者的高胰岛素血症和高雄激素血症会导致颗粒细胞过早黄素化,生长因子旁分泌功能紊乱,损害卵泡内的环境,阻碍卵子胞质和核的成熟。对 PCOS 患者进行 ART 治疗前,应先处理高雄激素血症和胰岛素抵抗。管理高雄激素血症主要是雄激素抑制,如服用激素组合避孕药,或雄激素阻断,如雄激素受体阻断剂、5α- 还原酶抑制剂或两者的组合。炔雌醇 / 醋酸环丙孕酮是常用的改善高雄激素血症的药物。

(二) COS 方案

1. GnRH-A 拮抗剂方案 GN 起始剂量根据患者年龄,卵巢功能,BMI 及以往促排卵反应而定。

(1)用药时机:

①固定给药方案,即在给予 Gn 超促排卵后的第 5~7 天加用拮抗剂。

②灵活给药方案,即根据卵泡的大小和 LH 水平加用拮抗剂,一般选择当主导卵泡达直径 14mm 或者 LH ≥ 10U/L 时加用拮抗剂。剂型选择:目前第三代拮抗剂的剂型有两种,0.25mg 和 3mg,0.25mg 剂型需每日使用至注射 hCG,而 3mg 剂型只需要注射 1 次。

(2)LH 添加:在卵泡发育中晚期当 LH<1U/L 或高龄(年龄 ≥ 38 岁)低反应患者可以考虑加用 rLH 75~150U/d。

(3)扳机时机及药物:拮抗剂方案的扳机时机与普通激动剂长、短方案相同,首选药物为 hCG 肌内注射 5 000~10 000U,如果出现多个卵泡发育有 OHSS 发生高风险时,可以使用 GnRH-a 0.1~0.2mg+ 小剂量 hCG(1 000~1 500U)诱导卵泡成熟。

GnRH-a 方案的机制是卵泡中晚期采用 GnRH-a 抑制提前出现的内源性 LH 峰的 COS 方案,具有使用方便、促排卵时间短、促排卵用药少且无 "flare-up" 效应、不会产生卵巢囊肿、保留垂体反应性、显著降低 OHSS 发生率等优点。GnRH 拮抗剂的问世使 Gn 的使用更简便、安全,方案的选择也更灵活。与激动剂相比,GnRH 拮抗剂与受体竞争性结合无 "骤发效应",抑制效果呈剂量依赖型,而且保留了垂体的反应性,可缩短 Gn 用量与用药时间,降低治疗费用。对于 PCOS 不孕患者,多篇 Meta 显示 GnRH 拮抗剂方案与长方案相比临床妊娠结局无明显差异,而 OHSS 的发生率显著降低。GnRH 拮抗剂可以降低 OHSS 的发生,同时缩短治疗时间、减少治疗费用,对 PCOS 患者可能是一种较为理想的选择。

2. GnRH-a 超长方案 超长方案是在月经第 2~3 天使用长效 GnRH-a 3.75mg,肌内注射降调,注射第 28~35 天后行 B 超及血液检查,直至达到完全降调节,开始启动 Gn 促排卵。

超长方案常用于子宫内膜异位症患者,近年有学者提出对 PCOS 患者亦可应用,有利于进一步改善 PCOS 患者的内分泌。采用超长方案能够很好地控制 COS 过程中 LH 的分泌,降低 hCG 日孕酮水平的升高,增加 hCG 日子宫内膜的厚度,提高种植率和临床妊娠率,改善妊娠结局。超长降调节方案可通过抑制黄体晚期内源性 FSH 的上升,促进卵泡发育的同步化,改善盆腔内环境而有利于胚胎着床。超长方案由于使用长效 GnRH-a 对垂体进行了充分的降调,较好地控制了 COS 过程中 LH 的分泌,进一步改善了 PCOS 患者的生殖内环境,但是 FSH、LH、E_2 的进一步降低,也导致了促排卵中需要更多的 Gn 用量及时间。但为 PCOS 不孕患者尤其基础 LH 较高的患者提供了更多的选择。

3. 改良超长方案 诱导排卵后 1 周即黄体中期(约为月经周期的第 21 天)给予肌内注射长效 GnRH-a 1.5~1.875mg,于下次黄体中期再次注射相同剂量的 GnRH-a,末次注射后第 13~20 天抽血和 B 超检查,若达降调标准,则开始使用 HMG(75U/ 支)促排卵。该方案通过 2 个周期小剂量长效 GnRH-a 的注射,使体内的 LH 水平控制在一个合适的范围,稳定地改善了 PCOS 患者异常的内分泌水平,同时也避免了垂体的过度抑制。另外,该方案中应用的小剂量 HMG 中含有的 LH 对保持正常的血 LH 浓度有重要作用,且 2 个周期的用药使 hCG 日孕酮水平得到控制,对子宫内膜容受性有一定的改善作用,使卵泡发育更具同步性,进一步提高受精、卵裂率和妊娠率,且降低治疗费用。改良超长方案作为对传统方案的探索改进,稳定地改善了 PCOS 患者的内分泌水平,与超长方案相比,对垂体的抑制减轻,增加了卵巢对 Gn 的反应性,使 COS 过程中 Gn 的用量相对减少。作为一种新的治疗策略,在改善 PCOS 患者内分泌、提高妊娠率、降低治疗费用等方面均取得了一定的效果。

4. 温和刺激方案 CC+ 小剂量促性腺激素或 LE+ 小剂量促性腺激素,也可添加 GnRH 拮抗剂抑制内源性 LH 的上升,降低周期取消率。这类方案也是 PCOS 可用的促排卵方案,适用于 OHSS 高危人群。温和刺激方案无须进行降调节,模拟生理状态下的卵子及胚胎生长发育,易于控制,可显著降低 OHSS 等并发症的风险、方案操作的复杂程度及治疗费用,提高了患者的依从性。温和刺激方案较其他方案在不影响临床妊娠率的前提下降低了 OHSS 的风险,减少了治疗费用,为 PCOS 不孕患者尤其是高龄及卵巢反应不良的患者提供了一个更为经济有效的选择。

(三) 未成熟卵母细胞体外成熟(IVM)

IVM 是尽量少用甚至不用促排卵药物,直接将未成熟的卵母细胞取出在体外成熟培养,再行 IVF-ET,其最大优点在于可避免促排卵引发的 OHSS,但现在大多数研究认为 IVM 的临床结局不如 IVF。IVM 较常规 IVF 更经济,可避免促排卵引起的 OHSS 风险,但目前尚缺乏高质量的证据,尚不能作为 PCOS 促排卵的一项常规治疗,其远期并发症亦尚待研究。

三、取卵与胚胎移植

(一) 卵母细胞的收集(取卵)

常规 IVF 取卵在注射 hCG 36~38 小时后通过取卵手术收集卵母细胞。

设备:配套的实时超声显像仪、阴道探头及穿刺适配器、穿刺取卵针,以及一次性试管、控制良好的持续负压吸引器、试管干浴装置等。

1. 技术准备 核对患者及丈夫姓名,再次了解患者全身体格状况及既往病史。

(1)向患者说明手术过程,获得最大配合。

(2)术前排空膀胱。

(3)镇痛或麻醉:术前 30 分钟肌内注射哌替啶 100mg 或 50mg,注意注射前后患者生命体征的监测;对于特殊患者(恐惧、疼痛敏感、取卵有一定困难者),可采用静脉麻醉,一般采用芬太尼或咪达唑仑静脉麻醉,注意麻醉安全,如麻醉科医师现场监测,开放静脉通路,在手术过程中心电和血氧监护等。

(4)体位准备:患者取膀胱截石位于手术床上。

(5)阴道准备:用注射 hCG 日用无菌生理盐水彻底冲洗外阴及阴道;再于术前用无菌生理盐水反复冲洗外阴及阴道至干净后,用无菌棉球擦干。也可先用灭菌液冲洗,再用生理盐水冲洗以降低灭菌液可能的影响。

2. 手术操作

(1)在体位及阴道准备后,按阴道手术要求铺无菌巾,再次用无菌生理盐水冲洗外阴及阴道,全过程严格遵守无菌操作原则。

(2)B 超探头准备,检查穿刺针、试管等整个卵泡液引流系统与负压的连接是否正常,负压是否恰当。

(3)将装有穿刺架的 B 超探头置入阴道,检查盆腔及双卵巢情况。

(4)调出 B 超屏上的穿刺引导线并使其稳定在穹隆组织与卵巢的最近距离上,避开膀胱、肠管、子宫肌层、宫颈等器官组织及宫旁血管丛,使用 16~18G 取卵针,当穿刺针进入卵泡时,启动负压抽吸,抽吸负压为 16kPa 左右,针尖平面可以行各角度旋转,卵泡尽量显示其最大平面,以彻底抽吸每个卵泡,至卵泡完全塌陷。

(5)位于同一穿刺引导线的卵泡可自浅而深一次进针完成,对于不同穿刺线上的卵泡,退针至接近卵巢表面,调整穿刺方向再穿刺,尽量穿刺直径10mm以上的所有卵泡,穿刺针进出阴道壁时必须停止负压吸引,进针前与出针后以PBS液冲洗穿刺针。

(6)一侧卵巢穿刺结束后再穿刺另外一侧。

(7)取卵结束后,检查阴道穿刺点有否出血,可置无菌纱布填塞压迫止血数小时后取出,术毕平卧休息3~6小时,注意对生命体征的监护。

3. 注意事项

(1)取卵抽吸过程中注意收集的卵数与抽吸卵泡数是否一致,相差较大时要寻找原因(负压、漏液等)。

(2)如在穿刺过程中吸出异常液体,必要时送病理检查,更换或反复冲洗穿刺针及吸管。

(3)手术过程中及术后注意避免及观察并发症的发生。

(4)根据麻醉方式及取卵过程决定患者留诊观察时间,经医师检查无异常方可离院。

(5)嘱患者术后禁止性生活1周。

4. 并发症

(1)感染:包括生殖道感染、盆腔感染,严重者可发生盆腔脓肿。手术中应严格遵守无菌操作,注意阴道隐匿部位的清洗,穿刺操作不宜反复进针。

(2)出血:操作过程中如不慎穿刺血管,可出现盆腔出血,严重者可危及生命,必要时需手术止血。应该熟悉盆腔解剖及超声图像特征,避免穿刺卵巢以外的组织,注意勿将盆腔血管横断面误认为卵泡。

(3)损伤:穿刺卵巢以外的组织及器官引起损伤,如肠管、膀胱、子宫内膜、神经丛等。

5. 特殊 IVF 取卵

特殊 IVF 取卵在手术操作上大体是一样的,但在取卵的时机、方式及监测方面稍有不同。

(1)合并卵巢囊肿者取卵:应于实施IVF-ET前妥善处理卵巢的赘生性囊肿。卵巢生理性囊肿或小的内膜异位囊肿可于降调节后、月经来潮数天前予以穿刺引流,引流物应送病理检查。对于促排卵后再发生或增大的囊肿,在穿刺取卵时应尽量首先穿刺卵泡回收卵母细胞,至所有卵泡穿刺结束后,可依据需要予以穿刺引流。

(2)合并输卵管积水者取卵:若不孕合并输卵管积水,应在计划实施 IVF-ET 前决定处理方式。合并输卵管积水未经处理的患者进行 IVF-ET 后的妊娠率有所降低,特别是有积水返流到宫腔的患者。这类患者可于 IVF-ET 前采用腹腔镜手术处理。如果在 COS 过程中发现的输卵管积水,可根据患者具体情况决定取卵时是否予以穿刺引流。如选择穿刺引流,宜在所有卵泡穿刺完毕后进行,必要时术后短时给予对妊娠安全的抗生素。

(二)胚胎移植

1. 新鲜胚胎移植多在受精后第 2~3 天进行卵裂期胚胎移植,也可在受精后第 5 天进行囊胚移植,35 周岁以下第 1 周期移植的胚胎数不超过 2 个,现在多提倡单胚胎移植,目前大多数采用经腹 B 超引导下胚胎移植。

2. **术前准备**

(1)向夫妇双方说明胚胎移植的过程,避免紧张情绪。

(2)核对夫妇双方姓名。

(3)设备准备,如经腹 B 超仪、ET 管、无菌敷料等。

(4)培养室准备。

(5)阴道准备:膀胱处于半充盈状态,以利于超声观察子宫腔。患者取膀胱截石位,覆以无菌孔巾,严格按照无菌原则操作,动作轻柔以避免刺激宫颈和子宫等,阴道窥器充分暴露宫颈,干棉球拭净阴道、宫颈分泌物,再以小棉签拭净宫颈口、宫颈管内分泌物。

3. **手术操作**

(1)根据实时 B 超监测下的宫腔、宫颈内口位置及其弯曲程度调整外套管的弯曲度,轻轻向宫腔置入胚胎移植管,越过宫颈内口时常有明确的轻微突破感。当置入困难时,可考虑使用金属内芯协助置入,必要时采用宫颈钳固定宫颈。

(2)将移植导管的内芯接到 1 个专用的 1ml 注射器上,交培养室装载胚胎。

(3)再次核对夫妇双方姓名后,将内芯通过外套管置入宫腔内,至内芯尖端略突出于外套管后,推进内管至宫腔中部位置,小心退出外套管,再将胚胎与移植液注入宫腔内,应注意固定注射器的活塞,以免虹吸导致移植失败。

(4)取出外套管及内芯,将导管送回培养室,用培养液冲洗后,显微镜下仔细观察是否有胚胎残留,术毕。

4. **注意事项**

(1)移植前严格核对姓名。

(2)放置外套管及内芯时注意动作轻柔,避免损伤宫颈管及子宫内膜。

(3)胚胎移植后患者卧床休息 2~6 小时,嘱避免重体力活动。

四、术后黄体支持与管理

(一) 黄体功能支持

控制性促排卵中常使用降调节,使用长效的降调节药物后,在移植周期的黄体期,垂体分泌促性腺激素的功能未能恢复,而且在取卵时抽吸可能导致颗粒黄体细胞减少,导致黄体功能不足,所以在 IVF-ET 中常用黄体支持。

1. 黄体酮 有针剂、口服制剂、阴道栓剂等剂型。常用的有黄体酮针剂,20~60mg/d 肌内注射,或黄体酮凝胶阴道用药,90~180mg/d,从取卵日开始持续 17 天。

2. hCG 若无高危因素,也可采用 hCG 进行黄体支持,于取卵当天、其后第 3 天、第 6 天、第 9 天分别注射 hCG 2 000U。

3. 当促排卵出现反应不良时(发育卵泡 ≤ 3 个或获卵数 ≤ 3 个,注射 hCG 日血清雌二醇水平低于 1 835pmol/L),则考虑联合使用 hCG 及黄体酮支持黄体。

在胚胎移植后的第 14 天确定妊娠后,根据具体情况继续黄体支持。

(二) 术后监测和妊娠的确立

取卵术后,应密切注意有否腹痛、腹胀、阴道出血、发热等症状的出现,注意防治各种并发症,包括卵巢过度刺激综合征、感染、流产、多胎妊娠及异位妊娠等,一旦疑诊,应及时按有关原则处理。在胚胎移植后的第 12~14 天,查血 hCG 以判断是否妊娠,阴性者隔日复查血 hCG。如 hCG 阳性,则继续黄体支持,2~3 周后行 B 超检查以确定临床妊娠。所有 IVF-ET 术后妊娠者,均应该视为高危妊娠,孕产期应适当休息,加强产前检查,及时进行相应处理,临产时如合并其他产科指征,可适当放宽剖宫产指征。

五、并发症的预防与治疗

(一) 卵巢过度刺激综合征(OHSS)

辅助生殖技术并发症的发生直接影响到辅助生殖技术的成功率和安全性,OHSS 是辅助生育最常见也是最严重的并发症,由于 PCOS 具有多卵泡发育的天然特征,因此更应该注意预防 OHSS 的发生。

1. 卵巢过度刺激综合征的一级预防 正确辨认高危人群是预防的关键,年龄 <35 岁,体质瘦弱的 PCOS 患者。应重视 COS 前改善 PCOS 患者高雄激素血症和胰岛素抵抗状态。有 OHSS 高危因素的患者应该使用尽量少的促性腺激素。可以采取一般的预防措施,包括生活方式的改变(饮食及运动),口服

药物促排卵,给予脉冲式的 GnRH,进行腹腔镜的卵巢打孔手术。

2. 卵巢过度刺激综合征的二级预防

(1)不用或减少 hCG 剂量诱发排卵:促排卵过程中不用 hCG 可减少早发型 OHSS。

(2)Coasting("软着陆"):当具有 OHSS 高危因素的患者血清 E_2 较快升高到一定水平(>3 000pg/ml)、卵巢刺激过程中的卵泡数较多(一侧卵巢内卵泡数 >20 个)时,可以进行 Gn 的减量或停药,使用 GnRH 激动剂。Coasting 的标准基于生长卵泡数、血清 E_2 值与 OHSS 风险的相关性,E_2 值决定是否需要进行 Coasting,而超声检查决定何时进行 Coasting。多数作者将 E_2 阈值选择在 2 500~3 000pg/ml,当 E_2>3 000pg/ml 时还继续使用 Gn 是不合适的。使用重组 FSH 时,E_2 值会相对低一些,该标准不适用。当 B 超检查显示一侧卵巢内卵泡数 >20 个时,E_2 值高有预测意义。Coasting 的时机不宜太早,否则可能引起卵泡发育的完全停止。当 >30% 的卵泡发育至 15mm 直径时,Coasting 将引起卵泡发育的突然停止,E_2 水平迅速下降。Coasting 开始,多数卵泡直径 >15mm 时,将会有更多的卵泡呈囊性增大,从而降低卵泡质量。因此,通常在约 50% 的卵泡直径达到 15mm 时进行 Coasting。但由于此方法使 IVF 妊娠率降低,目前不推荐使用。

3. 单侧卵巢提前取卵是指注射 hCG 后 10~12 小时,先取一侧卵巢的卵泡,在 36 小时取另一侧卵巢的卵泡,并进行 ET,结果有较高的妊娠率及优质胚胎率。因提前取卵可明显干预卵泡的最终成熟,故可减少 OHSS 的发生,这种早期取卵既不需进一步的药物治疗,也不需要取消周期,其经济、安全、易于接受。

4. **全胚胎冷冻** 在 IVF-ET 周期中,OHSS 发生的风险与与 hCG 水平直接相关,若移植前已发生严重 OHSS 或出现严重 OHSS 的倾向,可将胚胎冷冻保存不进行移植,待以后再移植冷冻胚胎。这样虽不能减少早发型 OHSS 的发生,但可以避免迟发型 OHSS 的发生,减轻病情及其他并发症的发生。

5. **白蛋白和免疫球蛋白预防性治疗** 在 hCG 注射后 36 小时静脉滴注白蛋白或免疫球蛋白以预防 OHSS 发生。其具体的机制尚不清楚,可能有利于保持胶体渗透压,降低游离 E_2 及一些有害因子水平。

6. 取卵时尽可能吸取所有卵泡(包括小卵泡),可减少卵泡在 LH 峰后继续生长及 E_2 继续分泌增加的可能,从而减少 OHSS 的发生。

7. **治疗原则** OHSS 的病程依据于它的严重程度,是否有并发症的出现及是否妊娠治疗关键是预防其他并发症的发生,注意血流动力学的改变,防止电解质紊乱,保护肝、肾功能,重视肺功能的调节,保护神经功能,预防血栓形成。原则上轻度观察,中度适当干预,重度积极治疗。高度重视呼吸困难、尿量减少、下肢水肿、头昏、麻木、神经症状。对于严重的 OHSS 患者必须住院治疗。

(1)首先应注意精神鼓励,以树立克服疾病的信心:注意休息,避免体位剧烈改变,以防止发生卵巢破裂或扭转,适当注意四肢活动,防止血栓形成。禁止盆腔检查、腹部重压,并鼓励患者少量多次进食高蛋白食品。

(2)监护:液体出入量、腹围、体重及生命体征,及时监测血常规、血细胞比容、凝血功能、电解质、肝功能、肌酐、尿素氮及血流动力学检查。妊娠试验及腹部超声检查,充分了解患者病情。

(3)纠正血容量和电解质平衡:维持体液外渗期的血容量,及早纠正低血容量,是预防各种循环障碍并发症的关键。依据病情扩容,使用白蛋白、右旋糖酐 40,慎用利尿药。当患者出现血液浓缩、高血压、低钠血症时,禁用利尿药。OHSS 患者有高钾低钠血症倾向,不主张使用林格液,可补充生理盐水。同时监测酸碱平衡及血凝状态。病情稳定后,可停止补液。严重少尿患者,在补充血容量的前提下,可静滴多巴胺,以扩张肾血管,增加尿量,改善肾功能。

(4)预防血栓:重度 OHSS 患者处于血液高凝状态,必要时使用肝素抗凝,防止血栓形成。

(5)胸腔积液、腹水的处理:腹腔穿刺腹水引流指征如下。①腹胀造成严重的腹部不适或疼痛;②肺部受累(持续的呼吸急促、氧分压降低、胸腔积液);③肾脏受累(持续的少尿、血肌酐升高、肌酐清除率下降)。操作需在超声监测下进行。腹腔积液穿刺引流可改善症状,增加静脉回流和心排血量,改善肾功能,增加尿量,阻止腹腔积液流向胸腔。多数胸腔积液可以自然吸收,严重胸腔积液可穿刺放液,注意肺部并发症及成人呼吸窘迫综合征的治疗。严重者腹穿时可同时抽出卵巢黄素囊肿液,以减少进入血液循环的 E_2 量,但应注意合并妊娠时易因激素水平骤降而致流产。反复放液可预防性使用抗生素。

(6)其他药物:近年来有学者使用 6% 羟乙基淀粉取代血制品白蛋白。目前对于前列腺素合成酶拮抗剂的研究,认为影响肾的灌注;糖皮质激素如泼尼松龙,可以改善毛细血管通透性,减少毛细血管渗出,但有学者报道无明显疗效;多数学者认为抗组胺药物无效,尚需考虑对妊娠的影响。免疫球蛋白有助于感染的预防,但这些药物的使用仍在探索阶段。对于严重患者防止血栓形成可采用低分子肝素皮下注射。

(7)一般增大的卵巢不必手术可自行消退,但需注意卵巢囊肿破裂、出血或扭转,以及异位妊娠的发生,必要时需要手术治疗,但应尽量保留卵巢。

(8)出现多脏器功能衰竭先兆时,应果断终止妊娠。

(二)卵巢扭转

卵巢扭转是一种卵巢增大后产生的并发症。多发生于直径为5~6cm的卵巢,PCOS患者行COS后易发生卵巢过度刺激、卵巢增大。表现为急腹症的临床症状和体征。

1. 诊断

(1)病史和体征:有卵巢增大的病史,体位突然改变后易发;以急性腹痛为特征,突然发作的一侧下腹部剧痛,伴有恶心、呕吐、腹部阵发性绞痛,进行性加重;腹肌紧张,出现板状腹,患侧压痛、反跳痛阳性;盆腔检查扪及患侧包块,囊性,张力较大,活动度差,蒂部有压痛;畏寒、发热;严重者可发生休克和晕厥。

(2)辅助检查:超声检查发现患侧卵巢固定不动,彩色多普勒检查见卵巢血流减少,考虑卵巢不完全扭转,卵巢完全扭转时,多普勒检查可见患侧卵巢血流明显减少或无血流。血常规检查显示 WBC 计数升高,且中性粒细胞比例升高。CT 或 MRI 检查可见盆腔囊性包块,蒂部较粗大。

2. 预防与治疗

(1)在辅助生殖技术实施过程中,注意卵巢增大的现象,嘱患者减少活动,防止卵巢扭转。

(2)一旦出现卵巢扭转的迹象,暂时观察一段时间,看是否卵巢有回转的机会,但要特别注意防止血管栓子脱落,造成肺栓塞或其他重要脏器栓塞。静脉滴注广谱抗生素预防感染。注意观察体温、血压和脉搏。

(3)手术时机及方式:传统治疗原则为,一经确诊,尽快行手术治疗。并且提出术时应先在扭转蒂部靠子宫一侧钳夹后,再切除肿瘤和扭转的瘤蒂,钳夹前不可先将扭转的蒂回复,以防血栓脱落造成重要器官栓塞。而由于卵巢对女性的重要性,是否必须切除患侧卵巢需更多的证据支持。2017 年,加拿大妇产科医师协会颁布《儿童、青少年和成年人附件扭转的诊治临床实践指南》,其中提出:彩色多普勒血流量减少、卵巢总体积增加都可提示可疑附件扭转,但手术与否不应仅仅取决于超声检查结果;对于卵巢蒂扭转的手术治疗,扭转后的血栓栓塞事件的理论风险毫无根据,不应排除非手术治疗;即使卵巢蓝黑色变,也应进行保守的卵巢扭转手术,包括扭转归位伴或不伴囊壁剥除术。卵巢表面颜色改变可能是继发于静脉淤血而非动脉缺血,即使是动脉供血中断,复位后仍有恢复可能。目前我国关于卵巢蒂扭转行保留卵巢手术的数据缺乏,需要进一步研究及总结。

（4）如果同时有宫内妊娠，应尽早处理卵巢扭转，防止干扰宫内胎儿。在积极保胎的同时，进行剖腹探查。术中避免对子宫的刺激。术后仍密切观察胎儿情况，肌内注射黄体酮或 hCG 保胎，同时预防感染。

（三）采卵术后出血

穿刺取卵手术所导致的阴道出血或腹腔内出血。在阴道超声引导下，穿刺卵泡吸取回收卵母细胞已成为大多数 IVF 中心取卵的常规操作，该操作一般是安全的。但有时会因穿刺针损伤阴道壁穹隆部位、盆腔内血管、邻近器官等而引起损伤出血。引起这些并发症的常见原因有：因以往炎症或手术而使盆腔内粘连，导致脏器解剖位置改变，如卵巢位置较高、卵巢和盆腔内器官粘连。患者因恐惧或疼痛突然改变体位。穿刺针受力弯曲后改变方向或重新定位准备取卵时。穿刺针在取卵途径上需穿过子宫、多次穿刺通过阴道壁。手术者对 B 超扫描盆腔内器官的影像不熟悉，以及操作技术不熟练。

1. 诊断

（1）手术后盆腹腔内出血的症状和体征，包括腹痛、腹胀，有时疼痛放射到肩部，腹膜刺激征。但是腹膜后出血和血肿的症状和体征往往不典型，容易漏诊。

（2）失血性贫血的症状和体征，包括头晕目眩、面色苍白、脉搏细数、在失代偿期血压会进行性下降、四肢厥冷，实验室检查提示贫血。

（3）超声提示盆腔内积液，出血量大时可在两侧髂窝、脾肾隐窝和肝肾隐窝观察到积液。注意鉴别正常盆腔积液和盆腔异常出血的症状和体征。

（4）凝血机制缺陷的患者可能出现全身的出血倾向。

2. 治疗

（1）首先是预防和避免出血，措施包括：取卵手术前常规检查血小板计数和凝血功能检查；手术中特别注意避开血管的位置，对超声屏幕上的圆形无回声区，需要探头纵横探查，明确其是否为血管断面图像；注意设计进针的途径，争取单次序贯进入多个卵泡抽吸，避免穿刺针反复进出卵巢、盆腔和阴道壁；尽量避免从侧穹隆进针，避免针在盆腔里和阴道壁上来回摆动；穿刺针的直径尽量小，减少对组织的损伤；对远距离的卵巢位置要特别当心，必要时可改为腹部进针取卵。

（2）对于盆腹腔出血量不多，生命体征稳定者，可以腹部以腹带固定，输液（必要时输血），只要出血量不增加可以保守治疗。

（3）对出血量大导致休克的患者，要立即建立静脉输血通道，积极扩容。定期严密观察血压、脉搏、呼吸、体温和神志及 24 小时出入量;吸氧;保暖;抗生素预防感染。

(4) 对阴道壁出血的患者,应首选局部压迫止血。注意在压迫止血的过程中,不要放置阴道窥器,防止阴道壁伸展牵拉,造成止血困难。

局部或全身使用止血剂,成分多为氨甲苯酸。可将止血剂加在纱布上,局部压迫活动性出血点或将止血药加入静脉滴注。每 2~4 小时可以追加。

(5) 当可疑腹膜后出血或血肿,生命体征不平稳时,应立即开腹或腹腔镜手术探查,清除血肿,压迫或缝扎破裂的血管。

(6) 对难以止血的病例,在有条件的情况下,可以在放射介入下行选择性动脉栓塞手术,能够快速、安全、高效地达到止血目的。

(四) 感染

经阴道穿刺取卵术后引发的内生殖器及其周围的结缔组织、盆腔腹膜发生感染时,导致局部或全身的炎性变化。感染主要源于穿刺针经阴道到达卵巢引起的卵巢炎、穿刺输卵管积水引起急性炎症发作。很多接受 IVE-ET 的患者,其生殖道及盆腔原有慢性炎症,取卵、移植等阴道操作增加了盆腔感染及急性发作并扩散的可能,严重者可形成盆腔脓肿。胚胎移植手术,如冷冻胚胎移植周期也可发生盆腔感染,但临床发生率较低。

1. **诊断**

(1) 临床表现:发热,体温升高,少数有寒战、头痛、高热;疼痛,持续性下腹部疼痛,可出现下腹部压痛、反跳痛等腹膜刺激症状;阴道分泌物有异味。

(2) 辅助检查:血常规显示白细胞计数升高,分类中出现杆状核和分叶核中性粒细胞增多;超声检查和盆腔积液穿刺有助于诊断及鉴别诊断。

2. **治疗**

(1) 抗生素的选择:应给予足量广谱抗生素,常需静脉滴注。可参考急性盆腔炎的治疗原则。

(2) 取消周期:盆腔感染不仅显著降低 IVF-ET 的成功率,而且影响患者自身的健康。一旦确诊盆腔感染,取消周期中的后续步骤,若已完成采卵手术,则将所有胚胎冷冻保存,待炎症控制后再行胚胎移植。

3. **预防**

(1) 预防性使用抗生素。

(2) 手术前生理盐水冲洗阴道,手术时注意外阴、阴道、宫颈的清洁及冲洗,取卵手术时尽量减少反复穿刺次数。

(3) 穿刺吸取卵泡液时,注意收集管不要太满,以免发生污染而引起感染。

第三节 植入前遗传学检测

胚胎植入前遗传学诊断（PGD）和筛查（PGS）是近年来发展的植入前遗传学检测（PGT）方法。PCOS 患者如合并有遗传学疾病应选择 PGT。患者夫妇在选择实施 PGD/PGS 前，需要接受至少一次的遗传咨询，使其充分了解自身的生育和遗传风险，知晓现阶段可能的医学干预措施及其利弊，自愿选择治疗方式，并保存相关咨询记录资料。病史采集及家系分析：包括收集患者及相关家系成员的原始临床资料及遗传检测结果，绘制家系谱图；询问夫妇双方的疾病史、生育史、专科检查及健康评估结果。风险评估：结合家系调查和遗传检测结果，以及相关疾病的一般遗传发病规律，充分评估夫妇的生育风险。知情选择：根据评估的生育风险告知可能的干预措施，如产前诊断、PGD/PGS、配子捐赠等，以及现阶段不同干预技术方案的优缺点，让夫妇自愿选择生育干预措施。夫妇在选择 PGT 周期治疗前，需充分知晓整个过程中的各类风险，涉及常规体外受精的治疗过程、PGT 技术造成的胚胎活检、冷冻复苏损伤、个别胚胎可能诊断不明、检测后无可移植胚胎、染色体嵌合型胚胎发育潜能的不确定性、无法常规鉴别染色体结构异常的携带者、由于胚胎自身的生物学特性及检测技术的局限性可能导致误诊的风险，以及若获得持续妊娠，需行产前诊断确诊等。

一、植入前胚胎遗传学诊断

植入前胚胎遗传学诊断（preimplantation genetic diagnosis，PGD）是在胚胎着床之前即对其遗传物质进行分析，诊断胚胎是否有遗传物质异常的诊断方法。产前诊断也能防止受累胎儿出生，控制多种遗传病的垂直传递，但终止异常妊娠将给患者带来身心痛苦，PGD 则避免了这一缺陷。该技术利用全基因组扩增、杂交或其他方法对体外受精形成的胚胎进行遗传学检查，了解其染色体倍性、插入缺失情况甚至位点突变情况，选择染色体正常胚胎植入宫腔，避免了由于染色体异常导致的反复流产或反复种植失败，从而达到提高着床率、降低流产率和出生缺陷的目的。其适应证有：

（1）染色体异常：夫妇任一方或双方携带染色体结构异常，包括相互易位、罗氏易位、倒位、复杂易位、致病性微缺失或微重复等。

（2）单基因遗传病：具有生育常染色体显性遗传、常染色体隐性遗传、X 连锁隐性遗传、X 连锁显性遗传、Y 连锁遗传等遗传病子代高风险的夫妇，且家族中的致病基因突变诊断明确或致病基因连锁标记明确。

（3）具有遗传易感性的严重疾病：夫妇任一方或双方携带有严重疾病的遗传易感基因的致病突变，如遗传性乳腺癌的 *BRCA1*、*BRCA2* 致病突变。

（4）人类白细胞抗原（human leukocyte antigen，HLA）配型：曾生育过需要进行骨髓移植治疗的严重血液系统疾病患儿的 PCOS 夫妇，可以通过 PGD 选择生育。

二、植入前胚胎遗传学筛查

植入前胚胎遗传学筛查（preimplantation genetic screening，PGS）是指从体外受精第 3 日的胚胎或第 5 日的囊胚取 1~2 枚卵裂球或部分滋养细胞，进行细胞和分子遗传学检测，检出携带致病基因和异常核型的胚胎，将正常基因和核型的胚胎移植，得到健康后代。其适应证有：

（1）女方高龄：女方年龄 38 岁及以上。

（2）不明原因反复自然流产：反复自然流产 2 次及以上。

（3）不明原因反复种植失败：移植 3 次及以上或移植高评分卵裂期胚胎数 4~6 个或高评分囊胚数 3 个及以上均失败。

（4）男方严重畸形精子症。

三、争议与前景

PGT 的结局与安全性备受关注，目前还存在诸多问题。

1. 法律法规现状　2018 年 4 月，我国最新颁布的《胚胎植入前遗传学诊断 / 筛查技术专家共识》指出，具有遗传易感性的严重疾病（夫妻任一方或双方携带有严重疾病的遗传易感基因的致病突变，如遗传性乳腺癌的 *BRCA1*、*BRCA2* 致病突变），以及曾生育过需要进行骨髓移植治疗的严重血液系统疾病患儿的夫妇，可以通过 PGD 选择生育一个和先前患儿 HLA 配型相同的同胞，通过从新生儿脐带血中采集造血干细胞进行移植，救治患病同胞。除我国之外，诸如英国，法国等国家，对 PGT 采取的也是有条件许可模式。而德国、瑞士等国家对 PGD 的实施要求非常严苛。

2. 安全性争议　PGT 活检会对胚胎进行一系列有创性操作，其分为胚胎期卵裂球活检（BB）及囊胚滋养层活检（TB）。通常，BB 是针对一个或两个胚胎卵裂球进行活检。虽然两个卵裂球活检相对于单个卵裂球活检提供了更高的准确率，但是其对胚胎发育和着床危害可能会随着两个细胞的收集而增加。TB 则可搜集更多细胞，提高扩增效率，并减少误诊和成本。PGT 的影响具有迟发性、滞后性等特点,是否对出生后的个体发育有后续的影响难以预见,需要长期的临床实践验证。

3. 问题胚胎的处置 胚胎是一种生命的存在形式,人类胚胎具有人的全部遗传信息,即使目前不具有像人类一样有选择、思考以及对痛苦的感知能力,但是他却具有潜在发育为人的能力,因此从胚胎的道德地位考虑,人类是否有权利对其进行处置?胚胎也是有生命的个体,夫妻双方是否有权利对其进行销毁?如果该周期仅有的胚胎 PGT 结果为不确定性质,或者这个潜在的问题胚胎是否可以移植。由此产生的不良后果将由谁来承担,患儿、患儿父母、医生,乃至全社会均会受到不同程度的影响。如果选择重新活检胚胎,无疑对于患者的心理、生理及经济状况都会产生巨大的压力。

PGT 被用于本身遗传学异常的风险低,但其胚胎出现遗传学异常的风险高的患者,如高龄、多次自然流产及反复 IVF 失败的妇女,以期改善预后。PGT 一直是争议最大的问题,植入前遗传学筛查是否能改善预后、透明带开口对胚胎冷冻是否存在不利影响等。PGT 的效果取决于胚胎选择的正面作用和胚胎活检的负面作用之间的关系。熟练的活检技术、合适的染色体基因探针和确定合适人群是 PGT 的基本要求。

(杨 菁)

参考文献

1. Moran C, Hernandez E, Ruiz JE, et al. Upper obesity and hyperinsulinemia are associated with anovulation. Gynecol Obstet Invest, 1997, 47(1):1-5.

2. Bu Z, Dai W, Guo Y, et al. Overweight and obesity adversely affect outcomes of assisted reproductive technologies in polycystic ovary syndrome patients, Int J Clin Exp Med, 2013, 6 (10):991-995.

3. Practice Committee of the American Society for Reproductive Medicine. Use of clomiphene citrate in infertile women: a committee opinion. Fertil Steril, 2013, 100(2):341-348.

4. Brown J, Farquhar C, Beck J, et al. Clomiphene and anti-oestrogens for ovulation induction in PCOS. Cochrane Database Syst Rev, 2009(4):CD002249.

5. The Thessaloniki ESHRE/ASRM-Sponsored PCOS Consensus Workshop Group. Consensus on infertility treatment related to polycystic ovary syndrome. Fertil Steril, 2008.89(3):505-522.

6. Palihawadana TS, Wijesinghe PS, Seneviratne HR. A comparison of endometrial thickness following augmentation of ovulation with clomifene citrate or letrozole in women with ovulatory infertility. Ceylon Med J, 2015, 60(2):48-52.

7. Lin H, Li Y, Li L, et al.Is a GnRH antagonist protocol better in PCOS patients?A meta— analysis of RCTs.PLoS One,2014,9(3):e91796.

8. Xiao J, Chen S, ZhangC, et al.Effectiveness of GnRH antagonist in the treatment of patients with polycystic ovary syndrome undergoing IVF:a systematic review and meta analysis. Gynecol Endocrinol.2013,29(3):187-191.

9. Mancini F, Tur R, Martinez F, et al.Gonadotrophin-releasing hormone-antagonists VS long agonist in in-vitro fertilization patients with polycystic ovary syndrome:a meta-analysis. Gynecol Endocrinol,2011,27(3):150-155.

第十八章
短效口服避孕药在多囊卵巢综合征中的应用

多囊卵巢综合征（PCOS）的主要临床表现包括月经失调、高雄激素体征（痤疮、多毛等）、肥胖、不孕等。PCOS 是一种终身疾病，针对 PCOS 的治疗目前仍然是以控制症状为主。短效复方口服避孕药（combined oral contraceptive，COC）是雌、孕激素组成的复合制剂，是公认的治疗无生育要求 PCOS 患者高雄激素血症和月经失调的一线选择。2018 年，中华医学会妇产科学分会制订的《多囊卵巢综合征中国诊疗指南》明确指出，COC 可应用于 PCOS 患者降雄激素、调整月经周期。

一、COC 治疗 PCOS 的作用机制及常见药物

1. COC 的作用机制　COC 的主要成分是雌、孕激素，其中雌激素主要是炔雌醇，不同种类的 COC 炔雌醇的含量不同；而孕激素种类的差异，则构成不同的配方和制剂。COC 的主要作用机制是雌、孕激素联合可以负反馈抑制下丘脑释放促性腺激素释放激素（GnRH），抑制垂体分泌卵泡刺激素（FSH）和黄体生成素（LH），从而抑制卵巢中卵泡的发育、成熟和排卵达到避孕的效果。在抑制排卵的同时，COC 改变 HPO 轴的激素水平，在 COC 作用下，垂体 FSH、LH 水平下降，卵巢产生的内源性雌、孕、雄激素水平下降。COC 中的雌激素可促进肝产生性激素结合球蛋白，从而减少血清游离睾酮水平；COC 的孕激素成分中，不同的孕激素有不同的生物活性，有些种类的孕激素本是有直抗雄激素的活性，如醋酸环丙孕酮（CPA）、屈螺酮（DRSP），CPA 为 17- 羟孕酮类衍生物，可以抑制垂体 LH 分泌、抑制 p450c17/17-20 裂解酶活性，减少雄激素合成，抑制 5a- 还原酶活性减少双氢睾酮的产生，在靶器官竞争雄激素受体阻断

外周雄激素的作用;屈螺酮又称二氢螺利酮,可以与雄激素受体竞争性结合阻断雄激素的外周作用,减少睾酮的转化,同时可以和醛固酮受体结合产生利尿作用;有些孕激素本身没有抗雄激素作用,比如睾酮衍生物炔诺酮及去氧孕烯(DSG),它们除了孕激素作用,还有一定的雄激素样作用。

2. **COC 的种类及选择** 目前国内常用于治疗 PCOS 的 COC 包括炔雌醇环丙孕酮片、屈螺酮炔雌醇片、屈螺酮炔雌醇片 II 及去氧孕烯炔雌醇片,不同 COC 的炔雌醇含量不同,范围在 20~35μg;不同 COC 所含孕激素的种类不同,包括孕激素衍生物醋酸环丙孕酮、睾酮衍生物去氧孕烯、螺内酯衍生物屈螺酮等。炔雌醇环丙孕酮片,每片含 35μg 炔雌醇和 2mg 醋酸环丙孕酮,21 片 / 盒;屈螺酮炔雌醇片,每片含 30μg 炔雌醇和 3mg 屈螺酮,21 片 / 盒;屈螺酮炔雌醇片 II,28 片 / 板,24 片活性片及 4 片空白片,每片含 20μg 炔雌醇和 3mg 屈螺酮;去氧孕烯炔雌醇片,每片含 30μg 炔雌醇和 0.15mg 去氧孕烯,21 片 / 盒。目前没有证据表明不同种类的 COC 在治疗 PCOS 过程中的降低血液雄激素水平方面有明显差异,但炔雌醇含量过高的 COC 增加血栓性疾病的风险,因此 2018 年"2018 年基于循证证据的多囊卵巢综合征评估与管理的国际指南"中推荐使用炔雌醇含量低的 COC(每片 20~30μg)治疗 PCOS,不建议使用含 35μg 炔雌醇的 COC 治疗 PCOS,如炔雌醇环丙孕酮片。由于研究表明不同种类的 COC 对于症状的控制作用有差异,如对多毛的控制,含醋酸环丙孕酮的 COC 有更好的疗效,因此建议选择此类 COC 治疗有多毛表型的 PCOS。据此有学者提出希望将来通过更多的循证医学证据探索出不同表型的 PCOS 选择不同的 COC 的设想。

二、COC 在 PCOS 中的应用

1. **COC 的适应证** COC 是无生育要求、有高雄激素血症或高雄症状(痤疮、多毛)及月经失调的 PCOS 患者的一线药物治疗措施,中国及国际指南均建议 COC 作为青春期和育龄期 PCOS 患者高雄激素血症及多毛、痤疮的首选治疗。对于有高雄激素临床表现的初潮前女孩,若青春期发育已进入晚期(如乳房发育 ≥ Tanner IV 级),如有需求也可选用 COC 治疗。COC 治疗 PCOS 要基于生活方式的控制,尤其是对于超重、胰岛素抵抗,甚至代谢失调的患者,而且生活方式控制不良者应结合胰岛素增敏剂二甲双胍治疗。

2. **COC 的应用方法及疗程** COC 治疗 PCOS 的方法为自然月经周期或激素撤退出血的 1~5 天开始应用,每月 21~28 天(依制剂类型不同),3~6 个月为 1 个疗程。治疗痤疮,一般用药 3~6 个月可见效;治疗性毛过多,服药至少

需 6 个月后才显效,这是由于体毛的生长有其固有的周期。由于 PCOS 为慢性疾病,COC 停药后症状多数会复发,故可以反复用药。有中重度痤疮或性毛过多,要求治疗的患者也可到皮肤科就诊,配合相关的药物局部治疗或物理治疗。

3. COC 的疗效 COC 用于治疗 PCOS 的获益包括:抑制 LH 分泌,降低雄激素水平,抑制 5a- 还原酶活性,刺激 SHBG 合成降,低游离雄激素水平,控制痤疮和多毛等高雄激素临床症状,增加胰岛素敏感性,调节月经周期,预防子宫内膜增生病变和癌变。

循证医学证据表明,多数 COC 可以降低总睾酮、游离睾酮、FAI 的水平,增加 SHBG 水平,控制痤疮和多毛等高雄激素症状,因此,目前 COC 对高雄激素表型的 PCOS 有益已受到广泛认可。一项纳入 35 项研究包含 852 名受试者的 Meta 分析表明,不同配方的 COC 对 PCOS 的雄激素谱都有明显降低作用,且作用无显著差异,但含醋酸环丙孕酮的 COC 对多毛的改善作用似乎更为明显,所以以控制多毛为目的 PCOS 患者可以选择炔雌醇环丙孕酮片。对于雄激素水平正常的 PCOS 患者,用 COC 是否有获益目前尚不清楚,是否用 COC 治疗还需要更多的研究。

由于 PCOS 患者稀发排卵或不排卵,导致 90% 以上患者发生月经稀发甚至闭经,长期缺乏孕激素拮抗内膜增生症及子宫内膜癌发生率增高。因此,对于青春期和育龄期无生育要求、因排卵障碍引起月经紊乱的患者需调整月经周期。COC 可调整月经周期并预防子宫内膜增生,可作为无生育要求的 PCOS 患者的首选。对于月经稀发但有规律排卵的患者,如无生育或避孕要求,周期长度短于 2 个月,可观察随诊,无须用药。

三、COC 使用的安全性及注意事项

COC 的应用要考虑其安全性,特别是对于 PCOS 患者这样一个特殊群体,PCOS 患者除了月经失调和高雄激素,大部分患者伴有糖代谢、脂代谢失调,心血管疾病发病率增高,可能增加安全性风险。

1. COC 治疗 PCOS 的安全性 有文献报道 COC 治疗 PCOS 可能加重患者的心血管疾病风险和代谢失调风险,但尚未一致性结论。一些研究认为 COC 可能增加患者的体重、影响糖类代谢和脂代谢,但荟萃分析表明,不同种类的 COC 对代谢的影响不同,COC 对代谢的影响依赖于 COC 的雌激素含量、孕激素种类、PCOS 的发展、环境因素、遗传因素等。

(1)COC 对静脉血栓和心血管疾病的影响:诊断为 PCOS 的患者和正常人

群比心血管疾病（CVD）的发病率增高，静脉血栓（VTE）发生率是普通人口的 1.5~3 倍。需要强调的是，COC 应用对 PCOS 和普通人群都增加 CVD 的发病率，如果同时伴有 BMI 过大、抽烟、年龄大于 35 岁、服用第 3、4 代含有雄激素活性孕激素的 COC 等，更需要慎重考虑其风险。一项研究发现，应用 35μg 炔雌醇环丙孕酮片治疗 PCOS 的 VTE 发病风险是其他 COC 的 2.2 倍，是不用 COC 组的 7.4 倍；另一项研究发现，应用任何类型的 COC 与不用 COC 使 VTE 增加 2 倍以上。但以上研究的缺陷在于没有考虑 PCOS 类型、BMI、生活方式的影响。但正是由于发现含 35μg EE 的 COC 的 VTE 风险增加，因此 2018 年的国际指南推荐用炔雌醇含量低的 COC（每片 20~30μg）治疗 PCOS。

（2）COC 对体重的影响：荟萃分析表明，含炔雌醇环丙孕酮片及 30μg EE 的去氧孕烯炔雌醇片对 PCOS 患者的体重增加不明显，用含屈螺酮的 COC 体重略有下降，但差异无统计学意义；所有的 COC 对 PCOS 患者的 BMI 及 WHR 无明显增加所以，目前的研究结果说明 COC 不改变 PCOS 患者的体测量指标。也有研究认为含有雄激素活性孕激素的 COC 增加 PCOS 患者的腹部脂肪量和体重。

（3）COC 对糖类代谢的影响：COC 增加非 PCOS 群体的空腹血糖、空腹胰岛素、糖耐量异常发生率。现有的资料表明 COCs 应用 3~6 个月不影响 PCOS 患者的空腹血糖，轻微增加空腹胰岛素水平；关于 COC 对 Homa-IR 的影响研究结果不一致，无法得出统一结论。有研究显示 COC 对胰岛素的不良影响与 EE 含量呈剂量依赖性，含 35μg EE 的 COC 影响胰岛素作用；另外，COC 对 PCOS 患者胰岛素的影响与患者的自身表型有关，对肥胖 PCOS 患者的糖耐量损害更大。

（4）COC 对脂代谢的影响：荟萃分析表明，多数 COC 增加 PCOS 患者 TC 水平、TG 水平及 LDL-C 水平，但这些变化的临床意义尚需要更深入的研究证明。

2. PCOS 患者应用 COC 的注意事项　目前的资料认为 3~6 个月的 COC 应用对于 PCOS 无明显安全风险。但是，PCOS 患者应用 COC 的安全性研究资料尚不充分，基于 COC 在普通人群的应用经验及现有的 PCOS 人群的研究结果，COC 应用仍可能有一定的代谢紊乱风险，因此，给 PCOS 患者用 COC 需要按照 COC 的用药指南，排除禁忌证，并密切关注慎用证。由于雌激素含量及孕激素的种类与 COC 对代谢的影响有关，因此，在给予 PCOS 患者进行 COC 治疗时，应该考虑患者 PCOS 的类型、疾病发展的严重程度、体测量指标、代谢紊乱等情况，密切关注用药的安全性。关于 COC 在 PCOS 治疗中的风险，还需要更多的临床试验进一步探索,从而优化治疗方法的选择。

总之,临床应用 COC 可以显著改善 PCOS 高雄激素的症状,调整月经周期,并可预防子宫内膜病变等远期并发症的作用。"2018 年基于循证证据的多囊卵巢综合征评估与管理国际指南"指出:在用于治疗 PCOS 的 COC 中,含最低有效剂量(如 20~30mg 炔雌醇)及天然雌激素的 COC 在综合评估药物的有效性、代谢风险、不良反应及可获得性时应当被优先考虑;COC 对 PCOS 治疗有效性的证据十分有限,需要借助于一般人群的实践指南来理解(WHO 指南),COC 的相对和绝对禁忌证及其不良反应都应予以重视;PCOS 患者存在 COC 应用风险的高危因素,包括高 BMI 值、高脂血症及高血压,因此,在 PCOS 患者应用 COC 之前及其过程中都应予以重视,定期评估。

(张 炜 黄荷凤)

参 考 文 献

1. 中华医学会妇产科学分会.多囊卵巢综合征中国诊疗指南.中华妇产科杂志,2018,53(1):2-6.

2. 复方口服避孕药临床应用中国专家共识专家组.复方口服避孕药临床应用中国专家共识.中华妇产科杂志,2015,50(2):81-91.

3. Zimmerman Y,Eijkemans MJC,Coelingh Bennink HJT,et al.The effect of combined oral contraception on testosterone levels in healthy women:a systematic review and meta-analysis.Hum Reprod Update,2014,20 ;76-105.

4. Bitzer J RT,Lopes da Silva Filho A.The use of cyproterone acetate/ethinyl estradiol in hyperandrogenic skin symptoms-a review.Eur J Contracept Reprod Health Care,2017,22(3):172-182.

5. Bhattacharya SM,Jha A.Comparative study of the therapeutic effects of oral contraceptive pills containing desogestrel,cyproterone acetate,and drospirenone in patients with polycystic ovary syndrome.Fertil Steril,2012,98 :1053-1059.

6. Greenwood R BL,Burke B,Cunliffe WJ.Acne:double blind clinical and laboratory trial of tetracycline,oestrogen-cyproterone acetate,and combined treatment.Br Med J(Clin Res Ed),1985,291(6504):1231-1235.

7. Kahraman K SY,Atabekoğlu CS,Ateş C,et al.Comparison of two oral contraceptive forms containing cyproterone acetate and drospirenone in the treatment of patients with polycystic ovary syndrome:a randomized clinical trial.Arch Gynecol Obstet,2014,290(2).

8. Li X GY,Lin JF,Feng Y,et al.Combination of Diane-35 and Metformin to Treat Early Endometrial Carcinoma in PCOS Women with Insulin Resistance.J cancer,2014,5(3):173-181.

9. Connolly A, Beckett V.Polycystic ovary syndrome—management of a long-term condition in primary care.In: Connolly A, Britton A, editors.Women's health in primary care.Cambridge: Cambridge University Press, 2017: 111-118.

10. International evidence based guideline for the assessment and management of polycystic ovary syndrome.Copyright Monash University, Melbourne Australia 2018.

11. de Medeiros SF.Risks, benefits size and clinical implications of combined oral contraceptive use in women with polycystic ovary syndrome.Reproductive Biology and Endocrinology, 2017, 15: 93-110.

12. Amiri M, Kabir A, Nahidi F, et al.Effects of combined oral contraceptives on the clinical and biochemical parameters of hyperandrogenism in patients with polycystic ovary syndrome: a systematic review and meta-analysis.Eur J Contracep Reprod Health Care, 2018, 23 (1): 64-77.

13. Amiri M, Ramezani Tehrani F, Nahidi F, et al.Comparing the Effects of Combined Oral Contraceptives Containing Progestins With Low Androgenic and Antiandrogenic Activities on the Hypothalamic-Pituitary-Gonadal Axis in Patients With Polycystic Ovary Syndrome: Systematic Review and Meta-Analysis.JMIR Res Protoc, 2018, 7 (4): e113.

14. Goodman NF, Cobin RH, Futterweit W, et al.American Association of Clinical Endocrinologists (AACE); American college of endocrinology (ace); androgen excess and pcos society (aes).american association of clinical endocrinologists, american college of endocrinology, and androgen excess and pcos society disease state clinical review: guide to the best practices in the evaluation and treatment of polycystic ovary syndrome-part 1.Endocr Pract., 2015, 21 (11): 1291-1300.

15. Bargiota A, Diamanti-Kandarakis E.OCPs deteriorate the cardiovascular risk and metabolic profile and therefore their use in PCOS women is a matter of concern.Ther Adv Endocrinol Metab, 2012, 3: 27-47.

16. Bird ST, Hartzema AG, Brophy JM, et al.Risk of venous thromboembolism in women with polycystic ovary syndrome: a population-based matched cohort analysis.CMAJ, 2013, 185: 115-120.

17. Anderson SA, Varry JA, Hardiman PJ.Risk of coronary heart disease and risk of stroke in women with polycystic ovary syndrome: a systematic review and meta-analysis.Inter.J Cardiol, 2014, 176: 486-497.

18. Seaman HE, de Vries CS, Farmer RD.The risk of venous thromboembolism in women prescribed cyproterone acetate in combination with ethinyl estradiol: a nested cohort analysis and case-control study.Hum Reprod, 2003, 18: 522-526.

19. Dokras A.Noncontraceptive use of oral combined hormonal contraceptives in polycystic ovary syndrome-risks versus benefits.Fertil Steril, 2016, 106: 1572-1579.

20. De Melo AS, Reis RM, Ferriani RA, et al.Hormonal contraception in women with polycystic

ovary syndrome：choices，challenges，and noncontraceptive benefits.J Contracept，2017，8：13-23.

21. Anderson SA，Varry JA，Hardiman PJ.Risk of coronary heart disease and risk of stroke in women with polycystic ovary syndrome：a systematic review and meta-analysis.Inter.J Cardiol，2014，176：486-487.

22. Practice Committee of American Society for Reproductive Medicine.Combined hormonal contraception and the risk of venous thromboembolism：a guideline.Fertil Steril.2017，107：43-51.

23. Glintborg D，Altinok ML，Mumm H，et al.Body composition is improved during 12 months' treatment with metformin alone or combined with oral contraceptives compared with treatment with oral contraceptives in polycystic ovary syndrome.J Clin Endocrinol Metab，2014，7：2584-2591.

第十九章
多囊卵巢综合征微创手术治疗

第一节　多囊卵巢综合征手术治疗的背景及机制

一、多囊卵巢综合征(PCOS)手术治疗的历史与背景

早在1935年,Stein和Leventhal就首次报道了经腹卵巢楔形切除术(ovarian wedge resection,OWR),通过该手术治疗的PCOS患者成功地出现排卵及妊娠。这是最早开始尝试的PCOS患者的手术治疗,也是当时PCOS患者促排卵治疗的主要方法。而在20世纪60年代,随着药物促排卵的引入以及OWR本身的并发症和损伤,例如盆腔粘连,卵巢功能减退等,PCOS患者的手术治疗逐渐淡出世界舞台,而克罗米芬(chlorine clomiphene,CC)开始取代手术治疗成为无排卵PCOS患者的一线治疗。

但是随着腹腔镜技术的进步,以及药物促排卵本身的问题,PCOS患者的手术治疗再次回到人们的视野中。在1984年,Gjonnaess开创了腹腔镜下卵巢打孔术(laparoscopic ovarian drilling,LOD)。相对于既往的开腹卵巢手术而言,LOD的手术创伤更小,相对术后盆腔粘连的发生率更低。对于CC抵抗需要采用试管婴儿辅助生殖的PCOS患者而言,LOD的费用,OHSS及多胎妊娠的风险更低。尤其是当PCOS患者因为别的原因需要进行腹腔镜手术时,LOD更是一种合适的选择。在随后的30余年中,腹腔镜下卵巢打孔术的手术方式发生进一步衍生变化,如Muenstermann等开展了腹腔镜下激光打孔术;Felemban等开展了腹腔镜下卵巢电凝打孔;2001年,Fernandez则首次将经阴道注水腹腔镜在PCOS患者中应用,经阴道后穹窿注入生理盐水或林格液使盆腹腔膨胀,可更好地暴露卵巢和输卵管的结构。随着辅助生殖临床与实验室技术的发展,Farettii等开展了B超引导下卵巢打孔术,相对手术风

险,损伤及费用更为低。因为其应用相对简单,安全,有效且成本较低,易于开展,腹腔镜下卵巢电凝打孔术成为目前开展最为广泛的 PCOS 微创手术治疗方式。

二、PCOS 手术治疗的机制

PCOS 患者手术治疗的机制尚不明确,早在 20 世纪初,Stein 等就发现卵巢楔形切除术可以有效降低 PCOS 患者外周血中的睾酮(T)、雌激素(E)、黄体生成素等,推测主要可能是通过手术破坏卵巢生成雄激素的组织,影响了血液中以及卵泡液局部甾体类激素,恢复了下丘脑、垂体的正常反馈。

LOD 患者恢复排卵可能是卵巢局部作用联合内分泌水平的变化。其可能的机制有:①术后血清 LH 和雄激素水平下降,可能与手术破坏了卵巢间质有关,使血清雄激素水平下降,从而影响了下丘脑 - 垂体 - 卵巢轴,重建反馈机制,使 LH/FSH 比值恢复正常,恢复正常的排卵功能,同时改善高雄激素血症引起的多毛等症状。②术后卵巢局部分泌的雄激素水平下降,解除了雄激素在卵巢局部对颗粒细胞的抑制作用,使卵泡正常发育。③术后循环中抑制素水平下降,解除了抑制素对 FSH 的抑制,使 LH/FSH 比值下降,恢复卵巢排卵。④手术可引起 AMH 和局部卵巢基质血流的下降,从而影响排卵,但具体机制不明。⑤目前有较少一部分研究发现腹腔镜下打孔术可以通过降低 IRS-1 Ser312 磷酸化水平从而改善胰岛素抵抗引起的代谢综合征。⑥ Novak "卵泡保持定律",假定垂体促性腺激素(gonadotropin,Gn)的产生量恒定,当垂体产生的 Gn 集中在较少的卵泡组织上会更为有效地促排卵。⑦卵巢损伤产生的非甾体因子影响卵巢对垂体的反馈。最近有学说指出,当卵巢组织损伤时产生大量生长因子,如胰岛素样生长因子 Ⅰ(IGF-Ⅰ),其能够使卵巢对循环 FSH 增敏,刺激卵泡生长并排卵。⑧卵巢内存在肾素 - 血管紧张素 - 醛固酮系统(RAAS),RAAS 系统亢进与 PCOS 发病有关,外科手术治疗 PCOS 可能与破坏或干扰 RAAS 系统有关。

第二节　多囊卵巢综合征微创手术的方式及疗效

一、多囊卵巢综合征(PCOS)微创手术的方式

目前对于治疗 PCOS 的微创手术方式没有统一的标准,主要包括腹腔镜下卵巢楔形切除术(冷刀、超声刀)、经阴道注水腹腔镜卵巢打孔术、经阴道超

声引导下腹腔镜卵巢打孔术及腹腔镜下卵巢打孔术（LOD）。打孔方式包含了电灼、激光及超声刀等。手术操作中选择单极或双极能量来源、单侧或双侧卵巢打孔、打孔深度、打孔数量等均无统一定论，其多取决于患者卵巢体积。腹腔镜下卵巢电灼打孔术（LOD）成为目前开展最为广泛的 PCOS 微创手术治疗方式。

（一）腹腔镜下卵巢电灼打孔术

腹腔镜下卵巢电灼打孔术（laparoscopic electrosurgery ovarian drilling，LEOD）是最常用的手术方式。即用一种单极或双极（以单极更为常见）电灼器在患者每侧卵巢以一定功率（30~400W）电灼 3~25 个（打孔数量根据患者卵巢大小而定），可采取单侧或者双侧卵巢打孔的方式。目前已有的研究表明双极能量器械对于术后恢复排卵和妊娠率与单极电灼的操作没有特别显著的差异。

在以上经典的 LOD 手术基础上，延伸出了另外几种方式。①腹腔镜下单极电钩卵巢打孔术（LOD using a monopolar hook electrode）：在常规腹腔镜下卵巢打孔操作中，换用 120W 单极电钩在卵巢表面切 3~6 个切口，其长度为 3~10mm，切口数量根据卵巢大小而定。②腹腔镜下超声刀卵巢打孔术（laparoscopic ovarian drilling using harmonic scalpe）：主要采用超声刀直接打孔，即以尖端约 1mm、长约 1cm 的叶片直接在卵巢表面钻孔，其研究结果表明该术式可降低对卵巢的损伤，保障了卵巢储备能力及减少术后盆腔粘连等不良影响。③微腹腔镜卵巢打孔术（office micro laparoscopic ovarian drilling）：得益于器械的进步，与传统的 LOD 相比腹腔镜更为纤细，相对带来的手术创伤及术后不适更为轻微。④腹腔镜卵巢激光打孔术（LOD with laser）：目前主要有 4 种激光被用于 PCOS 的卵巢打孔术，包括掺钕钇铝石榴石激光（Nd-YAG）、二氧化碳激光（CO_2）、氩激光和磷酸钛氧钾激光（KTP）。包括接触式和非接触式，使光束垂直于卵巢表面的囊状卵泡。每孔直径为 3~4 mm，孔深 4~6mm，根据卵巢大小酌情控制打孔数量。

以上手术方式均能恢复 PCOS 患者的排卵功能，调节月经周期，但报道的疗效以及持续性参差不齐，对患者内分泌的改善及妊娠率、活产率的影响，目前尚无统一定论。

（二）超声引导下经阴道穿刺腹腔镜卵巢打孔术

超声引导下经阴道穿刺腹腔镜卵巢打孔术（ultrasound-guided transvaginal needle ovarian drilling，UTND）是在阴道 B 超的帮助和定位下，经阴道后穹窿进入盆腔，对卵巢进行物理性穿刺、电灼术或激光气化术，每侧卵巢打孔 6~10

个。与腹腔镜下疗效相类似,主要适用不能或者不愿接受腹腔镜手术治疗的患者。

(三) 经阴道注水腹腔镜卵巢打孔术

相对于 UTND 而言,经阴道注水腹腔镜(transvaginal hydrolaparoscopy, THL)能够更好地了解盆腔内情况,其打孔的数量和方式与常规 LOD 相类似,疗效相近。相对于 LOD 而言,手术创伤及术后不适更轻微,但该手术只能探查盆腔较低的位置和子宫后部,在术中的盆腔探查上存在一定的缺陷。

(四) 腹腔镜下卵巢楔形切除术

腹腔镜下卵巢楔形切除术(laparoscopic ovarian wedge resection)是指在腹腔镜下使用冷刀,电器械或者超声刀切除部分卵巢皮质,切除部分体积一般不超过卵巢体积 1/4,切除深度需达卵巢髓质,具体切除大小需根据卵巢的实际大小决定,并需同时考虑能量器械的损伤及破坏范围。手术过程中注意避开卵巢门。如切除后仍有较多卵泡,可于每侧再行穿刺 2~4 个小孔。适用与卵巢组织明显增大的患者。

腹腔镜下切除双侧卵巢部分皮质手术治疗 PCOS,术后患者的 LH、TT 等内分泌指标有明显下降,月经情况有所改善,术后能够获得较高的累积妊娠率。对于少数肥胖的 PCOS 患者来说,该手术方式能改善其脂质代谢,并提高其胰岛素的敏感性。但是该类患者的远期预后仍需进一步的长期随访和观察。

二、腹腔镜下卵巢打孔术(LOD)

1984 年,Gjonnaess 首次报道通过腹腔镜下卵巢打孔术来恢复排卵,当时采取的手术方式是每侧卵巢打孔 4~10 个,深度为 2~4mm。即使到现在 LOD 也是最为广泛的 PCOS 微创手术治疗方式,在过去的 30 余年中,在 LOD 的手术操作标准上,以下 3 个方面则一直存在着争议,即卵巢打孔的数量以及最佳能量,能量器械的选择,单侧卵巢打孔还是双侧卵巢打孔。

(一) 卵巢打孔的数量及最佳能量

大部分的妇产科医师还是采用经典的卵巢打孔数量或者根据自身的经量及卵巢的大小来调整打孔的数量及使用的能量。相关的文献报道打孔的数量及能量使用的大小均存在较大的差异,能量设置范围为 30~400W,穿刺孔的数量则在 3~25 个。在既往的研究中发现,过多的打孔数量及过大的能量均会对卵巢造成较大的创伤,甚至有引起卵巢早衰。但过少的打孔数量及过低的能量则显著影响 LOD 的治疗效果。寻找一个最低有效的打孔数量及能量是最近临床医师一直在探索的一件事情。

Amer 在 2003 年开展一项前瞻性研究中发现每侧卵巢做 4 个穿刺孔,能量设置为 30W,每个孔作用 5 秒,每侧卵巢累积能量不超过 640J 时 LOD 的效果较佳。在最近的报道另一个前瞻性随机研究中发现,根据卵巢体积进行传递能量的计算。实验组按照 60J/cm³ 卵巢组织计算传递能量,而对照组则按照传统的方式每侧卵巢共传递能量 600J。实验组的排卵率和妊娠率分别为 81.8% 和 51.7%,显著高于对照组(62.2% 和 36.8%),且术后规律月经周期更为常见。在选择卵巢打孔的数量及能量方面,根据患者的实际情况选择个体化的数量及能量似乎更为合适。

(二) 能量器械的选择

目前最为常用的能量器械是单极器械,另外双极器械、超声刀及激光也作为一种可行的能量器械使用 LOD 中。

目前对于是否采用双极能量器械进行打孔术更能使得选择 LOD 的患者获益仍无确切的定论。已有的研究显示与单极器械相比,两种能量器械在术后的排卵率和妊娠率方面并无显著差异。但是目前的小样研究发现双极器械相对而言其导致的组织损伤的风险更低,导致粘连的可能性亦更低,但还需进一步的研究证实。目前已有的少量研究发现超声刀与电灼术相比,其临床效果相近。但相较于电灼术而言,超声刀的组织损伤范围更小,对卵巢功能的影响更小。但其远期效果及对卵巢功能的影响还需要更多的研究证实。

电灼与激光打孔术,对患者术后排卵率无显著差异,但是累积妊娠率有所不同,可能是由于激光在卵巢表面的热穿透力低于单极电针。另外激光,特别是二氧化碳激光其比电灼术产生卵巢表面的损伤更多,更易造成术后的盆腔粘连,而一些研究的二次手术探查也证明激光较电凝会引起更多的粘连。

(三) 单侧卵巢打孔还是双侧卵巢打孔

早在 1994 年,Balen 就对单侧卵巢打孔还是双侧卵巢打孔进行了一项小样本的前瞻性随机对照试验,发现 75% 单侧卵巢打孔的患者术后第 1 个周期排卵均来自对侧卵巢,之后双侧卵巢交替排卵。而近期的一项 Meta 分析也证实了单侧卵巢打孔和双侧卵巢打孔相比,在排卵率、妊娠率和活产率方面没有统计学差异。但是目前已有的研究中还缺乏大样本的随机对照研究,还需要更多的研究来支持这一观点。

(四) LOD 的注意事项

LOD 手术是希望在尽可能小的创伤下恢复卵巢的排卵及改善血液的激素水平。在 LOD 手术的实际操作中需注意以下几方面。

1. 尽量暴露和游离卵巢,即可以更好地暴露术野便于操作减少不必要的损伤风险,例如肠管的间接热损伤,也可以对一些隐匿的病变进行诊断和处理。

2. 卵巢组织对高温更为敏感,手术过程中应注意不必要的电凝操作。在穿刺过程中时可考虑使用水冲洗降温以避免高温对卵巢造成的过度伤害。

3. 在使用能量器械操作时,除了看得见的切除或破坏范围外,还需要注意看不见的能量损伤的范围。

4. LOD 操作部位应尽量选择卵巢的游离缘,注意避开卵巢门及固有韧带,减少对卵巢血供的影响从而保护卵巢功能。同时也应该注意避开输卵管系膜侧及适当远离输卵管伞端,以减少输卵管损伤及输卵管粘连。

5. 注意患者的个体化,根据术中卵巢的情况选择合适的数量及能量。

6. 注意孔径不宜过大,以 2~3mm 为宜,深度达髓质即可。

7. 手术结束后应注意用大量生理盐水冲洗盆腔及卵巢表面,去除盆腔及卵巢表面炭化凝固的蛋白,减少术后的盆腔粘连。

三、PCOS 微创手术的疗效

PCOS 微创手术治疗的主要观察指标有:是否规律排卵,高雄激素血症的临床表现是否改善(痤疮、多毛),体重或 BMI 的改变,腰围的改变,空腹血糖、胰岛素水平是否改善,内分泌水平变化情况(LH、FSH、TT、LH/FSH),以及生活质量是否提高。不同的研究对于术后的疗效仍存在着较大差异。目前能够达成一致的绝大多数手术方式均能有效恢复患者排卵,提高妊娠率及活产率。

在改善生育预后方面,LOS 与常规的促排卵药物相比并没有显著差异。有较多 RCT 研究发现腹腔镜下卵巢手术(laparoscopic ovarian surgery,LOS)与克罗米芬相比,在排卵率、妊娠率、流产率及活产率方面均无显著差异。仅有少量的低质量 RCT 研究发现,LOS 的活产率低于克罗米芬联合二甲双胍的患者,但在妊娠率,流产率等方面没有显著差异。一项发表于 2012 年的 Meta 分析发现,LOS 与来曲唑在妊娠率、多胎妊娠率及流产率方面差异没有统计学意义。一项高质量的 RCT 研究系统地比较了 LOS 和 FSH,发现两者同样在排卵率、妊娠率和流产率方面没有显著差异。

一项关于近 150 名接受卵巢楔形切除术的 PCOS 患者随访 15~25 年的长期观测数据显示,术后 88% 的患者恢复了正常的月经模式,其中最长者持续达 25 年。累积妊娠 / 活产率为 78%。

而其他指标无统一结论。但是可以明确的是,微创手术有效地改善排卵率及妊娠率,对患者排卵情况,月经模式和生育能力的改善能够持续较长时间。相较于试管婴儿而言,能明显降低患者卵巢过度刺激综合征和多胎妊娠的风险。

第三节 腹腔镜下卵巢打孔术手术的适应证、禁忌证及并发症

一、腹腔镜下卵巢打孔术(LOD)适应证

LOD 并不能作为 PCOS 的一线治疗方案,它仅能使部分患者获益,且仅改善患者的部分症状,对于代谢障碍,多毛、皮肤病变等无治疗效果。另一方面它也存在相关的手术风险,并且增加卵巢功能损伤,甚至卵巢衰竭以及盆腔粘连的风险。选择合适的患者及合适时机采取 LOD 的治疗是一位合格的妇产科医师在提供相关治疗给患者之前时必须认真思考的一个问题。

目前在全球达成的共识是,腹腔镜卵巢手术可以作为有克罗米芬抵抗,并且除外其他不孕因素的无排卵性不孕的 PCOS 患者的二线治疗。同时考虑到 PCOS 临床表现的多样性及 PCOS 患者的多样性,采取手术治疗前,建议谨慎考虑以下几方面,以评估 LOD 是否适用于该 PCOS 患者。

1. 既往已经予以规范的克罗米芬或者来曲唑促排卵治疗,均无优势卵泡发育,诊断为克罗米芬抵抗或者来曲唑抵抗的 PCOS 患者,且除外排卵因素无其他不孕因素。

2. 因为其他原因需行腹腔镜检查,且该患者除外无排卵性因素外无其他不孕因素。

3. 随诊困难,无法进行促性腺激素治疗监测。

4. 顽固性 LH 分泌过多,药物治疗结局不良。

5. 体质指数(BMI)$\leqslant 34kg/m^2$。

6. 基础促黄体生成素(LH)>10U/L。

雄激素增多与 LOD 的结局仍有争议,除此之外,不孕的时间,抗米勒管激素(AMH)的水平,术前基础 LH/FSH 比值,年龄等也与 LOD 术后的结局有一定的相关性。

有关雄激素对 LOD 的结局其回顾性研究的数据尚存争议。某些研究发现术前血清的睾酮水平(T)及游离雄激素指数(FAI,FAI =总睾酮 / 性激素结合蛋白 ×100)较高与 LOD 较低的成功率有关,尤其是当 $T \geqslant 4.5nmol/L$,$FAI \geqslant 15$ 时,多预示着 LOD 抵抗。而另外一些回顾性研究则认为,术前血清

T 水平对 LOD 的结局没有影响。2014 年, Abuelghar 等进行的一项前瞻性研究则发现术前的雄烯二酮(A4)水平则是 LOD 后排卵的独立预测指标, 其最佳截断值为 A4>4.1mmol/L, 其灵敏度为 73.5%。

Amer 等研究发现, 不孕的时间与 LOD 的结局有着负相关, 不孕时间是 LOD 后生殖结局的独立预测指标, 提示发现不孕时间 ≥ 3 年的患者与不孕时间 <3 年的患者虽然在排卵率上无显著差异, 但妊娠率显著下降(33% *vs* 72%), 而在不孕时间 >6 年的患者中, LOD 后的排卵率及妊娠率均显著下降。而另外一篇系统性综述也发现不孕时间 <3.5 年是 LOD 后生殖结局良好的预测指标。

AMH 能够降低卵泡对循环中 FSH 的反应, 并且对原始卵泡的募集有抑制的作用。过高的 AMH 可能预示 LOD 的不良结局。一项纳入 47 例患者的前瞻性研究发现 AMH 是预测 LOD 术后排卵的有效预测指标, 其截断值为 7.7ng/ml, 预测灵敏度为 78%, 特异性为 76%。

目前总体的观点是高龄是 LOD 术后不良生殖结局的预测指标。一项纳入了 60 例患者的前瞻性研究发现, 年龄 >35 岁的 PCOS 患者其 LOD 术后排卵率、流产率及妊娠率与其他亚组存在显著差异。而另外一篇 Meta 分析也发现年龄 ≤ 30 岁是 LOD 后良好生殖结局的预测指标。考虑到年龄在非 PCOS 患者也是一项独立的不良生殖预后的指标, 所以目前仍无法证明它是单独影响 LOD 生殖结局的因素。

在选择 CC 抵抗的患者进行 LOD 手术之前, 充分考虑患者的基础 LH 水平, 体质指数, 高雄激素血症的实验室指标, 年龄, 不孕时间以及 AMH 有助于判断该患者接受 LOD 后的生殖结局。

二、LOD 禁忌证

LOD 手术除外常规腹腔镜手术的禁忌证外, PCOS 患者采用 LOD 治疗并无绝对的禁忌证。但考虑 LOD 本身对患者带来的损害及 LOD 手术治疗的目的是, 当 PCOS 患者存在以下情况时, 需谨慎考虑采用 LOD 手术。

1. 患者存在相关常规腹腔镜手术的禁忌证, 如严重的肝肾功能损害, 严重的心肺功能不良等。
2. 同时合并其他不孕因素, 如输卵管因素, 子宫内膜异位症、男方因素等。
3. 因遗传性疾病或者染色体异常需行胚胎植入前遗传学检查。
4. 严重肥胖(BMI>35kg/m^2)。
5. 基础 LH<10U/L。

6. 高雄激素血症（T ≥ 4.5nmol/L，FAI ≥ 15）。

7. 年龄 >35 岁。

8. 不孕时间 >3.5 年。

9. 高 AMH 水平。

10. 已切除一侧附件，或者同时合并卵巢疾病的患者。

三、LOD 并发症

LOD 的并发症除了考虑到常规腹腔镜检查可能带来的并发症以外，还需要关注卵巢手术对于卵巢本身，尤其是卵泡池的损害尤其继发而来的卵巢功能下降甚至卵巢功能衰竭等。卵巢大量的穿刺及能量操作使得术后盆腔粘连的并发症更为常见。

（一）医源性盆腔粘连

医源性盆腔粘连是 LOD 术后的主要并发症，文献报道其发病率为30%~40%。但在大多数的研究中均为轻度到中度的粘连，似乎并不影响 LOD 治疗后的排卵率及妊娠率。

但即使如此，仍需采取积极的预防措施以减少粘连的形成。尽量在卵巢的游离缘操作，以减少粘连带来的不良后果；减少不必要的卵巢损伤及卵巢表面的热损伤；打孔以后的充分冲洗；术后应用防粘连的材料均有利于减少盆腔粘连的发生。

（二）卵巢功能减退

过多地破坏正常的卵巢或者能量损伤均可能导致卵巢功能的下降，严重的患者可能导致卵巢功能衰竭。但术后导致严重卵巢功能受损的报道较少，仅在 1989 年有 1 例关于 LOD 术后卵巢萎缩的报道。部分 PCOS 患者术后出现 AMH 下降，抑制素 B 下降及窦卵泡数（AFC）是卵巢功能的下降还是卵巢功能回归到"正常状态"，部分学者之间还存在着争议。

术中减少穿刺孔数量及能量；充分游离卵巢，操作时远离卵巢血管；仅单侧卵巢行打孔术；术中减少卵巢表面的热损伤均可以减少该类并发症的产生。

（三）LOD 手术失败

若 LOD 术后出现以下情况则认为是 LOD 手术失败：①术后 6~8 周内无排卵；②反复出现无排卵状态；③规律排卵后 12 个月仍未孕。

LOD 后无排卵的患者可以再次使用 CC 治疗，大量研究表明，LOD 有助于改善卵巢对 CC 的反应性。当患者给予 CC 治疗后仍然无排卵，则可考虑加用二甲双胍或改用促性腺激素刺激卵巢，亦可考虑直接行体外受精胚胎移植。

对首次 LOD 有反应的患者,重复 LOD 后成功率增加,但对前次 LOD 无效的患者,重复的 LOD 手术并无效果。

（四）其他罕见的并发症

其他罕见的并发症主要包括卵巢固有韧带 / 骨盆漏斗韧带损伤,卵巢打孔处出血,肠道热损伤等。

国内国际指南均指出微创手术仍是治疗 PCOS 患者的二线治疗方式,尤其是对于 CC 或者来曲唑抵抗的患者。在既往的 PCOS 患者的生殖治疗中,PCOS 的手术治疗始终被放在一个比较低的位置,但是对于特定的 PCOS 患者而言,PCOS 的微创手术不失为一个合适的选择,尤其是那些 BMI 指数正常,术前高水平的 LH,不孕年限 <3 年及雄激素水平并非过高的患者更可能从中获益。

LOD 有着与促排卵药物相类似的卵巢刺激效果,并可以有效减少多胎妊娠,OHSS 等并发症,并可以持续改善患者的临床症状及排卵情况均值得我们去重新审视 PCOS 患者的微创手术治疗。

目前 PCOS 患者的微创手术治疗尚无统一的方式,即使是最为常用的 LOD 也存在手术细节,能量选择等方面的差异,仍需大量的前瞻性研究去评估治疗的有效性,安全性及远期的预后。临床医师在采用手术治疗前需充分评估者的病情,并在术中时刻注意保护患者的卵巢功能。

（张 丹 赵 炜 吴伊青 黄荷凤）

参考文献

1. Homburg R.Polycystic ovary syndrome.Best practice & research.Clinical Obstetrics and Gynecology,2008,22(2):261-274.

2. Gjønnæss H.Polycystic ovarian syndrome treated by ovarian electrocautery through the laparoscope.Fertility & Sterility,1984,41 :20-25.

3. Campo S.Ovulatory cycles,pregnancy outcome and complications after surgical treatment of polycystic ovary syndrome.ObstetGyneeolSurv,1998,53(5):297-308.

4. Muenstermann U,Kleinstein J.Long-term GnRH analogue treatmentis equivalent to laparoscopic laser diathermy in polycystic ovarian syndrome patients with severe ovarian dysfunction.Hum Reprod,2000,15(12):2526-2530.

5. Felemban A,Tan SL,Tulandi T.Laparoseopie treatment of polycystic ovaries with insulated needle cautery:a reappraisal.FertilSteril,2000,73(2):266-269.

6. Fernandez H,Alby JD,Gervaise A,et al.Operative transvaginal hydmlaparoseopy for treatment of polycystic ovary syndrome:a new minimally invasive surgery.FertilSteril,2001,75(3):607-611.

7. Gordts S, Gordts S, Puttemans P, et al.Transvaginal hydrolaparoscopy in the treatment of polycystic ovary syndrome.Fertility and Sterility, 2009, 91 (6): 2520-2526.

8. Lepine S, Jo J, Metwally M.Cheong YC.Ovarian surgery for symptom relief in women with polycystic ovary syndrome.Cochrane Database Syst Rev, 2017, 11 : CD009526.

9. Li TC, Saravelos H, Chow MS, et al.Factors affecting the outcome of laparoscopic ovarian drilling for polycysticovary syndrome in women with anovulatory infertility.Br J ObstetGynaeocol, 1998, 105 : 338.

10. Amer SA, Gopalan V, Li TC, et al.Long term follow-up of patients with polycystic ovarian syndrome after laparoscopic ovarian drilling: clinical outcome.Human Reproduction, 2002, 17 (8): 2035-2042.

11. Glintborg D, Andersen M.An update on the pathogenesis, inflammation, and metabolism in hirsutism and polycystic ovary syndrome.Gynecological Endocrinology, 2010, , 26 (4): 281-296.

12. Seow KM, Juan CC, Hsu YP, et al.Amelioration of insulin resistance in women with PCOS via reduced insulin receptor substrate-1 Ser312 phosphorylation following laparoscopic ovarian electrocautery.Human Reproduction, 2007, 22 (4): 1003-1010.

13. Elmashad A.Impact of laparoscopic ovarian drilling onanti-Müllerian hormone levels and ovarian stromal bloodflow using three-dimensional power Doppler in womenwith anovulatory polycystic ovary syndrome.Fertility and Sterility, 2011, 95 (7): 2342-2346.

14. Badawy A., et al.Ultrasound-guided transvaginal ovarian needle drilling (UTND)for treatment of polycystic ovary syndrome: a randomized controlled trial.Fertil Steril, 2009, 91 (4): 1164-1167.

15. Lebbi I, et al.Ovarian Drilling in PCOS: Is it Really Useful？ Front Surg, 2015, 2 : 30.

16. Zullo F, et al.Minilaparoscopic ovarian drilling under local anesthesia in patients with polycystic ovary syndrome.Fertil Steril, 2000, 74 (2): 376-379.

17. Duleba AJ, et al.Success of laparoscopic ovarian wedge resection is related to obesity, lipid profile, and insulin levels.Fertil Steril, 2003, 79 (4): 1008-1014.

18. Amer SA, TC Li, WL Ledger.Ovulation induction using laparoscopic ovarian drilling in women with polycystic ovarian syndrome: predictors of success.Hum Reprod, 2004, 19 (8): 1719-1724.

19. Amer SA, TC Li, ID Cooke.A prospective dose-finding study of the amount of thermal energy required for laparoscopic ovarian diathermy.Hum Reprod, 2003, 18 (8): 1693-1638.

20. Zakherah MS, MM Kamal, HO Hamed.Laparoscopic ovarian drilling in polycystic ovary syndrome: efficacy of adjustedthermal dose based on ovarian volume.Fertil Steril, 2011.95 (3): 1115-1118.

21. Farquhar C, J Brown, J Marjoribanks.Laparoscopic drilling by diathermy or laser for ovulation induction in anovulatory polycystic ovary syndrome.Cochrane Database Syst

Rev,2012(6):CD001122.

22. Greenblatt EM,RF Casper.Adhesion formation after laparoscopic ovarian cautery for polycystic ovarian syndrome:lack of correlation with pregnancy rate.Fertil Steril,1993,60 (5):766-770.

23. Baghdadi LR,et al.Impact of obesity on reproductive outcomes after ovarian ablative therapy in PCOS:a collaborative meta-analysis.Reprod Biomed Online,2012,25(3):227-241.

24. Seow KM,et al.Laparoscopic surgery in polycystic ovary syndrome:reproductive and metabolic effects.Semin Reprod Med,2008,26(1):101-110.

25. Abuelghar WM,et al.Women with clomiphene citrate resistant polycystic ovarian disease: predictors of spontaneous ovulation after laparoscopic ovarian drilling.Eur J Obstet Gynecol Reprod Biol,2014,175 :178-185.

26. Ott J,et al.Perioperative androstenedione kinetics in women undergoing laparoscopic ovarian drilling:a prospective study.Endocrine,2014,47(3):936-942.

27. Abu HH,O.Foda,RM El.Unilateral or bilateral laparoscopic ovarian drilling in polycystic ovary syndrome:a meta-analysis of randomized trials.Arch Gynecol Obstet,2018,297(4): 859-870.

28. Lepine S,et al.Ovarian surgery for symptom relief in women with polycystic ovary syndrome.Cochrane Database Syst Rev,2017,11 :.CD009526.

29. Abu HH.Predictors of success of laparoscopic ovarian drilling in women with polycystic ovary syndrome:an evidence-based approach.Arch Gynecol Obstet,2015,291(1):11-18.

30. Mitra S,PK Nayak,S Agrawal.Laparoscopic ovarian drilling:An alternative but not the ultimate in the management of polycystic ovary syndrome.J Nat Sci Biol Med,2015,6(1): 40-48.

31. Hueb CK,et al.Drilling:medical indications and surgical technique.Rev Assoc Med Bras (1992),2015,61(6):530-535.

32. Johansson J,E Stener-Victorin.Polycystic Ovary Syndrome:Effect and Mechanisms of Acupuncture for Ovulation Induction.Evid Based Complement Alternat Med,2013.

33. Pasquali R,et al.PCOS Forum:Research in Polycystic Ovary Syndrome Today and Tomorrow.Clin Endocrinol(Oxf),2011,74(4):424-33.

34. Api M.Is ovarian reserve diminished after laparoscopic ovarian drilling ? Gynecol Endocrinol,2009,25(3):159-165.

35. Catenacci M,JM Goldberg.Transvaginal hydrolaparoscopy.Semin Reprod Med,2011,29 (2):95-100.

36. Badawy A,A Elnashar.Treatment options for polycystic ovary syndrome.Int J Womens Health,2011,3 :25-35.

第二十章
多囊卵巢综合征心理问题及疏导

　　多囊卵巢综合征（PCOS）是常见的妇科内分泌失调兼代谢紊乱性疾病，育龄期妇女患病率达 5%~10%。PCOS 的病因及发病机制尚未明确，涉及多基因遗传基础与环境因素的交互作用，临床表现极具异质性，其心理问题远未得到足够的认识和重视。

（一）PCOS 心理问题的病理基础

　　随着医学模式的转换，身心医学受到越来越多的重视，躯体疾病与精神障碍共患的情况非常普遍，很多的慢性疾病存在心理问题，如糖尿病、肿瘤。PCOS 可以有多方面的心理问题，表现为低生活质量，抑郁和焦虑的症状，以及进食障碍，尤其是暴食和神经性贪食等。

　　PCOS 存在下丘脑 - 垂体 - 卵巢（hypothalamic pituitary ovary axis，HPO）功能障碍，垂体功能亢进、对下丘脑促性腺激素释放激素敏感性增强，PCOS 的发病也可能涉及下丘脑 - 垂体 - 肾上腺轴（hypothalamic pituitary adrenal axis，HPA）功能紊乱；PCOS 平均血清皮质醇（cortisol，F）和催乳激素（prolactin，PRL）水平均高于普通人群，PRL 和 F 这两种都属于应激激素，可能引起大脑神经递质，如 5- 羟色胺、去甲肾上腺素在神经突触间的浓度异常，从而引起情绪的异常。脑成像和尸检研究显示杏仁核是情感中枢的解剖基础，通过许多神经纤维与下丘脑联系，而下丘脑通过整合自主神经活动联系着内分泌及情绪。

　　除此之外，下丘脑还是整合生殖与营养、摄食的高级中枢。许多内分泌代谢疾病都伴有摄食习惯和能量消耗的改变，如糖尿病、甲亢。这当中脂肪起到重要媒介的作用，脂肪除了作为能量储存单位，更是人体重要的内分泌器官，分泌着瘦素、脂联素、抵抗素、游离脂肪酸等脂肪细胞因子。其中瘦素的主要功能是向中枢传递脂肪储存的负性反馈信号，并有减少摄食、增加能量消耗和抗肥胖的作用。瘦素通过抑制下丘脑神经肽Y(NPY)生成,产生降低食欲、减少体重的作用。PCOS因为肥胖而体内瘦素水平增高,但可能存在瘦素抵抗或下丘脑重新设定瘦素调定点的缘故;NPY刺激食欲和胰岛素分泌,并影响自主神经兴奋性的作用不能得到瘦素的抑制。所以PCOS存在摄食习惯的异常,尤其是过度摄食,并喜食高糖、高能量饮食的状态。

PCOS患者近半数存在肥胖,尤其腹型肥胖,由于过多的内脏脂肪组织聚集,分泌大量炎性因子促使机体处于慢性低度炎症状态。由于炎症反应与代谢调控有着共同的信号通路,一些炎症细胞因子,如TNF-α和IL-6,被发现参与了代谢性疾病的致病过程,能够激活胰岛素通路而导致胰岛素抵抗。长期低度炎症状态参与机体能量代谢、免疫反应、营养吸收和脂类代谢及信号传导等,在PCOS病情的发生发展及情绪障碍中可能扮演了重要角色。PCOS发生抑郁、焦虑的病理机制并不清楚,精神科领域经典的单胺类递质假说认为抑郁症是由于大脑神经递质在神经突触间的浓度不足,而导致了整体精神活动和心理功能的全面性低下。研究表明慢性低度炎症状态、增高的炎症因子TNF-α和IL-6与抑郁症高度相关,高水平TNF-α和IL-6表达可能使血-脑屏障变性、海马及杏仁核等抑郁相关核团局部浓度升高,从而影响其神经细胞突触间隙的神经递质水平,导致情绪障碍的发生。

(二) PCOS情绪障碍研究现状

PCOS的心理问题表现为多个方面,不但生活质量低下,还可以长期存在抑郁和焦虑的症状,以及进食障碍,尤其是暴食和神经性贪食等。

很多的研究显示不孕不育、多毛痤疮、肥胖,以及长期慢性疾病的压力都可能造成患者的心理负担,PCOS患者的痤疮、多毛、月经失调、肥胖、低生育力等多种症状严重影响了患者的生活质量(quality of life,QoL),降低了患者的幸福感。

资料显示约50%的PCOS患者存在心理问题,尤其是焦虑和抑郁,PCOS患者抑郁及焦虑症状评分呈轻至中度增高;这种抑郁或焦虑状态不等同于抑郁症,但是合并心理问题的PCOS患者长期处于内分泌应激、免疫异常状态,不利于生殖功能障碍及代谢紊乱等躯体症状的综合康复;症状严重者更是自杀的高危人群。数据显示近50%的PCOS情绪障碍患者兼具抑郁和焦虑症状,很多研究报道抑郁症共病焦虑障碍的患者与非共病相比,病情更重、更易复发、自杀风险增加。PCOS患者自杀倾向较正常人群高7倍,如果不注意从具备抑郁症状的PCOS中识别和诊断抑郁症,就有可能使这部分患者错失抑郁症的早期干预和康复。

针对 PCOS 抑郁焦虑相关影响因素的研究尚存争议。普遍推测 PCOS 患者的高雄激素体征、月经失调、肥胖及不孕不育导致了抑郁和焦虑，也有研究认为 PCOS 的抑郁焦虑的心境障碍与教育程度及收入呈负相关。2007 年，Hollinrake E 等报道肥胖型 PCOS 的抑郁发病远高于体重匹配的肥胖对照组（44%vs.7%），推测存在肥胖以外的因素导致 PCOS 的抑郁。文献复习认为 PCOS 存在独立于肥胖、不孕、多毛、痤疮之外的导致抑郁性情绪障碍的因素，我们的研究也未提示抑郁、焦虑评分与年龄、体质指数（BMI）、教育程度、收入、不孕年限、游离雄激素指数（free androgen index，FAI）及胰岛素抵抗指数（HOMA-IR）呈现明显的相关性。PCOS 的"代谢性炎症"状态或免疫应激异常是否与其情绪障碍相关，目前尚缺乏相关的研究证据。

PCOS 患者还可能存在神经性贪食和暴食。神经性贪食的特征为发作性暴食，在一段单独的时间内进食量远大于多数人，而且患者会采取不恰当的代偿，包括自我催吐等行为来避免体重增加。暴食障碍的特点是发作性暴食，但是没有不恰当代偿行为，暴食后常发生情绪不良，伴随着悔恨及自我厌恶。神经性贪食可能与糖尿病存在关联，最常见的内分泌并发症常累及生殖系统。在 82 例接受神经性贪食治疗的女性中，治疗前 45% 存在月经不规则，12 个月随访时下降到 31%。针对进食障碍的疏导治疗有利于 PCOS 生殖功能的改善。神经性贪食患者有自杀风险，并且常有共病其他精神障碍的情况，共病精神疾病与神经性贪食的患者预后较差，成功治疗神经性贪食常常会缓解共病，例如焦虑和抑郁障碍，所以宜尽早识别诊断。

PCOS 患者的焦虑、抑郁发生风险增加，因此指南推荐在诊断时应进行焦虑、抑郁症状的筛查，以及时发现是否存在抑郁或焦虑，常用的自评量表有 SCL-90 症状自评量表、Zung 抑郁自评量表（SDS）、Beck 抑郁问卷（BDI）、汉密尔顿抑郁量表（HAMD）、PHO-9 抑郁量表、Zung 焦虑自评量表（SAS）及汉密尔顿焦虑量表（HAMA），GAD-7 焦虑量表等。从自评量表得分高低识别疑似抑郁症或焦虑障碍的患者，转诊精神科通过他评量表及诊断量表确诊使之得到早期及时的干预；而抑郁和焦虑症状轻微的患者可予以定期随访测评问卷。进食障碍的筛查可通过详细的病史询问及 EAT-26 筛查，异常的建议转诊精神科。

（三）PCOS 心理问题的危害

PCOS 是慢性疾病，需要长期的随访及诊治，其焦虑、抑郁、紧张应激状态会极大降低其诊疗的依从性，从而影响 PCOS 整体病情的疗效。

世界卫生组织已将抑郁症作为仅次于癌症的人类第二大健康杀手，PCOS

患者的自杀倾向为普通人群的 7 倍,尤其抑郁共病焦虑的 PCOS 患者,所以应当注意筛查、识别抑郁或焦虑的患者,并进行及时的转诊及治疗。

月经不规则及低生育力问题是 PCOS 患者就诊的主要诉求,长期的焦虑、抑郁、紧张恐惧可能进一步影响其下丘脑促性腺激素释放激素的分泌模式,从而加重排卵障碍和不孕不育。

慢性疾病长期的不良心理问题还可以加重患者的内分泌应激异常,病理生理及病理心理因素交互作用,加重患者的躯体和精神症状,使病情向纵深发展。研究显示 PCOS 部分抑郁共病焦虑的患者 PRL、PRF 高于非共病组 PCOS,其 HPA 轴可能处于高敏状态,对压力引起的皮质醇分泌更敏感。而循环皮质醇增高又和腹型肥胖及胰岛素抵抗密切相关,胰岛素抵抗是 2 型糖尿病发生的重要原因。Engum A 的大规模人群随访资料也证实了抑郁共病焦虑障碍对 2 型糖尿病的发生起到重要作用。PCOS 是 2 型糖尿病的前期状态,重视患者的抑郁及焦虑问题或能防治 PCOS 患者 2 型糖尿病的发生。

(四) PCOS 心理问题的疏导

PCOS 病情涵盖女性一生、危害涉及多个系统,在长期的健康管理及多学科综合诊治中,PCOS 的诸多心理问题需要多渠道的疏导,包括生活方式的调整,戒烟限酒,规律作息;包括合理膳食、正确运动,控制体重;包括积极的患教,以及家属的情感支持,团体辅导是重要的心理疏导方式。

在 PCOS 的诊疗中,妇科医生应当在尊重患者的基础上进行良好的沟通,让患者了解疾病的特点、不同阶段需关注的重点,以及患者目前存在的问题,消除过分的紧张焦虑及恐惧抑郁等负面情绪,尽可能地解除其心理负担。

诊疗指南推荐生活方式干预作为 PCOS 的一线基础治疗措施,可改善体重和胰岛素抵抗,改善患者的月经模式和心理状态,提高患者的生活质量。建议患者作息规律、不熬夜,减少应激状态,因为应激状态刺激 HPA 轴,激活交感系统,增加肾上腺皮质激素的产生,皮质醇水平增高导致胰岛素抵抗及腹型肥胖形成;并且应激状态还可以加重情绪异常。

通过门诊良好的宣教指导患者正确的饮食和运动方式管理体重。例如,每天进食 1~2 餐的人比吃 4~5 餐的人更容易储存脂肪,这可能是节俭基因的作用。建议患者控制总热量,注意三大营养物质的结构比例,选择低升糖指数(GI)食物,协同营养科及运动医学科为患者制订个体化的饮食运动处方。因为在诸多影响 PCOS 患者 QoL 的因素中,体重起到的作用最大。减重除了改善 PCOS 患者的月经、排卵和代谢,也是减少患者心理问题、提高生活质量的重要途径。

家属的情感支持在实践中对 PCOS 患者的情绪障碍起到正向的作用，可以邀请 PCOS 患者和她们的家属一起进行团体辅导（group counseling），团体辅导是精神科医师在团体情境下对患者进行的一种心理辅导形式；适合抑郁及焦虑症状评分呈轻至中度增高的 PCOS 人群。团体辅导具有个别辅导无法达到的效能，能够发展 PCOS 患者良好的行为适应能力，增强患者与家属间的互动、认同，让患者在团体中产生归属感及"和别人一样"的体验，减少孤单、焦虑，消除社交回避等情绪障碍。最终让患者改善心境，对病情的转归产生积极的作用。少数心理问题严重的宜在精神科专科治疗。

综上所述，PCOS 处于慢性"代谢性炎症"和应激的状态，长期存在一定比例的轻至中度抑郁、焦虑及摄食异常等心理问题，生命质量降低。推荐对 PCOS 人群进行抑郁焦虑的初筛、识别及转诊，接受过培训医师的团体心理辅导是改善该人群心理问题的一种治疗方式。心理干预有助于增加超重、肥胖患者的幸福感，也有助于体重的控制。妇科医师长期的疾病相关知识宣教、咨询指导、家属的情感支撑等多渠道的疏导，可以起到沟通减压，改善 PCOS 患者的自我认知，消除患者心理障碍的作用。

（李 昕）

参考文献

1. 马璨琼，虞一萍，李昕，等．多囊卵巢综合征患者情绪障碍研究．中国临床医学，2013，20(3)：343-345.
2. 郭庆军，胡艳艳，许忆峰，等．多囊卵巢综合征 SCL-90 评分状况及其影响因素分析．海军医学杂志，2018，39(4)：324-326.
3. 曲伸，邹大进．能量代谢基础．见：邹大进主编．实用临床肥胖病学．北京：中国医药科技出版社，1999，7：4.
4. Diamanti-Kandarakis E，Dunaif A.Insulin resistance and the polycystic ovary syndrome revisited：an update on mechanisms and implications.Endocr Rev，2012，33：981-1030.
5. Li R，Zhang Q，Yang D，et al.Prevalence of polycystic ovary syndrome in women in China：a large community-based study.Hum Reprod，2013，28(9)：2562-2569.
6. Cohen G，Riahi Y，Sasson S.Lipid peroxidation of poly-unsaturated fatty acids in normal and obese adipose tissues.Arch Physiol Biochem，2011，117(3)：131-139.
7. Roy C C，Kien CL，Bouthillier L，et al.Short-chain fatty acids：ready for prime time?.Nutrition in clinical practice，2006，21(4)：351-366.
8. Raison CL，Capuron L，Miller AH.Cytokines sing the blues：inflammation and the pathogenesis of depression.Trends Immunol，2006，27：24-31.

9. Veltman-Verhulst SM, et al.Emotional distress is a common risk in women with polycystic ovary syndrome: a systematic review and meta-analysis of 28 studies.Hum Reprod Update, 2012, 18 (6): 638-651.

10. Chaudhari AP, et al.Anxiety, Depression, and Quality of Life in Women with Polycystic Ovarian Syndrome.Indian J Psychol Med, 2018, 40 (3): 239-246.

11. Cooney LG, Dokras A.Depression and Anxiety in Polycystic Ovary Syndrome: Etiology and Treatment.Curr Psychiatry Rep, 2017, 19 (11): 83.

12. Moffitt TE, Harrington H, Caspi A, et al.Depression and general anxiety disorder: cumulative sequential comorbidity in a birth cohort followed prospectively to age 32 years. Arch Gen Psychiatry, 2007, 64 (6): 651-660.

13. Manizheh Sayyah-Melli, Mahasti Alizadeh, Nosratollah Pourafkary, et al.Psychosocial Factors Associated with Polycystic Ovary Syndrome: Case Control Study.J Caring Sciences, 2015, 4 (3): 225-231.

14. Kristen Farrell, Michael H, Antoni.Insulin resistance, obesity, inflammation, and depression in polycystic ovary syndrome: biobehavioral mechanisms and interventions.Fertility and Sterility, 2010, 94 (5): 1565-1574.

15. Gendall KA, Bulik CM, Joyce PR, et al.Menstrual cycle irregularity in bulimia nervosa. Associated factors and changes with treatment.J Psychosom Res, 2000, 49 (6): 409.

16. International evidence based guideline for the assessment and management of polycystic ovary syndrome.Copyright Monash University, Melbourne Australia, 2018.

17. Naderpoor N, Shorakae S, de Courten B, et al.Metformin and lifestyle modification in polycystic ovary syndrome: systematic review and meta-analysis.Hum Reprod Update, 2015, 21 (5): 560-574.

18. Engum A.The role of depression and anxiety in onset of diabetes in a large population-based study.J Psychosom Res, 2007, 62 (1): 31-38.

19. Jones GL, et al.Health-related quality of life measurement in women with polycystic ovary syndrome: a systematic review.Hum Reprod Update, 2008, 14 (1): 15-25.

20. Jiskoot G, Benneheij SH, Beerthuizen A, et al.A three-component cognitive behavioural lifestyle program for preconceptional weight-loss in women with polycystic ovary syndrome (PCOS): a protocol for a randomized controlled trial.ReprodHealth, 2017, 14 (1): 34.

21. Rogers JM, Ferrari M, Mosely K, et al.Mindfulness-based interventions for adults who are overweight or obese: a meta-analysis of physical and psychological health outcomes.Obes Rev, 2017, 18 (1): 51-67.

第二十一章
多囊卵巢综合征的中医及中西医结合治疗

中医古籍文献中并无 PCOS 的病名,根据其月经稀发,甚或闭经、多毛、肥胖等证候属于中医学"闭经""月经后期""月经失调""不孕"等篇章,近 30 多年来,中医学研究资料认为,PCOS 主要是肾 - 冲任 - 胞宫之间生克制化关系失调,其病机与肝、肾、脾三脏功能失调及痰湿、血瘀密切相关;或为肾虚血瘀,或为肾虚痰实,或为脾肾虚损、湿聚成痰,痰浊阻滞胞宫所致;或与痰湿郁火有关;或肝失疏泄、肝郁化火煎熬津液,化为痰液,痰瘀互结胞中,或肝旺乘脾,脾运失职,蕴湿成痰,阻于胞中均可导致本病发生。对 PCOS 尚无统一诊断及辨证分型标准。目前主要采取脏腑辨证为主,根据其兼证不同辨证分型,分为肾虚痰实、肾虚血瘀型,肾虚或肾虚兼血瘀痰阻、肾虚兼肝胆郁热型,肝火旺型,痰实型,脾肾阳虚夹痰和脾肾阴虚兼郁等不同证型。根据辨证辨病相结合,分别按中医、西医治疗作用的特点有机结合进行治疗。

一、中医辨证分型治疗

侯丽辉认为 PCOS 中医病因病机为"痰瘀胞宫",其发生主要以肾的功能失调为本,以痰浊、瘀血阻滞为标,属虚实夹杂之证。治疗应以西医诊断为先,以辨病与辨证结合的中医基础理论为依据,"辨病 - 辨体 - 辨证"相结合治疗,用药多以补肾化痰祛瘀为法,而补肾最关键。脾肾阳虚,痰湿阻滞者,治宜温肾健脾、燥湿化痰,兼调体,方选补肾化痰方(黄芪、丹参、仙灵脾、茯苓、苍术等);肾虚血瘀、肾虚肝郁型,治宜补肾疏肝,活血化瘀,方选补肾活血方(补肾化痰方基础上加当归、赤芍、川芎、桃仁、香附、陈皮等疏肝理气活血化瘀药)。

连方教授认为其病机多以肾虚肝郁痰湿为主,临证多用补肾疏肝化痰之法。临床上如有肾气郁结者,可投以当归、白芍、熟地黄、菟丝子、柴胡、山药、茯苓、桂心、乌药等。有瘀浊阻肾者,宜泄浊清热之品,如薏苡仁、茯苓、车前子、泽泻、大黄、黄芩、黄连、川牛膝、刘寄奴、马鞭草等。

二、中医人工周期疗法

罗颂平教授认为 PCOS 中医病机主要是肾-天癸-冲任-胞宫轴功能失调,形成虚、痰、瘀、热,往往有虚实错杂、痰瘀互结的情况。治疗以调补肾气,平衡阴阳,健脾化痰,行气活血为主。用药依据月经周期治疗,攻补兼施。经后期治疗以滋养肾阴助卵泡发育为主,方选左归饮加减,可加党参、白术益气健脾,陈皮、砂仁化痰行气,丹参活血养血。经间期,在滋养肾阴基础上,可少佐淫羊藿、杜仲以稍助肾阳。经前期,可选用归肾丸平补肾阴肾阳;助孕者可选寿胎丸加减。

徐莲薇等将本病分为阴虚火旺型、肾虚痰湿型及肾虚血瘀型,基本方用肉苁蓉、山萸肉、红花、菟丝子、柴胡、熟地黄;经后期基本方去肉苁蓉、柴胡、红花,加生地黄、白芍、枸杞子、旱莲草等;排卵前基本方;排卵后基本方减柴胡、红花,加紫河车、覆盆子、生地黄等;经前期基本方减菟丝子、柴胡、肉苁蓉、山萸肉,加赤芍、川芎、刘寄奴等。

金季玲、马静等使用补肾化痰法治疗肾虚痰凝型 PCOS,药用苍术、白术、陈皮、茯苓、半夏、香附、枳壳、天南星、淫羊藿、山茱萸、何首乌、枸杞子,经后期原方加山药、黄精、熟地黄等;排卵期原方加菟丝子、肉苁蓉、川芎;经前期原方加巴戟天、鹿角片等;行经期原方加益母草、丹参、泽兰。

三、中西医结合治疗

(一) 中西医融合治疗

俞瑾教授根据 PCOS 的临床表现和发病特征将本病分为如下。

1. 高雄激素型为主 主要由 CYP17 酶表达异常引起。分为:① PCOS Ⅰa 型。临床无排卵,月经稀发,多毛,痤疮,多囊卵巢,对克罗米芬有反应,血雄激素升高,LH/FSH ≥ 2.5,部分患者 PRL 水平升高。② PCOS Ⅰb 型。以闭经或月经稀少为主,身高 <1.6m,腰臀围(WHR) ≥ 0.8,痤疮不多,阴蒂可略大,有多囊卵巢,对克罗米芬无反应,口不干,血睾酮(T)升高,17a-OHP、DHEA-S 可正常或略升高,皮质醇升高,血雌酮/雌二醇比值 ≥ 1,LH 值不高,FSH 值升高,LH/FSH 可 ≤ 1,血瘦素水平升高,ACTH 兴奋试验阴性。

2. 高雄激素和高胰岛素型为主 是 P450c17 酶表达异常在代谢综合征中

的表现。分为：①PCOS Ⅱa型。以月经稀少闭经为主。WHR≥0.8，腋下、颈背、外阴部可见黑棘皮现象，常有高血压或糖尿病病史，对克罗米芬无反应，口干明显，烦躁，血睾酮（T）升高，E_2水平低下，FSH可升高，LH/FSH可≤1，OGTT正常，空腹胰岛素及释放试验水平升高，血瘦素水平升高。②PCOS Ⅱb型：本型即卵泡膜细胞增殖症。临床表现和血激素变化比PCOS Ⅱa型明显加重，血雌酮/雌二醇比值>1，卵巢体积>6cm，卵泡小而少，间质体积明显增大。

根据西医的临床分型和患者中医症候的表现再辨证分型治疗，俞教授认为PCOS主要包含3个主要证型：肾虚痰实型、肾虚肝郁型、肾阴虚痰实血瘀型。给予补肾化痰、清肝补肾、益肾化瘀祛痰为主的中药治疗及针刺促排治疗。①肾虚痰实型：表现为除月经稀少、闭经、多毛、不孕、肥胖、多囊卵巢外，患者尚有头昏、腰酸、白带少、便溏、乏力、多痰、怕冷、舌淡胖、脉细的现象。血LH/FSH比值常>2.5。血睾酮水平偏高。治以补肾化痰。用药：熟地黄、山药、仙灵脾、补骨脂、菟丝子、黄精、皂角刺、山慈菇、桃仁各12g，山甲9g（俞氏温补方）。②肾虚肝郁型：表现除肾虚痰实型证象外，患者尚有乳胀、心烦，或少量溢乳现象。血LH/FSH比值常>2.5，血睾酮（T）及PRL水平偏高，为PCOS Ⅰa型。治法：清肝补肾。用药：丹皮、柴胡、青皮各6g，熟地黄、当归、炒山栀、仙灵脾、补骨脂、巴戟肉、皂角刺、山慈菇、山甲各12g。③肾阴虚痰实血瘀型：患者常有高血压或糖尿病等家族史，除月经稀少、闭经、多毛、不孕外，肥胖较明显，患者常有口干、心烦、便秘、贪食、黑棘皮征、舌暗红、脉细等现象。血LH/FSH比值可<1~2，血睾酮（T）水平较高，血胰岛素水平升高，或有胰岛素抵抗表现，对克罗米芬治疗常无反应，为PCOS Ⅱ型。治疗宜益肾化瘀祛痰。用药：知母、生地黄、白芍、当归、桃仁、仙灵脾、菟丝子、补骨脂、虎杖、黄芩各12g，并随证加减。临床确诊为PCOS，有中等血E_2水平，可选择针刺促排，取穴：三阴交，中极，关元，子宫。

（二）中药内服结合西药治疗

采取西医常规治疗，如克罗米芬、螺内酯、二甲双胍、炔雌醇环丙孕酮片等治疗的基础上，加用中药如六味地黄丸合苍附导痰丸加减，自拟益气升肝汤，调经促孕丸，中医周期疗法结合西药治疗。

（三）中药内服结合西医手术治疗

黎小斌等在腹腔镜下双侧卵巢多点电凝术后辅以补肾化痰中药治疗多囊卵巢综合征不孕症优于单纯用腹腔镜手术。

（四）中医综合疗法结合西药治疗

运用针药结合治疗方法，或配合耳穴敷贴，或在西医常规治疗如克罗米芬、避孕药等的基础上运用中药内服,配合穴位外敷及针灸治疗,均能达到一定的治疗效果。如施茵等主穴取:①气海、关元、子宫、大赫;②膈俞、脾俞、肾俞、次髎;配穴:公孙、合谷、血海、足三里、三阴交、丰隆;每次只选取一组主穴,两组交替,采用平补平泻法,同时取关元、子宫穴或肾俞、次髎加温灸盒艾灸30分钟。高飞雁等以王不留行籽贴压耳穴,选用子宫、卵巢、内分泌、肝、肾、脾6个穴位。

四、专病专方治疗

复旦大学妇产科医院经过多年系列研究总结出天癸方治疗多囊卵巢综合征,后又将其开发为院内制剂天癸胶囊(现更名为葆癸胶囊)。天癸胶囊由滋补肾阴活血化痰的中药组成,处方组成为:生地黄、麦冬、知母、仙灵脾、黄精、当归、桃仁、石菖蒲、龟板、补骨脂、虎杖、马鞭草。方中知母、黄精补肾阴,润肺泻火;生地黄、麦冬养阴清热,益胃生津。两组对药滋肾阴润肺,金水相生。佐以龟板加强补心肾、滋阴潜阳之功。大队补阴药中添加温肾壮阳之淫羊藿,使得阴阳相得益生,以防孤阴不长之患。酌加当归、桃仁、虎杖、马鞭草补血活血化瘀之品及化痰利湿的石菖蒲等药,旨在改善由于痰瘀气血互结所形成的卵巢多囊性改变。这些药物对基质降解具有重要作用,对PCOS的卵泡被膜纤维化增生可能起对抗作用,对垂体、肾上腺、卵巢的内分泌、IGF、胰岛素多水平有调节作用;改善局部靶细胞胰岛素拮抗;卵巢、肾上腺来源雄激素降低,逆转神经-内分泌-代谢网络的失控,促使排卵和减肥。通过临床观察发现中药天癸胶囊在不抑制患者HPO轴的同时,能明显改善月经周期,提高排卵率,减轻体重,降低雄激素含量,增强胰岛素敏感性,降低总胆固醇含量,减轻卵巢多囊性改变,通过改善患者卵巢功能及代谢异常等全方位起到治疗PCOS的作用。同时,它在治疗上不仅具有二甲双胍和炔雌醇环丙孕酮片的优点,而且也弥补了上述两种药物的不足,提示以往的炔雌醇环丙孕酮片与二甲双胍单用或联合用药的治疗策略,也可望中药天癸胶囊能成为单一或与西药联合应用方案,作为治疗PCOS的一线药物之一,这也为PCOS的治疗增添了一条可行的新思路。

(徐丛剑)

参考文献

1. 俞瑾. 多囊卵巢综合征的中西医治疗. 中国实用妇科与产科杂志,2002,18(11):651-653.
2. 周丽蓉,俞瑾. 补肾阴药治疗高胰岛素高雄激素无排卵临床观察. 中国中西医结合杂志,

1996,16(9):515-518.

3. 齐玲玲,郑艳梅,程彩芹,等.补肾化瘀为主治疗多囊卵巢综合征 35 例.山东中医杂志,1996,15(4):169-170.

4. 侯丽辉,马丽君,于凤娟,等.性激素监测中西药治疗多囊卵巢综合征 16 例.中医药学报,2000,28(1):48-49.

5. 王尧尧,侯丽辉,郝松莉,等.多囊卵巢综合征"辨病、辨体、辨证"诊疗思路.辽宁中医杂志,2014,41(6):1144-1145.

6. 孟照晶,葛军.从中西医角度分析多囊卵巢综合征.中医临床研究,2013,5(2):85-86.

7. 相珊,连方.多囊卵巢综合征从肾实辨证初探.山东中医杂志,2014,33(12):966-967.

8. 冯婷,管雁丞.罗颂平教授治疗多囊卵巢综合征经验撷粹.时珍国医国药,2014,25(1):237-239.

9. 徐莲薇,李胜楠,牟艳艳,等.补肾活血调周法治疗不同证型多囊卵巢综合征 90 例.上海中医药杂志,2010,44(6):88-91.

10. 马静,金季玲.补肾化痰法治疗肥胖型多囊卵巢综合征 30 例.山东中医杂志,2007,26(8):537-538.

11. 俞瑾.多囊卵巢综合征诊断和分类的探讨.生殖医学杂志,2006,15(4):261-263.

12. 潘芳.俞瑾教授"生命网络调控观"指导下中西医结合治疗多囊卵巢综合征经验初探.实用中西医结合临床,2012,8(3):84-86.

13. 衣尚国.中西医结合治疗多囊卵巢综合征 30 例.吉林中医药,2005,25(1):33.

14. 董彩英,田艳敏.中西医结合方法治疗多囊卵巢综合征临床观察.内蒙古中医药,2009,7:84-85.

15. 黄习韬,罗告琳.中西医结合治疗肥胖型多囊卵巢综合征不孕效果观察.中国医学工程,2012,20(1):65-67.

16. 王翠平.中西医结合治疗多囊卵巢致不孕.浙江中医药大学学报,2007,31(3):353-354.

17. 黎小斌,李丽芸,黄健玲,等.腹腔镜手术辅以补肾化痰中药治疗多囊卵巢综合征.中药新药与临床药理,2002,13(2):75-76.

18. 施茵,冯慧钧,刘慧荣,等.针药结合治疗肾虚痰瘀型多囊卵巢综合征疗效观察.中国针灸,2009,29(2):99-102.

19. 高飞雁.耳穴压豆治疗多囊卵巢综合征引起无排卵性不孕的临床研究.中国实用医药,2009,4(24):214-215.

20. 侯璟文,俞瑾,魏美娟.中药天癸方治疗多囊卵巢综合征中高雄激素高胰岛素血症的研究.中国中西医结合杂志,2000,20(8):589-592.

21. 张晓金,陈允钦,归绥琪,等.天癸胶囊治疗多囊卵巢综合征 110 例临床观察.中医杂志,2014,55(11):1135-1140.

第二十二章
多囊卵巢综合征孕期代谢监测及管理

多囊卵巢综合征(PCOS)是临床上常见的育龄女性内分泌和代谢紊乱性疾病,对孕期与非孕期育龄妇女均可能产生不利影响。由于妊娠期本身存在内分泌和代谢的变化,PCOS孕妇与正常妊娠孕妇可能存在差异,了解其妊娠期的代谢特点并对其进行合适的监测和管理有助于获得良好的妊娠结局。

第一节　多囊卵巢综合征和不良妊娠结局的关系

已有研究显示,PCOS增加了妊娠后母体不良妊娠结局的发生危险,这些被报道的不良妊娠结局包括流产、妊娠期糖尿病(GDM)、妊娠期高血压疾病、早产、巨大儿、大于胎龄儿、低出生体重儿、小于胎龄儿等。发生不良妊娠结局可能与PCOS表型、胰岛素抵抗(IR)、孕前体质指数(BMI)、孕期增重、炎症反应、不孕及多胎妊娠等因素相关。在PCOS和不良妊娠结局发生的研究中,PCOS与流产、GDM及妊娠期高血压疾病的关系尤其被关注。

一、流产

一项Meta分析结果显示,PCOS患者流产的风险是非PCOS孕妇的2.87倍(95%CI　1.65~4.98)。推测其流产发生率增高的原因与孕前肥胖、脂肪因子chemerin导致的IR、高雄激素、高胰岛素血症等多种因素相关。据推测可能的机制包括如下。

1. PCOS孕妇黄体生成激素异常增高,损伤卵子及胚胎,并可导致子宫内膜分泌不良,干扰早期囊胚的着床。

2. 纤溶酶原激活抑制剂活性增高,使其介导的纤维蛋白溶解作用增强,造成患者的血栓形成倾向,导致子宫胎盘血供不良,发生流产。

3. IR 继发的高胰岛素血症可引起高同型半胱氨酸血症,后者可能与妊娠早期流产有关。但一些回顾性研究未发现流产风险增加。导致研究结果存在差异的主要原因在于一些混杂因素,如孕前 BMI、辅助生殖技术受孕,这两种情况本身都可能增加流产的发生,并且在统计分析和设计中充分考虑到了这些混杂因素的影响。因此,尚需要进行更大规模并考虑到其混杂因素的前瞻性研究来证实。

二、妊娠期糖尿病

一些临床实践指南把 PCOS 列为 GDM 发生的高危因素之一,但由于不同国家对 GDM 筛查及诊断的标准不同,关于 PCOS 患者 GDM 发生率的报道也不一致,最新的 Meta 分析结果显示,PCOS 患者发生 GDM 的风险是非 PCOS 患者的 2.8~3.7 倍。PCOS 患者发生 GDM 可能与 PCOS 疾病本身及孕前 BMI 相关,有研究显示,孕前体重正常和超重的 PCOS 女性与有着同样体重的非 PCOS 女性相比其 GDM 的风险增加,虽然肥胖 PCOS 孕妇 GDM 的发生率高于正常和超重 PCOS 女性,但与非 PCOS 肥胖女性相比,其 GDM 发生率相似;但也有研究发现,肥胖(孕前 BMI ≥ 30)是 PCOS 孕妇发生 GDM 的高危因素之一,并非 PCOS 本身。PCOS 发生 GDM 的风险增加的原因可能与葡萄糖、脂质和雄激素代谢和调节有关,Li 等研究提示,PCOS 患者在妊娠早期已经发生内分泌、代谢的异常,包括早孕期空腹血糖(FPG)、胰岛素抵抗稳态模型(HOMA-IR)、孕前 BMI、妊娠 24 周前孕期增重(GWG)、性激素结合蛋白(SHBG)及血脂的异常,且 FPG、SHBG 和非高密度脂蛋白胆固醇(non-HDL-C)是 PCOS 发生 GDM 的重要早期预测因素。而另一项国内研究发现,妊娠 24 周前 GWG 增加是 PCOS 孕妇发生 GDM 的危险因素。可能与 PCOS 患者妊娠激素(如雌激素、孕激素、人胎盘泌乳素和催乳素等)分泌增加及外周组织对胰岛素的敏感性降低,形成代偿性高胰岛素血症,引起糖代谢紊乱有关。

三、妊娠期高血压疾病

妊娠期高血压疾病(主要包括妊娠期高血压及子痫前期)也是 PCOS 患者孕期常见的并发症,其发生率是普通孕妇的 2~3 倍。发病机制尚未明确,推测主要机制包括:

1. IR 和高胰岛素血症。两者可作用于血管内皮细胞,引起一氧化氮生成减少,前列腺素释放受抑制,从而增加外周血管阻力,导致血压升高。另外,高胰岛素血症可刺激交感神经系统,促进血管平滑肌细胞增生,导致血管腔狭窄、血管阻力增加及血管内皮功能障碍,形成血管平滑肌肥大、水钠潴留,引起高血压。

2. 慢性炎症学说、氧化应激、内皮细胞功能障碍等机制也直接损伤内皮细胞,造成血管舒缩功能异常。既往研究的结果因 PCOS 诊断标准不同而存在差异:有关单胎妊娠的研究发现,根据鹿特丹诊断标准诊断的 PCOS 增加了妊娠期高血压的风险,但根据国际疾病分类(ICD-10)诊断的 PCOS 未发现明显差异;另有研究显示,双胎 PCOS 患者子痫前期的发生危险增加,可能与多胎妊娠本身就是子痫前期的高危因素有关。对于 PCOS 是否增加子痫前期的发生危险,即使采用统一的诊断标准,无论是单胎还是多胎妊娠,目前研究结果也不一致,不除外与研究设计有关,已有的研究很多未考虑年龄、孕前 BMI 等混杂因素,尚需前瞻性、大样本及设计严谨的研究进一步证实两者的相关性。

第二节　多囊卵巢综合征患者孕期代谢特点

PCOS 患者非孕期的代谢异常主要包括糖、脂代谢和内分泌代谢异常,妊娠后由于激素的变化,使该类患者的内分泌代谢环境也变得更为复杂。

一、糖脂代谢特点

1. **糖代谢**　反映机体糖代谢的常用指标包括 FPG、空腹胰岛素(FINS)、HOMA-IR 等。PCOS 孕妇糖代谢的相关研究发现,其 FPG、FINS 及 HOMA-IR 均高于非 PCOS 孕妇。PCOS 患者虽然存在胰岛素抵抗,但大多数葡萄糖代谢尚未出现明显异常,其基础胰岛素的分泌尚能维持基础血糖水平,而葡萄糖负荷后胰岛素需要量较普通孕妇增加,使得胰岛 B 细胞代偿性分泌亢进,而肝脏对胰岛素清除率下降,呈现出峰值后延。对 PCOS 患者妊娠后血糖的监测不能只查空腹血糖,还应该监测糖负荷后的糖耐量变化。研究提示,孕早期 FPG 升高(FPG ≥ 4.86mmol/L)是 PCOS 孕妇发生 GDM 的危险因素。孕妇发生血糖受损或 GDM 主要与 IR 及孕前高 BMI 相关。孕前高 BMI 尤其是肥胖孕妇身体脂肪量高,可改变机体胰岛素的分泌和胰岛素的敏感性,并在细胞水平减少了脂肪、肝脏和肌肉组织的胰岛素受体数,机体的降调节作用使胰岛素分泌增加,可造成高胰岛素血症和 IR,且高体重导致的 IR 使 GDM 发病更早,病情严重,血糖相对也更难控制。

2. **脂代谢**　有研究显示,PCOS 妇女呈现出致动脉粥样硬化性脂质谱,主要表现为 TG 和 LDL-C 升高,HDL-C 降低,部分患者伴有脂蛋白(a)和载脂蛋白 A1 的异常脂代谢调节。有研究报道妊娠早期高水平 TG 增加了随后 GDM 的发生危险,但 PCOS 孕妇 GDM 的早期预测性研究结果显示,TC、低密度脂蛋白胆固醇(LDL-C)、非高密度脂蛋白胆固醇(non-HDL-C)和载脂蛋白 -B(Apo-B)水平的升高与 GDM 的发生呈正相关,但 TG 水平与 GDM 风险之间没有显著相关性,这也提示 PCOS 合并 GDM 孕妇似乎有独特的脂代谢特点。由于 PCOS 孕妇存在 IR 和高胰岛素血症,一方面胰岛素升高可引起体内血浆 TG、TC、游离脂肪酸(FFA)和极低密度脂蛋白(VLDL)等水平升高,高密度脂蛋白(HDL)降低;另一方面胰岛素在脂肪氧化过程中发挥着重要作用,正常妊娠时可抑制 FFA 从脂肪组织中释放,对于伴有 IR 的 PCOS 孕妇,这种抑制作用被解除后可引起血中 FFA 浓度增加,增加的 FFA 会进一步加重 IR,形成恶性循环。

3. **脂肪因子** 脂联素(APN)是一个重要的脂肪因子,低水平的 APN 表达与 GDM 关系密切。笔者研究团队发现,尽管 PCOS 患者母体血液 APN 水平也低于非 PCOS 孕妇,但 PCOS 合并 GDM 孕妇与单纯 PCOS 孕妇相比其 APN 水平无明显降低,提示母血低水平 APN 并未增加 PCOS 孕妇发生 GDM 的风险。

二、内分泌代谢特点

1. **雄激素** 雄激素是维持正常性欲及生殖功能的激素。对全身的蛋白质、脂肪代谢也起一定的调节作用。在 PCOS 患者中,高雄激素血症是导致卵巢病理损害的重要原因。卵巢局部的雄激素升高可阻碍卵泡的正常生长,造成无排卵或稀发排卵。血液循环中的雄激素升高(睾酮升高为主)可引起多毛、肥胖、痤疮及脱发等临床症状。评估雄激素的生化指标包括总睾酮、游离睾酮及 SHBG 等。

正常妊娠 9 周开始胎盘可分泌雄激素,并随孕周的增加而逐渐升高,与孕前 BMI、年龄相关。PCOS 孕妇由于其本身存在雄激素代谢异常,其雄激素水平高于非 PCOS 孕妇,Glintborg 等研究显示,PCOS 和非 PCOS 孕妇总睾酮和游离睾酮平均值分别为 2.4、2.0nmol/L 和 0.005、0.004nmol/L,两组比较,P 值有统计学意义($P<0.001$)。研究发现有着高雄激素血症的 PCOS 孕妇早产及子痫前期发生危险显著增高。

SHBG 能与睾酮及雌激素结合,睾酮 40% 与 SHBG 结合,58% 与白蛋白结合;而雌激素 75% 与 SHBG 结合,20% 与白蛋白结合,形成的复合物主要在肝降解。目前研究一致认为,PCOS 孕妇 SHBG 水平均低于非 PCOS 孕妇,其水平的变化参与雄激素的代谢。研究提示妊娠早期有着低水平 SHBG 的 PCOS 孕妇更容易并发为 GDM。

2. 抗米勒管激素（AMH） 抗米勒管激素是转化生长因子 -β（TGF-β）家族的成员来源于女性的原始生殖细胞，可反映卵子的储备功能，在体外 AMH 直接抑制芳香酶活性及颗粒细胞中 FSH 受体的表达。在 PCOS 患者中，AMH 水平可作为反映增强卵泡数的参数。研究显示，PCOS 孕妇与正常孕妇的 AMH 水平在不同妊娠阶段存在差异，存在差异是否与胎儿性别有关，目前尚不明确，因此在这里未做讨论。孕前、孕早期、孕中期和孕晚期 AMH 的中位数分别是正常孕妇各期数值的 1.89、1.61、1.68、1.45 倍。虽然妊娠期 AMH 呈现下降趋势，但在产后可逐渐升高，因此，不建议于孕期进行 AMH 检测评估卵巢储备功能。

有研究发现，AMH 的异常升高增加了 PCOS 患者早产发生的危险，但其机制尚不清楚。

第三节　多囊卵巢综合征患者孕期内分泌及代谢相关指标的监测

一、血糖监测

PCOS 是糖尿病的高危因素，确定妊娠首次产检时应进行 PCOS 史筛查，随后对 PCOS 患者进行糖尿病筛查。

1. 孕前糖尿病（pre-gestational diabetes mellitus，PGDM） 若血糖达到以下标准，可确定孕前糖尿病合并妊娠：FPG ≥ 7.0mmol/L（126mg/dl）或 HbA1c ≥ 6.5% 或 OGTT 2 小时血糖水平 ≥ 11.1mmol/L（200mg/dl），或伴有典型的高血糖或高血糖危象症状，同时任意血糖 ≥ 11.1mmol/L（200mg/dl）。

2. 妊娠期糖尿病（gestational diabetes mellitus，GDM） 中华医学会妇产科产科学组颁布的《2014 妊娠合并糖尿病诊治指南》推荐 75g 口服糖耐量试验（oral glucose tolerance test，OGTT）的诊断标准：空腹及服糖后 1、2、3 小时项血糖值应分别低于 5.1、10.0、8.5mmol/L（92、180、153mg/dl），任何一项血糖值达到或超过上述标准即诊断 GDM。

二、血脂监测

PCOS 患者易合并代谢性的异常，在妊娠前可能出现血脂的异常，在妊娠期要加强监测。为满足胎儿生长发育需要及产后母亲哺乳脂肪储存的需要,妊娠血脂代谢发生变化。据报道正常妊娠时血脂水平从 9~13 周开始升高,随妊娠进展逐渐上升,31~36 周达到高峰,维持高水平至分娩,于产后 24 小时明显下降,4~6 周后恢复正常水平。妊娠晚期胎儿的生长和对必需脂肪酸的需求大量增加,脂肪分解造成的母体高脂血症可以满足这种需求妊娠期高脂血症可能是妊娠期激素改变引起生理性适应性变化。在生理状况下,早期血脂改变不明显,孕晚期通常血浆 TC 可增高 50%,TG 可升高 2~3 倍,一般不超过 4 倍。关于妊娠期高脂血症尚无统一的定义。当空腹血浆 TG>11.4mmol/L,增加了高脂性胰腺炎的危险,故有学者建议将空腹血浆 TG>11.4mmol/L,定义为妊娠期严重高三酰甘油血症。孕前 TG 异常的患者是妊娠期严重高三酰甘油血症的高危人群。

三、内分泌相关指标的监测

尽管研究报道 PCOS 患者总睾酮、游离睾酮、SHBG、AMH 等内分泌指标亦发生改变,但关于这些指标的研究相对较少,其和妊娠结局的关系及妊娠期的正常参考值范围尚不清楚,故目前作为临床监测指标尚不成熟。

第四节　多囊卵巢综合征孕妇的孕期管理

一、生活方式管理预防妊娠并发症

对非孕期 PCOS 患者而言,国内外指南推荐无论是否肥胖,应将生活方式管理作为 PCOS 初始治疗的关键策略和一线治疗。包括饮食、运动和行为干预:饮食方面,应控制总能量,膳食结构合理。糖类以低血糖指数的食物为主,保证适当的脂肪及充足的蛋白质的摄入,同时要摄入丰富的维生素、矿物质和膳食纤维;运动干预尤其适合孕前超重或肥胖的孕妇及伴有 IR 和高胰岛素血症的患者,通过中等强度的运动可增加胰岛素的敏感性;行为干预主要包括改变不良生活习惯(吸烟、酗酒等)及调节和缓解心理负担等方面。

目前国际上多个指南对一般人群也给予了孕前、孕期及产后生活方式的推荐,希望通过生活方式的调整,在孕前能获得健康的体重(对超重、肥胖女性尤为重要),孕期能够适宜增重,降低相应并发症的发生危险,产后通过膳食、运动等生活方式的调整,避免产后体重滞留。

目前在孕期针对 PCOS 开展的生活方式的干预性研究非常有限,理论上这一特殊时期调整生活方式的推荐也应该适用于 PCOS 患者。目前在临床实践中,通常对偏瘦 PCOS 患者的膳食、运动的推荐参照非一般孕妇,而对合并肥胖的PCOS患者膳食、运动的推荐基本同肥胖孕妇的管理,主要管理措施包括:制订个体化的膳食、运动及体重增长规划,并建议定期随访(通常 2~4 周 1 次),并根据随访情况(膳食、运动的执行情况、孕妇体重及胎儿生长发育情况给予个体化建议。孕期增重的目标同一般孕妇,膳食能量及体重增长的推荐同妊娠糖尿病治疗管理(详见表 22-1)。目前亟需进行相关干预性的研究,来评价膳食、运动等生活方式管理对 PCOS 患者妊娠结局的影响,以期为 PCOS 孕期管理策略的制定提供有力的循证依据。

二、二甲双胍在 PCOS 患者预防妊娠并发症的应用

二甲双胍作为胰岛素增敏剂,是一种经济的降糖药,广泛应用于 2 型糖尿病,现也逐渐应用于 GDM 孕妇,但有关二甲双胍在 PCOS 孕妇中的应用价值的 RCT 研究甚少,且既往研究结果不尽相同,一些非随机研究结果显示,其可降低 GDM、子痫前期及早产的发生率。一项纳入 13 项国内外研究的 Meta 分析结果也显示:服用二甲双胍可降低早期胎儿丢失及早产的风险,同时可使 GDM 的发病率得到良好控制,且未增加严重的不良反应,也未发现明显的致畸性,因此,认为 PCOS 孕妇整个孕期使用二甲双胍对母儿可能是有益且相当安全的。但是针对 RCT 研究的 Meta 分析发现,在预防流产、降低 GDM 和子痫前期发生率方面,二甲双胍与安慰剂相比无明显保护作用。部分国家将其列为 C 类药物,且由于二甲双胍存在限制孕期增重及导致胎儿头围增大等不良影响,一些学者建议对于未并发糖尿病的 PCOS 患者,尚不常规口服二甲双胍治疗。由于研究结果仍然存在差异,仍需要更大的多中心及随访时间较长的 RCT 研究来证实其预防不良妊娠结局的有效性和安全性,并给出最佳的二甲双胍用量和给药方案。

三、PCOS 合并高血糖的管理

(一) 医学营养治疗(medical nutrition therapy,MNT)

1. 合理控制总能量,维持体重适宜增长 适当控制总能量,但应避免限制过度,妊娠早期应保证不低于 1 500kcal/d(1kcal=4.184kJ),妊娠晚期不低于 1 600~1 800kcal/d。糖类摄入不足可能导致酮症的发生,可能对胎儿中枢神经发育产生不利影响。应根据孕前 BMI、孕期增重及胎儿生长发育情况给予能量推荐(表 22-1)。

表 22-1　基于孕前 BMI 推荐的孕妇每日能量摄入与孕期增重

妊娠前体质指数	能量系数(kcal/kg理想体重)	平均能量(kcal/d)	单胎孕妇体重增长推荐(kg)	妊娠中晚期每周体重增长推荐(kg)
<18.5	35~40	2 000~2 300	12.5~18.0	0.51(0.44~0.58)
18.5~24.9	30~35	1 800~2 100	11.5~16.0	0.42(0.35~0.50)
≥ 25.0	25~30	1 500~1 800	7.0~11.5	0.28(0.23~0.33)

(引自:《2014 妊娠合并糖尿病诊治指南》)

注:平均能量(kcal/d)= 能量系数(kcal/kg)× 理想体重。常见身高的孕妇(150~175cm),可参考:理想体重(kg)= 身高 −105,妊娠中、晚期在上述基础上再分别增加约 200kcal/d,双胎妊娠在单胎基础上再适当增加 200kcal 能量摄入。妊娠早期增重推荐 0.5~2.0kg

2. **糖类**　是能量的重要来源,是影响餐后血糖的主要营养素。中国糖尿病营养治疗指南及 2014 年妊娠合并糖尿病诊治指南(2014 年版)均建议:糖类所提供的热能应占膳食总热量的 50%~60%。严格限制单糖及双糖的使用量。低血糖生成指数(glycemic index,GI)的膳食有利于 GDM 孕妇的血糖控制,膳食纤维尤其是可溶性膳食纤维可降低食物 GI 值。荞麦、黑米、黑麦、大麦、全麦及其制品、樱桃、李子、桃、柚和苹果等含可溶性膳食纤维高的食物 GI 值较低,而大米、糯米、精白面制品、柑、猕猴桃、葡萄、菠萝和香瓜等 GI 值相对高,尤其是糯米饭、去筋的白小麦面包、白小麦馒头、大米粥、熟香蕉、西瓜等 GI 值很高,对血糖控制不利,要小心选用。无论采用糖类计算法、食品交换份法或经验估算法,监测糖类的摄入量是血糖控制达标的关键策略。当仅考虑糖类总量时,血糖指数和血糖负荷可能更有助于血糖控制。

3. **蛋白质**　充足的蛋白质对胎儿的发育至关重要,适当增加蛋白质的摄入,蛋白质供热应占总能量的 15%~20%,其中动物性蛋白至少占 1/3。

4. **脂肪**　脂肪摄入量应控制在总能量的 25%~30%。适当限制饱和脂肪酸含量高的食物,饱和脂肪酸摄入量不应超过总摄入能量的 7%,单不饱和脂肪酸宜大于总能量的 12%,减少反式脂肪酸的摄入量。建议糖尿病患者在营养充足时,饱和脂肪酸、反式脂肪酸和胆固醇的摄入应尽可能少,同时每周 2次以上进食能提供 n-3 多不饱和脂肪酸的鱼类。烹调油选用不饱和脂肪酸含量较高的橄榄油、大豆油或玉米油为主。

5. **维生素及矿物质**　美国膳食学会"基于循证的 GDM 循证营养实践指南"推荐:孕妇(包括 GDM 孕妇)若平日膳食摄入不能满足 DRIs 的推荐,应该鼓励维生素和矿物质的补充。

6. **膳食纤维**　能降低食物的血糖指数,具有降血糖的作用,尤其是可溶性纤维果胶,延长食物在胃肠道的排空时间,减轻饥饿感,又可延缓葡萄糖的吸收,降低餐后血糖。所以妊娠糖尿病孕妇应多选用粗杂粮类为主食,适当多吃新鲜的蔬菜。中国营养学会建议正常成年人每日摄入膳食纤维25~30g,糖尿病孕妇膳食纤维摄入量不应该低于普通成年人。

7. 非营养性甜味剂的使用 美国糖尿病学会(ADA)建议只有美国食品药品监督管理局(FDA)批准的非营养性甜味剂孕妇才可以使用,并适度推荐。目前,相关研究非常有限(E 级证据)。美国 FDA 批准的 5 种非营养性甜味剂分别是乙酰磺胺酸钾、阿斯巴甜、纽甜、食用糖精和三氯蔗糖。

(二) 合理的分餐安排

少量多餐、定时定量进餐对血糖控制非常重要。一般建议每日 5~6 餐,即 3 次正餐 3 次加餐,使血糖尽可能波动少。早餐宜占总能量的 10%~15%,中餐占 30%,晚餐占 30%,上午 9~10 点、下午 3~4 点及睡前各加餐一次占总热量的 5%~10%,防止低血糖的发生。只有当出现早期妊娠呕吐和恶心及 7~9 个月时出现胃肠功能障碍时可考虑增加正餐及加餐的次数。总之,膳食计划必须实现个体化,要根据文化背景、生活方式、经济条件和教育程度进行合理的膳食安排和相应营养教育。

(三) 适量运动

体力活动已被证明在糖尿病患者中能够起到改善血糖控制、减少胰岛素抵抗、降低心血管疾病发病率、有利于体重控制和身心健康的作用。GDM 患者应适当增加体力活动,推荐每周至少参加 150 分钟的中等强度有氧运动,没有禁忌证的 GDM 患者应保证每周至少 3 次的运动量。对于 GDM 患者,除有不宜者,如先兆流产、先兆早产、产前出血、重度子痫前期患者外,均鼓励坚持适量有规律的运动,如餐后半小时散步 30 分钟。但运动要循序渐进,避免过量引起宫缩,可自 10 分钟开始,逐步延长至 30 分钟,其中可穿插必要的间歇,建议餐后运动,避免低血糖。

(四) 血糖监测

鼓励糖尿病孕妇进行自我血糖监测(SMBG),即采用微量血糖仪自行测定毛细血管全血血糖水平。新诊断的 GDM 患者每天可进行 4~5 次血糖监测,包括空腹、三餐后 2 小时或连同夜间血糖;血糖控制不良或不稳定者及妊娠期应用胰岛素治疗者,应每日监测血糖 7 次,包括三餐前 30 分钟、三餐后 2 小时和夜间血糖;血糖控制稳定者,每周应至少进行血糖轮廓试验 1 次,根据血糖监测结果及时调整胰岛素用量;不需要胰岛素治疗的 GDM 孕妇,在随诊时建议每周至少监测 1 次全天血糖,包括末梢空腹血糖(FBG)及三餐后 2 小时末梢血糖共 4 次。

（五）药物治疗

若 GDM 连续监测至少 3~5 天系列血糖,若不理想（FBG ≥ 5.3mmol/L、餐后 2 小时血糖 ≥ 6.7mmol/L）,考虑使用药物治疗,胰岛素是妊娠期高血糖的首选药物。近年来口服降糖药格列本脲及二甲双胍也常被用于妊娠期的血糖控制,两者分别通过促进孕妇胰岛素分泌和降低胰岛素抵抗来改善糖代谢异常。尽管目前的研究随访中未发现对胎儿畸形及新生儿并发症方面的不良影响,但对胎儿的远期影响还有待进一步证实。

（六）产后管理

若无禁忌证,应鼓励 GDM 母乳喂养。研究表明母乳喂养可改善糖代谢,也可降低子代发生 2 型糖尿病的危险。2017 年,ADA 糖尿病诊疗标准:产后 4~12 周进行血糖复查;若正常此后至少每 3 年筛查 1 次,警惕发展为糖尿病或糖尿病前期。有 GDM 史的糖尿病前期妇女,应进行生活方式调整或使用二甲双胍预防糖尿病。此外,体力活动和生活方式调整是控制体重的重要组成部分,同时最有助于保持减轻的体重,建议 GDM 孕妇产后进行生活方式的调整,控制体重,预防 2 型糖尿的发生。

四、PCOS 合并妊娠期病理性高脂血症的管理

孕期一方面积极警惕及预防 PCOS 孕妇发展为病理性高脂血症,同时要对发现的病理性高脂血及时治疗是保证母婴健康的重要措施。妊娠期病理性高脂血症的膳食防治的基本原则同一般非孕期高脂血症,由于妊娠期严重 TG 可诱发高 TG 性胰腺炎,严重可威胁母婴生命,故在此重点介绍妊娠期 TG 三酰甘油血症治疗及管理。

1. **多学科协作**　保健人员应由多学科的管理团队构成,建议团队成员应由产科、内分泌科、母胎医学、营养师及糖尿病专科护士构成。

2. **低脂膳食是治疗的核心**　脂肪摄入量应低于总的能量 20%,在低脂治疗过程要警惕必需脂肪酸的缺乏,同时需注意低脂肪摄入容易导致糖类食物的摄入增加,过多的糖类可导致空腹 TG 的升高。高 TG 血症孕妇需限制高 GI 食物摄入,包括精制糖和高果糖饮料等。

3. **保证足够必需脂肪酸的摄入**　长期低脂膳食导致母儿尤其是胎儿的必需脂肪酸的缺乏,因此,必需脂肪酸要充足,亚油酸（LA）占 2%~6%,亚麻酸（ALA）占 0.7%（相当 LA 4.4~13g/d, ALA 1.4g/d）,DHA & EPA 至少 300mg,若有可能最好达到 500~650mg。

4. 可补充中链脂肪酸(MCT)10~30g/d。维持等热卡膳食同时不增加糖类的摄入,可提供迅速的营养支持,不增加血 TG 水平。MCT 直接由小肠吸收经门静脉运送到肝脏,直接氧化为燃料,不需形成乳糜微粒,也不会导致乳糜微粒释放进入循环血中。有研究报道下游产物包括乙酰辅酶 A 可以促进胎儿大脑髓鞘的发育。

5. 保证适宜的糖类和蛋白质食物的摄入,有文献建议两者的产能比分别为 45%~65% 及 10%~35% 为宜,注意避免过多高 GI 及高糖食物的摄入。可选择使用富含膳食纤维和低血糖指数的糖类替代饱和脂肪酸。

6. 摄入足够的叶酸、铁、钙等微量营养素。

7. **药物治疗**

(1)肝素:除非有明确指征,否则不建议常规使用肝素。研究发现使用肝素后三酰甘油会出现短暂的降低,随后可继发性升高。

(2)鱼油类:如高纯度鱼油制剂,主要成分为 n-3 脂肪酸,即 ω-3 脂肪酸,孕期尚无明确证据证明其降脂有效,但对于预防极低脂肪膳食导致的必需脂肪酸缺乏有一定作用,可补充 3~4g/d。

(3)贝特类降脂药:有学者建议,当 TG>11.4mmol/L 有发生高脂性胰腺炎的危险时,孕中期以后可考虑使用贝特类降脂药。如吉非贝特(gemfibrozil)600mg,每日 2 次,多例孕期使用未发现不良反应。非诺贝特在动物实验中未发现致畸作用,建议剂量为 145~200mg,每日 1 次,使用降脂药时要严密监测血脂及胎儿生长发育情况。

8. **血浆置换** 若经过上述处理,病情仍无明显缓解,必要时可进行血浆置换。血浆置换可以引起低血压、腹痛、恶心、低钙血症、缺铁性贫血及过敏性反应等不良反应,但随着科技与材料的发展,相关不良反应发生率已降低。

鉴于 PCOS 是一种复杂的内分泌代谢性疾病,可引起的母儿不良结局,多种因素可能共同参与了 PCOS 不良妊娠结局的发生发展,但还存在一定的争议,有待进一步研究进行深入探讨。作为产科医务工作者,应正确认识 PCOS 孕妇妊娠期代谢特点及其相关并发症,并在确诊妊娠后给予及时告知该病对妊娠带来的不良影响,并加强膳食、运动等生活方式的指导,避免增重过多,同时加强孕期监测,及时发现并发症并给予管理,以期最大限度降低母儿不良妊娠结局的发生,保障母婴安全。

(李光辉 罗金英)

参考文献

1. 王婷婷,付翰林,陈立章,等.中国多囊卵巢综合征患者妊娠并发症发生率的 Meta 分析.中南大学学报(医学版),2017,42(11):1300-1310.

2. 李光辉,范玲,张莉,等.多囊卵巢综合征合并妊娠期糖尿病的临床特点分析.中国实用妇科与产科杂志,2009,25(5):374-376.

3. 中国医师协会内分泌代谢科医师分会.多囊卵巢综合征诊治内分泌专家共识.中华内分泌代谢杂志,2018,34(1):1-7.

4. 中国营养学会膳食指南修订专家委员会妇幼人群膳食指南.孕期妇女膳食指南.临床儿科杂志,2016,19(11):877-880.

5. 王蕴慧,张留苗,陈丽,等.多囊卵巢综合征患者妊娠期胰岛素抵抗及妊娠结局观察分析.中国实用妇科与产科杂志,2011,27(2):128-130.

6. 中华医学会围产医学分会妊娠合并糖尿病协作组.妊娠合并糖尿病诊治指南(2014).中华妇产科杂志,2014,49(8):537-544.

7. Bahri Khomami M,Boyle JA,Tay CT,et al.Polycystic ovary syndrome and adverse pregnancy outcomes:Current state of knowledge,challenges and potential implications for practice.Clin Endocrinol(Oxf),2018,88(6):761-769.

8. Yu HF,Chen HS,Rao DP,et al.Association between polycystic ovary syndrome and the risk of pregnancy complications:a PRISMA-compliant systematic review and meta-analysis. Medicine,2016,95 :e4863.

9. Yang X,Quan X,Lan Y,et al.Serum chemerin level in women with PCOS and its relation with the risk of spontaneous abortion.Gynecol Endocrinol,2018,34(10):864-867.

10. Mustaniemi S,Vääräsmäki M,Eriksson JG,et al.Polycystic ovary syndrome and risk factors for gestational diabetes.Endocr Connect,2018,7(7):859-869.

11. Li G,Huang W,Zhang L,et al.A prospective cohort study of early-pregnancy risk factors for gestational diabetes in polycystic ovarian syndrome.Diabetes Metab Res Rev,2018,34(5):e3003.

12. Zhang YJ,Jin H,Qin ZL,et al.Predictors of Gestational Diabetes Mellitus in Chinese Women with Polycystic Ovary Syndrome:A Cross-Sectional Study.Gynecol Obstet Invest,2016,81(3):220-224.

13. Naver KV,Grinsted J,Larsen SO,et al.Increased risk of preterm delivery and pre-eclampsia in women with polycystic ovary syndrome and hyperandrogenaemia.BJOG,2014,121(5):575-81.

14. Grodnitskaya EE,Kurtser MA.Homocysteine metabolism in polycysticovary syndrome. Gynecol Endocrinol,2012,28 :186-189.

15. Zhang CM,Zhao Y,Li R,et al.Metabolic heterogeneity of follicular amino acids in

Polycystic ovary syndrome is affected by obesity and related to pregnancy outcome.BMC Pregnancy Childbirth,2014,10(14):11-17.

16. Thagaard IN,Krebs L,Holm JC,et al.Adiponectin and leptin as first trimester markers for gestational diabetes mellitus:a cohort study.Clin Chem Lab Med,2017,55(11):1805-1812.

17. Glintborg D,Jensen RC,Bentsen K,et al.Testosterone Levels in Third Trimester in Polycystic Ovary Syndrome:Odense Child Cohort.J Clin Endocrinol Metab,2018,103(10): 3819-3827.

18. Koninger A,Kampmeier A,Schmidt B,et al.Trends in anti-Müllerian hormone concentrations across different stages of pregnancy in women with polycystic ovary syndrome.Reprod Biomed Online,2018,37(3):367-374.

19. McCredie S,Ledge W,Venetis CA.Anti-Müllerian hormone kinetics in pregnancy and post-partum:a systematic review.Reprod Biomed Online,2017,34(5):522-533.

20. National Health and Medical Research Council.Healthy Eating During Your Pregnancy. Canberra,ACT:National Health and Medical Research Council,2013.

21. Zeng XL,Zhang YF,Tian Q,et al.Effects of metformin on pregnancy outcomes in women with polycystic ovary syndrome:A meta-analysis.Medicine(Baltimore),2016,95(36): e4526.

22. D'Anna R,Di Benedetto V,Rizzo P,et al.Myo-inositol may prevent gestational diabetes in PCOS women.Gynecol Endocrinol,2012,28(6):440-442.

23. Hsu JY,James KE,Bormann CL,et al.Müllerian-Inhibiting Substance/Anti-Müllerian Hormone as a Predictor of Preterm Birth in Polycystic Ovary Syndrome.J Clin Endocrinol Metab,2018,1 ;103(11):4187-4196.

24. Naver KV,Grinsted J,Larsen SO,et al.Increased risk of preterm delivery and pre-eclampsia in women with polycystic ovary syndrome and hyperandrogenaemia.BJOG,2014,121(5): 575-581.

25. Wong B,Ooi TC,Keely E.Severe gestational hypertriglyceridemia:A practical approach for clinicians.Obstetric Medicine,2015,8(4):158-167.

26. Goldberg AS,Hegele RA.Severe hypertriglyceridemia in pregnancy.J Clin Endocrinol Metab,2012,97(8):2589-2596.

第二十三章
多囊卵巢综合征远期并发症及防治

多囊卵巢综合征(PCOS)是由遗传和环境因素共同导致的慢性内分泌代谢疾病,PCOS病因复杂,基因、人种、母胎影响、饮食、缺乏锻炼、外环境因素及体内微环境失衡等均是可能的病因。除了常见的临床表现为月经异常、不孕、高雄激素血症、卵巢多囊样表现等之外,其病理生理基础胰岛素抵抗及高雄激素的长期存在引起、导致疾病逐渐发展,患者可伴有肥胖、胰岛素抵抗、血脂紊乱等代谢异常,成为2型糖尿病、心脑血管疾病的高危发病人群;由于长期无排卵,患者远期罹患子宫内膜癌的风险增加。因此,PCOS不仅是生殖系统疾病,还是与代谢异常关系密切的临床综合征,对PCOS的诊治不仅着眼于纠正生殖内分泌紊乱的月经不调和不孕等,更要同时重视其代谢异常的诊治,并早期筛查和防治雌激素相关肿瘤。对于患者需要进行慢性病长期管理。

第一节　代谢异常相关疾病

胰岛素抵抗及高雄激素是其病理生理基础,胰岛素抵抗相关的代谢异常主要包括有:肥胖,糖调节受损(IGR)/2型糖尿病,脂代谢异常,非酒精性脂肪肝(non-alcoholic fatty liver disease,NAFLD),高血压,心血管疾病风险等。对PCOS的诊治必须在纠正生殖内分泌紊乱的同时,重视其代谢异常治疗,早期筛查并且及时干预PCOS患者的内分泌代谢紊乱。

一、代谢异常相关疾病

(一)肥胖

PCOS患者肥胖的患病率为30%~60%,以腹型肥胖为主,我国有34.1%~43.3%的PCOS患者合并肥胖。同时PCOS患者可伴有胰岛素抵抗、血脂紊乱等代谢异常,是 2 型糖尿病、心脑血管疾病等发病的高危因素,各种代谢异常发生率,包括糖调节受损(IGR)/2 型糖尿病、高脂血症(hyperlipemia,HLP)、高血压、代谢综合征(metabolism syndrome,MS)及非酒精性脂肪肝等均明显增高。与年龄、体重匹配的对照组比,PCOS 患者代谢异常发生率是对照组的 2 倍。杨冬梓等报道 PCOS 患者血脂异常、糖耐量异常和代谢综合征的发生率分别高达 41.6%、19.8% 和 16.8%;在超重 PCOS 患者(BMI ≥ 23kg/m²)中胰岛素抵抗和血脂异常发生风险分别增加 6.49(3.27~12.90)倍和 2.22(1.19~4.15)倍,在超重(BMI ≥ 23kg/m²)和肥胖(BMI ≥ 25kg/m²)PCOS 患者中代谢综合征发生率分别为 26.08% 和 42.60%。欧洲人类生殖及胚胎学会 / 美国生殖医学会(ESHRE/ASRM)发表的共识提出:PCOS 患者发生代谢异常,如 2 型糖尿病和心血管疾病的风险较普通人群明显增高,并随年龄逐渐增高,是影响患者远期身心健康的重要因素。对于欧美人群,BMI ≥ 25kg/m² 需要引起重视,而亚裔人群 BMI ≥ 23kg/m² 已经达到警戒线。

(二) 糖调节受损(IGR)/2 型糖尿病

PCOS 患者存在胰岛素抵抗状态,糖代谢异常的发生风险增加。糖代谢异常包括糖调节受损(IGR)/2 型糖尿病,其中 IGR 包括空腹血糖受损(impaired fast glucose,IFG)及糖耐量受损(impaired glucose tolerance,IGT),IFG 和 IGT 又称糖尿病前期,是血糖高于正常但比 DM 标准低的状态,也是糖尿病发展的高危险阶段,研究发现 14.6%~71.8% 的 PCOS 女性具有胰岛素抵抗,在超重和肥胖者尤甚。PCOS 患者以餐后血糖升高为主,即使体重正常的患者仍有发现 IGR。流行病学调查显示,PCOS 患者中 IGT 发生率约为 35%,2 型糖尿病发生率约为 10%。经过年龄和体重配对后,PCOS 患者 2 型糖尿病的发病风险是正常人群的 5~10 倍,PCOS 患者妊娠后发生 2 型糖尿病的危险较正常人群超过 10 倍;而肥胖 PCOS 患者中,IGT 达 40%,20~44 岁的 PCOS 患者 IGT 或 2 型糖尿病患病率达 20%~40%,远高于年龄匹配、同种族、体重正常妇女 10% 的患病率。

PCOS 患者的各种代谢异常互相影响,40 岁以上的 PCOS 患者血脂异常、高血压的风险增加。在普通人群中,IGT 发病率存在逐年增加趋势,而 IFG 或 IGT 者 1 年内发展为 DM 的风险是无糖代谢异常人群的 5~10 倍。有研究显示 20% 的 PCOS 者在 40 岁时即发展为 DM,60 岁以上更是高达 73%。对 PCOS 的长期随访数据也证实 PCOS 的 DM 风险随年龄增加。

(三) 脂代谢异常

约 70% 的 PCOS 患者存在脂代谢异常,主要表现为三酰甘油(TG)、低密度脂蛋白（LDL）及非高密度脂蛋白（nHDL）升高；与年龄、体质指数（BMI）匹配的对照组相比，非肥胖型 PCOS 患者也存在低 HDL、高极低密度脂蛋白（VLDL）和高 LDL 的特征。胰岛素抵抗导致 TG 的升高机制可能为：①血糖利用障碍，过多的血糖在肝合成内源性 TG；②高 INS 抑制脂肪细胞内激素敏感性三酰甘油脂肪酶（脂肪动员的限速酶）的效能，使脂肪动员增加，血游离脂肪酸升高，肝合成 TG 增多；③胰岛素依赖性脂蛋白酯酶（LPL）活性下降，血 TG 的降解及组织利用减少。雄激素可能使脂肪细胞 β- 肾上腺素能受体数量增多和腺苷酸环化酶活性增强，脂肪动员增加；使血中 TG 增高，使肝窦内皮细胞上肝酯酶活性增强，导致了肝代谢胆固醇能力增强，HDL-C 水平下降。

（四）非酒精性脂肪肝（NAFLD）

非酒精性脂肪肝（NAFLD）是一种与胰岛素抵抗和遗传易感密切相关的获得性代谢应激性肝损伤，包括单纯性脂肪肝、非酒精性脂肪性肝炎（non-alcoholic steato hepatitis，NASH）及其相关肝硬化。NAFLD 的危险因素主要是肥胖症和腹型肥胖及其相关糖脂代谢紊乱，甲状腺功能减退、垂体功能减退、库欣综合征和 PCOS 等。在普通人群中，无论是血清谷丙转氨酶（alanine aminotransferase，ALT）和 γ 谷氨酰转肽酶（GGT）增高还是 B 超诊断的 NAFLD，代谢综合征和 2 型糖尿病发病率均显著增加。NAFLD 患者随访 5~10 年 2 型糖尿病风险增加 1.86 倍（95%CI　1.76~1.95），代谢综合征发病风险增加 3.22 倍（95%CI　3.05~3.41），心血管事件发病风险增加 1.64 倍（95%CI 1.26~-2.13）。与无脂肪肝的对照人群相比，女性 NAFLD 患者冠心病和脑卒中的发病率显著增高且起病年龄提前。

NAFLD 和 PCOS 患者具有共同特点，包括向心性肥胖、高血压、2 型糖尿病和高脂血症等，存在共同的发病基础——胰岛素抵抗。PCOS 患者为 NAFLD 的高危人群。PCOS 患者较年龄和体重匹配的正常妇女更易患 NAFLD，且病理评分更高。高雄激素血症的 PCOS 患者较非高雄激素血症的 PCOS 患者更易发生 NAFLD。国外多项流行病学研究报道 41.5%~55% 的 PCOS 患者同时符合 NAFLD 诊断标准，我国郑若姐等报道 PCOS 患者 NAFLD 检出率为 42%，显著高于正常人群的 30%。普通 NAFLD 患者血清 ALT 增高的检出率通常为 10%~30%，而合并 PCOS 的 NAFLD 患者 ALT 异常率高达 56%，提示合并 PCOS 的 NAFLD 患者更有可能是 NASH 而非单纯性脂肪肝。PCOS 患者肝活检证实存在脂肪性肝炎，并伴有不同程度的肝纤维化。与不伴 PCOS 的 NASH 患者相比，合并 PCOS 的 NASH 患者空腹血糖、TG 和 ALT 水平更高，HDL-C 水平更低，提示 PCOS 患者有可能存在更严重的肝脏疾病。

PCOS 患者的 NAFLD 发病机制尚不清楚,胰岛素抵抗作为发病的共同基础可能发挥重要作用。PCOS 患者出现高胰岛素血症的同时,体内雄激素的结合物质性激素结合球蛋白水平减少,导致血中游离睾酮水平的增加而形成内分泌代谢的恶性循环。当发生胰岛素抵抗时,将引起肝脏、外周脂肪组织以及肌肉组织等对胰岛素生物反应活性下降,出现代偿性高胰岛素血症及多元代谢紊乱,其中脂代谢问题和高胰岛素血症在 NAFLD 发病中最为关键。胰岛素抵抗不仅是 NAFLD 的触发因素,还能通过相关的激素及细胞因子间接促进单纯性脂肪肝向 NASH 乃至肝纤维化转变的过程。

(五) 高血压

PCOS 患者常以收缩压升高为主,年轻 PCOS 患者 24 小时平均血压与收缩压比正常人群高,但未达到可诊断高血压的程度;肥胖 PCOS 患者的收缩压比非肥胖 PCOS 患者及年龄匹配正常对照人群明显升高;生育年龄 PCOS 患者非孕时期的高血压发生率虽未见明显升高,但其妊娠后妊娠高血压疾病的发生率较正常人群增高 1 倍左右。PCOS 患者高血压的发生率随年龄变化,30 岁以后其发病率开始增加,30~45 岁达到正常同龄人的 3~5 倍,绝经后期为正常人群的 3 倍。PCOS 患者的肥胖、高胰岛素血症 / 胰岛素抵抗,可通过肾脏吸收钠、交感神经系统,或内皮细胞功能不良而引起血压升高,肾素血管紧张素系统活跃、细胞质内 Mg^{2+} 浓度下降、Ca^{2+} 浓度升高、Ca^{2+}/Mg^{2+} 升高等亦增加高血压发病危险。

(六) 心血管疾病风险

研究提示 PCOS 患者远期心血管疾病风险增加。高胰岛素血症为冠心病的高危因素,如果同时已伴有糖尿病和高血压,则冠心病发病风险将极大增加。随着年龄的增长,PCOS 患者心血管疾病风险显著升高,与年龄和 BMI 匹配的非 PCOS 患者相比,PCOS 患者中颈动脉内膜中层增厚、冠状动脉钙化及轻度主动脉钙化更为显著。1992 年,Dahlgren 等对瑞典 33 例 40~59 岁 PCOS 持续 22~31 年的前瞻性研究发现 PCOS 患者心肌梗死和缺血性脑病在 PCOS 高于对照。2000 年,Cibula D 等对捷克横断面研究发现围绝经期 PCOS 患者心血管疾病患病率明显增高。2013 年,Mani 等对英国 2 301 名 PCOS 随访 20 年至 45 岁后,发现 PCOS 患者心肌梗死和心绞痛的风险随年龄增加(OR 为 2.6~12.9)。

高胰岛素血症除引起血脂异常外,血管内皮功能损害是引起动脉硬化的原因之一,PCOS 患者血管功能不良与肥胖相关。血管内皮是胰岛素作用的靶组织,内皮组织产生的一氧化氮(NO)是有力的血管扩张与血压的调节者,NO 减少血小板与单核细胞在管壁的黏附,抑制血管平滑肌的增生,减少脂质过氧化作用。内皮细胞引起的 NO 合成与胰岛素敏感性呈正相关,胰岛素抵抗者 NO 的血管扩张作用受损。高胰岛素还直接刺激对动脉硬化斑块形成有重要作用的生长因子,促进动脉硬化斑块的形成,使血管周围平滑肌细胞增生,促进胆固醇的合成和低密度脂蛋白受体的活性。

(七) 代谢综合征

2005 年,国际糖尿病联盟全球统一的代谢综合征定义是以中心性肥胖为核心,合并血压、血糖、三酰甘油升高和 / 或 HDL-C 降低。中心性肥胖采纳腰围(男性 >90cm,女性 >85cm)作为诊断指标,合并以下 4 项指标中任两项:①三酰甘油水平升高,>150mg/dl(1.7mmol/L),或已接受相应治疗;② HDL-C 水平降低,男性 <40mg/dl(1.0mmol/L),女性 <50mg/dl(1.3mmol/L),或已接受相应治疗;③血压升高,收缩压 ≥ 130mmHg 或舒张压 ≥ 85mmHg,或已接受相应治疗或此前已诊断为高血压;④空腹血糖升高,空腹血糖 ≥ 100mg/dl(5.6mmol/L),或已接受相应治疗或此前已诊断为 2 型糖尿病。如果空腹血糖 ≥ 100mg/dl(5.6mmol/L),则强烈推荐口服葡萄糖耐量试验(OGTT),但是 OGTT 在诊断代谢综合征时并非必需。2007 年,中国成人血脂异常防治指南制订联合委员会对代谢综合征的组分量化指标中进行修订如下。具备以下的 3 项或更多:①腹部肥胖,腰围男性 >90cm,女性 >85cm;②血 TG ≥ 1.70mmol/L;③血 HDL-C<1.04mmol/L;④血压 ≥ 130/85mmHg;⑤ 空腹血糖 ≥ 6.1mmol/L 或糖负荷后 2 小时血糖 ≥ 7.8mmol/L 或有糖尿病病史。

(八) 阻塞性睡眠呼吸暂停综合征

阻塞性睡眠呼吸暂停综合征(obstructive sleep apnea syndrome,OSAS)是指每晚平均 7 小时睡眠过程中,呼吸暂停反复发作次数 ≥ 30 次或者睡眠呼吸暂停低通气指数(AHI) ≥每小时 5 次,并伴有嗜睡等临床症状。OSAS 主要表现为睡眠是打鼾,并伴有呼吸暂停和呼吸表浅,夜间反复发生低氧血症、高碳酸血症和睡眠结构紊乱,其主要的靶向损害表现在心脑血管和代谢相关系统。OSAS 和代谢综合征均为心血管病的独立危险因素,两者联系密切。糖代谢异常、胰岛素抵抗是代谢综合征的主要特征,OSAS 是糖代谢异常的重要致病因子,其作用于年龄、肥胖及遗传因素相独立。OSAS 可引起血脂代谢紊乱,导致心脑血管疾病的发生,是心脑血管疾病患病率、死亡率明显增高的原因之一,主要表现为 TG、LDL-C 增高和 HDL-C 降低,被称作脂质三联症,是代谢综合征最具特征性的变化之一。

PCOS 人群具有胰岛素抵抗的病理生理基础和不同程度的代谢异常相关

疾病,OSAS 发生率较正常人群增加。有研究显示 PCOS 患者的糖耐量异常与 OSAS 的严重性之间存在密切关系。对 32 例 PCOS 患者进行调查研究,用柏林问卷来判断 OSA 分析,同时 OGTT 来评估糖代谢,空腹胰岛素水平和 HOMA 指数评估胰岛素抵抗程度,结果显示有睡眠呼吸暂停的高风险的女性指数均高于正常人。另有研究显示,在糖耐量正常的 19 名妇女中,具有睡眠呼吸暂停高风险的患者中胰岛素对葡萄糖摄取的反应高于正常低风险人群的 2 倍,提示 PCOS 妇女 IGT 与 OSA 的严重性关系密切。

OSAS 可能在 IGR 发生发展中起某种作用,可能机制主要有:① OSAS 患者交感神经张力较高,交感神经系统激活及下丘脑 - 垂体 - 肾上腺系统功能紊乱,造成血清皮质醇、肾上腺素等激素水平升高,使血儿茶酚胺含量增加。儿茶酚胺类、肾素血管紧张素等促进肝糖原分解和葡萄糖生成,进而影响血糖稳态。② OSAS 患者睡眠过程中间歇低氧可诱发引起全身慢性炎症反应,导致炎性介质如白细胞介素 -6、肿瘤坏死因子 -α(TNF-α)增加,TNF-α 导致胰岛素信号传导受损,引起糖耐量异常。③有研究表明睡眠呼吸紊乱可影响胰腺 B 细胞功能,患者胰岛素敏感性随着 OSAS 严重程度而逐渐降低。④睡眠剥夺可直接引起糖代谢紊乱。

二、代谢异常相关疾病的筛查与管理

定期检查、长期管理对 PCOS 本身及其远期并发症的预防极为重要。若 PCOS 患者具有早发心血管疾病家族史、家族史、吸烟史、IGR/2 型糖尿病、高血压、血脂异常、睡眠呼吸暂停综合征(OSAS)、肥胖(尤其是中心性肥胖)等危险因素,应定期进行监测。PCOS 合并 IGR,建议每年进行 OGTT 监测,已经诊断 2 型糖尿病、要给予适当的降糖治疗;若合并血脂异常建议每 3~6 个月复查,如存在中心性肥胖,或其他糖尿病高危风险因素,检查频率应该增加。

PCOS 患者需要通过血清转氨酶和肝脏的影像学检查来明确是否并存 NAFLD。脂肪肝的影像学诊断首选 B 超检查,受控衰减参数(CAP)是一项基于超声的肝脏瞬时弹性成像平台定量诊断脂肪肝的新技术。脂肪肝定量评估的替代工具。合并代谢综合征、2 型糖尿病、血清氨基酸转移酶和 / 或 CK-18 持续增高的 NAFLD 患者是 NASH 的高危人群,建议肝活检组织学检查明确诊断。鉴于 NAFLD 与 2 型糖尿病互为因果,心脑血管疾病相关病死率显著增加,建议 NAFLD 患者定期检查空腹血糖,糖基化血红蛋白,必要时行 OGTT,以筛查糖尿病,评估心脑血管事件的发病风险。

三、代谢异常相关疾病的治疗

(一) 控制体重

由于 PCOS 常伴有高雄激素、胰岛素抵抗及高胰岛素血症等特征,故患者常常出现肥胖,且 PCOS 在肥胖妇女的治疗效果较差。肥胖不仅干扰内分泌紊乱和卵巢功能,也是以后糖尿病、心血管疾病、子宫内膜癌的高危因素,而减重使体重下降原来体重的 5%,即可减轻高胰岛素血症和高雄激素血症,改善月经、排卵甚至妊娠。但流行病学调查显示,即使非肥胖的 PCOS 患者,仍有各种代谢异常的风险。所以,无论肥胖或非肥胖 PCOS 患者,生活方式干预都是基础治疗方案,包括饮食、运动和行为干预等。

1. 饮食干预　总能量的控制及膳食结构的合理化是关键,推荐糖类占 45%~60%,并选择低生糖指数(GI)食物,脂肪占 20%~30%,其中以单不饱和脂肪酸为主,饱和及多不饱和脂肪酸均应 <10%,蛋白质占 15%~20%,以植物蛋白、乳清蛋白为主,同时要摄入丰富的维生素、矿物质及膳食纤维。

2. 运动干预　对于肥胖或超重的患者,运动的主要目标是改善身体脂肪分布及减重,体重下降 5%~10% 可使患者的生殖和代谢异常得到明显改善。建议每周累计进行至少 150 分钟的中等强度(达到最大心率的 50%~70%)运动效果,以有氧运动为主,每次 20~60 分钟,视运动强度而定。对于体重正常但存在胰岛素抵抗和高胰岛素血症的患者,运动同样可增加胰岛素敏感性,有利于其临床转归。

3. 行为干预　戒烟限酒和心理调整(祛除焦虑、抑郁等不良情绪)能纠正不良的生活习惯,对于巩固饮食及运动疗法的效果、防止体重反弹有着重要作用。

(二) 应用胰岛素增敏剂,改善胰岛素抵抗状态

胰岛素抵抗及其伴随的代偿性高胰岛素血症通过降低性激素结合球蛋白的肝合成来增加睾酮的生物活性,加重高雄激素症状,形成恶性循环,被认为是抑制排卵及增加卵巢雄激素合成的重要原因。胰岛素增敏剂可以增加胰岛素在外周组织作用的敏感性,降低胰岛素水平,降低 PCOS 患者的高雄激素水平,改善卵巢功能,提高促排卵治疗的效果,并降低相关代谢性疾病的发生风险。经典的胰岛素增敏剂主要包括二甲双胍与噻唑烷二酮类药物。

1. 二甲双胍　二甲双胍(metformin)是 1957 年上市的双胍类降糖药,能有效地降低血糖,改善外周组织(肌肉和脂肪)和肝脏的胰岛素敏感性,是一种疗效肯定的双胍类胰岛素增敏剂,在美国糖尿病学会(ADA)和欧洲糖尿病研

究学会(EASD)联合发布的治疗指南中,被推荐为 2 型糖尿病的一线治疗用药。20 世纪 90 年代以来,二甲双胍被应用于 PCOS 患者的治疗,可以有效改善患者的胰岛素抵抗,同时减少胰岛素对卵巢的刺激从而减少雄激素的产生,有助于恢复排卵功能、改善妊娠结局、预防代谢异常等远期并发症。

二甲双胍是治疗 PCOS 患者胰岛素抵抗的一线用药,目前认为主要的适应证为:① PCOS 患者有胰岛素抵抗;② PCOS 患者有糖耐量异常;③单纯饮食控制欠佳的 2 型糖尿病患者,尤其是肥胖和伴高胰岛素血症者;④肥胖型 PCOS 患者;⑤ PCOS 患者既往有卵巢过度刺激综合征病史,拟再次行促排卵或辅助生殖技术。治疗 PCOS 的常用剂量为 500mg 或 850mg,每日 2 次或 3 次,即 1 000~1 500mg/d,治疗 3~6 个月,于餐时或餐后口服,最佳治疗剂量是 1 500~2 000mg/d,在达到治疗剂量后维持用药。没有肯定的最佳治疗期限,一般 2~4 个月内产生治疗效果,如果治疗 3 个月无效果,建议更换治疗方案。

使用二甲双胍的注意事项:①胃肠道不良反应常见,用药采用小剂量递增方案:开始第 1 周每天晚餐时 500mg 口服,第 2 周加量至早、晚餐时各 500mg 口服,第 3 周为早中晚餐时各 500mg,或早餐时 500mg、晚餐 1 000mg 口服,有助于减轻胃肠道反应。②进餐时服药可减轻胃肠道不良反应。③二甲双胍从胃肠道吸收,经肝脏代谢,大部分以原型从肾脏排出体外,肝肾功能减退者可引起乳酸性酸中毒,故肝肾功能不全、心力衰竭、严重感染及嗜酒者等情况禁用,在用药期间需定期检测患者肝肾功能,有禁忌证时立即停药。④注意其他药物的影响。西咪替丁能减少二甲双胍的肾排出,琼脂可以减少二甲双胍的吸收。⑤二甲双胍在 FDA 孕期用药分类为 B 类药,目前尚无证据表明孕早期服用二甲双胍会增加胎儿畸形率。

2. 噻唑烷二酮类药物　噻唑烷二酮类药物(thiazolidinediones,TZDs)与过氧化体增殖激活受体 γ 结合,可调节胰岛素效应有关基因的转录,增加机体外周组织对胰岛素的敏感性,增加葡萄糖的利用,减轻胰岛素抵抗和高胰岛素血症,降低雄激素浓度,从而有效改善卵巢功能有助于恢复排卵。噻唑烷二酮类药物包括曲格列酮、罗格列酮、吡格列酮等。曲格列酮可提高排卵率及减轻多毛等高雄激素症状,因其可引起严重的肝功能损害等不良反应,现临床已不使用。吡格列酮和罗格列酮是目前临床上常用的噻唑烷二酮类药物,罗格列酮的常用剂量为 4~8mg/d,吡格列酮的常用剂量为 15~30mg/d。吡格列酮不仅能提高胰岛素敏感性,还具有改善血脂代谢、抗炎、保护血管内皮细胞功能等作用,现在有复合制剂吡格列酮二甲双胍片,每片含盐酸吡格列酮 15mg 和盐酸二甲双胍 500mg,常用剂量为每日 1~2 片,起始剂量以患者已在使用的盐酸吡格列酮和／或盐酸二甲双胍的剂量为基础。

研究表明,噻唑烷二酮类药物能够显著降低 PCOS 患者空腹血糖和胰岛素水平,联合二甲双胍具有协同治疗效果。吡格列酮常作为双胍类药物疗效不佳时的联合用药选择。但此类药物不能有效降低雄激素水平,且有可能引起体重增加、低血糖、心血管不良事件及骨密度降低,因此,噻唑烷二酮类药物目前不是 PCOS 治疗的首选药物,推荐用于存在胰岛素抵抗但二甲双胍无效或不耐受的患者。对于超重／肥胖的 PCOS 患者,或合并有心脏疾病、骨密度减低的患者,不推荐首选使用噻唑烷二酮类药物。噻唑烷二酮类属于 C 类药物,动物实验能使胎儿发育延迟,有生育要求的患者、妊娠期、哺乳期妇女及 18 岁以下患者不推荐服用,在使用时需要避孕。

（三）其他药物治疗

1. 阿卡波糖 阿卡波糖是 α 糖苷酶抑制剂,可通过竞争性抑制 α 糖苷酶而抑制小肠内多糖食物的分解,减缓单糖在小肠的吸收,减少餐后血糖浓度升高,降低血胰岛素水平,还可能增加餐后胰高糖素样肽 -1（GLP-1）水平,从而达到治疗胰岛素抵抗的作用。近年研究发现,阿卡波糖在 PCOS 患者改善代谢和激素水平方面的疗效与二甲双胍相类似,Meta 分析表明阿卡波糖可降低血清中睾酮、三酰甘油及低密度脂蛋白水平,与二甲双胍相比,其对患者排卵率和月经状况改善的作用相仿。阿卡波糖与氯米芬合用可降低 LH/FSH、睾酮、体质指数,有效改善胰岛素抵抗及排卵情况,提高氯米芬抵抗 PCOS 患者的排卵率。阿卡波糖的用法为:起始剂量 150mg/d,可逐渐增加至 300mg/d。常见的不良反应为肠胀气、肠鸣音亢进及腹痛腹泻等胃肠道反应,其严重程度明显轻于服用二甲双胍者。目前仍需大样本量的随机对照实验证实其治疗效果。

2. 胰高糖素样肽 -1 受体激动剂 胰高糖素样肽 -1（glucagon-like peptide 1,GLP-1）类似物为新型降糖药物。GLP-1 是一种肠道产生的具有胰岛 B 细胞保护作用的多肽,可以促进胰岛素分泌,减轻炎症反应,近年来的研究发现,超重及正常体重的 PCOS 患者 GLP-1 分泌均减少,且这种肠激素的分泌不足可影响患者的糖代谢,因而 GLP-1 受体激动剂被认为可改善 PCOS 患者的胰岛素抵抗及糖代谢异常。GLP-1 受体激动剂在降糖的同时可以通过抑制胃肠蠕动,降低食欲和减轻饥饿感,减少能量摄入降低体重和体脂量,可使肥胖人群体重减轻。一项研究对肥胖和排卵障碍的 PCOS 患者给予 24 周治疗,结果发现合用 GLP-1 受体激动剂组在排卵率、激素水平、代谢水平等方面明显优于单用二甲双胍组,通过二甲双胍治疗 6 个月后而体重减轻小于 5% 的肥胖 PCOS 患者,GLP-1 受体激动剂组可以进一步降低体重。

在超重 / 肥胖的 PCOS 患者中,应用其受体激动剂艾塞那肽在控制体重方面明显优于二甲双胍,且两药联用相比于两种药物单独使用,可以更大程度上改善 PCOS 患者的月经周期、排卵率、雄激素水平、胰岛素抵抗及糖代谢紊乱。另一种受体激动剂利拉鲁肽则对服用二甲双胍减轻体重无效的 PCOS 患者有较好的疗效。此外,GLP-1 受体激动剂可以降低体内转氨酶水平及血脂水平,促进脂肪再分配,直接减轻肝脏脂肪变性及炎症反应程度,改善脂肪肝,因而这类药物也可用于 PCOS 患者脂肪肝的治疗。虽然多项小样本研究证实 GLP-1 受体激动剂在超重 / 肥胖 PCOS 患者中改善代谢症状有显著的疗效,但仍缺乏大型的 RCT 证据,且其在正常体重及正常糖耐量 PCOS 患者中应用的研究仍不足,因而现阶段此类药物更适用于有减轻体重需要或合并糖代谢紊乱的 PCOS 患者。

3. D- 手性肌醇(D-chiro-inositol) D- 手性肌醇为人工合成的肌醇磷脂酰聚糖,能激活非经典的胰岛素信号系统,早年治疗糖尿病时发现能提高胰岛素的敏感性。研究结果表明 D- 手性肌醇可改善肥胖型 PCOS 患者的排卵情况,减少雄激素及三酰甘油水平,但在降低胰岛素及血压方面的疗效不显著。仍需大样本量的随机对照实验证实其治疗效果。

4. 小檗碱 小檗碱(berberine,BBR),又称黄连素,是一种从黄连、黄柏和白毛茛等植物中提取的季铵型异喹啉类生物碱,是传统的抗炎药物,对多种细菌以及真菌具有抑制或杀灭作用,既往常用于肠道细菌感染。1986 年,陈其明等首次报道小檗碱能降低正常小鼠血糖水平。近年来研究表明小檗碱能降低 2 型糖尿病患者空腹及餐后血糖和血脂水平。Zhang 等研究发现小檗碱(1.0g/d)治疗 3 个月后,空腹和餐后血糖、糖基化血红蛋白(glycosylated hemoglobin,HbA1c)水平下降,血脂水平亦下降。Yin 等对 36 名新发糖尿病随机给予小檗碱(1.5g/d)或二甲双胍(1.5g/d)治疗 3 个月,空腹胰岛素、空腹和餐后血糖、HbA1c 水平降低,疗效与二甲双胍组相近,但降低血脂水平疗效优于二甲双胍组。Dong 等 Meta 分析发现小檗碱治疗较安慰剂或改善生活方式明显降低 2 型糖尿病患者空腹及餐后血糖、胰岛素和 HbA1c 水平,其降低空腹及餐后血糖的治疗效果与口服降糖药(如二甲双胍、格列吡嗪,罗格列酮等)相似;同时小檗碱较安慰剂或改善生活方式降低血脂水平。

近年来有学者将小檗碱应用到 PCOS 患者。Wei 等研究在 85 名 PCOS 患者中分别给予小檗碱(1.5g/d)+ 炔雌醇环丙孕酮片,二甲双胍(1.5g/d)+ 炔雌醇环丙孕酮片及安慰剂 + 炔雌醇环丙孕酮片治疗 3 个月,结果显示小檗碱 + 炔雌醇环丙孕酮片组治疗后空腹胰岛素、空腹血糖低于安慰剂 + 炔雌醇环丙孕酮片组,血脂水平低于二甲双胍＋炔雌醇环丙孕酮片组。杨冬梓等对小檗碱治疗 PCOS 进行前瞻性研究,对 98 例 PCOS 患者给予小檗碱(1.2g/d)治疗 4个月,观察治疗前后内分泌、代谢指标以及排卵率的变化,发现治疗 4 个月后,患者胰岛素抵抗、血脂指标均有改善、自发排卵率升高至 25%,提示小檗碱对 PCOS 的代谢及内分泌紊乱均有较好的改善。

第二节　子宫内膜病变

PCOS 患者长期排卵障碍,体内受单一雌激素影响,且雌酮 / 雌二醇比例增高,无孕激素对抗,子宫内膜缺乏孕激素的保护作用,容易出现子宫内膜增生,子宫内膜癌风险增加。因此,有必要针对 PCOS 患者远期可能发生的子宫内膜增生、子宫内膜恶性肿瘤进行早期预防和干预。

一、子宫内膜病变的病因、机制与转归

子宫内膜增生的主要原因是长期无拮抗的雌激素刺激,同时胰岛素抵抗也是其发病的高危因素。因此其风险因素包括育龄期妇女长期无排卵或稀发排卵,如多囊卵巢综合征、排卵障碍性异常子宫出血、分泌雌激素的卵巢肿瘤;肥胖女性来源于脂肪细胞的雌激素过多;长期外源性雌激素摄入,如雌激素治疗缺乏孕激素拮抗;乳腺癌术后接受长期他莫昔芬治疗等。肥胖、初潮过早、绝经晚、不孕、家族癌瘤(尤其是子宫内膜癌、结肠癌、卵巢癌和乳腺癌)史等也是内膜增生和子宫内膜癌的高危因素。

子宫内膜增生(endometrial hyperplasia)是一种非生理性、非侵袭性的内膜增生,由于腺体结构(大小和形态)的改变、腺体和间质比例的改变(>1∶1)导致子宫内膜量增多。不同程度及不同类型的增生最终发展为子宫内膜癌的风险不同。2014 年修改版的 WHO 分类根据是否存在细胞不典型性将子宫内膜增生分为两类:①子宫内膜增生不伴不典型增生(endometrial hyperplasia without atypia,EH),是指子宫内膜腺体过度增生伴腺体大小和形态的不规则,腺体和间质比例增加,不伴有细胞的不典型性变化。EH 进展为分化良好的子宫内膜癌的风险为 1%~3%。②子宫内膜不典型增生(atypical hyperplasia,AH),是指过度增生的子宫内膜腺体存在细胞的异型性,但缺乏明确浸润的证据。25%~40% 的子宫内膜不典型增生患者同时存在子宫内膜癌。子宫内膜不典型增生患者患子宫内膜癌的长期风险增加 14~45 倍。

前面提及,PCOS 女性体内存在持续性的高雄激素血症和胰岛素抵抗,容

易出现雄激素肥胖的倾向,肥胖所占的比例为35%~63%。其发生高血压、高血糖的风险也较高。有数据表明,肥胖妇女患子宫内膜癌的风险要比正常体重妇女高,而高血压、高血糖也是明显的危险标志。患1型或2型糖尿病的女性的内膜癌的风险也有所增加。在一项对345例PCOS患者的回顾性研究中分析了所有病因的患病率和死亡率,在PCOS患者中观察到内膜癌有显著的风险,但肥胖可能是一个混杂因素。因此需注意,表面上的PCOS与子宫内膜癌的关联可能是PCOS所引起的代谢异常所致。

二、子宫内膜病变的预防和处理

在年轻、长期不排卵的PCOS,内膜增生或内膜癌的发生明显增加,应引起重视。进入围绝经期后,孕激素缺乏会加重子宫内膜病变风险,而雌激素的下降则会在已有的基础上加重代谢异常。使用MHT时应格外注意PCOS患者。对存在长期异常子宫出血、肥胖、应用孕激素受体拮抗剂等高风险患者建议调整月经周期,预防子宫内膜增生。治疗目的是控制异常子宫出血、逆转子宫内膜增生及防止子宫内膜增生发展为子宫内膜癌。药物治疗为首选治疗方式。大部分子宫内膜增生患者尤其是EH可以通过药物治疗转化为正常内膜。

1. 周期性孕激素　PCOS患者体内长期存在无对抗雌激素的影响,周期性应用孕激素可对抗雌激素的作用,诱导人工月经,预防内膜增生。适用于无明显高雄激素临床和实验室表现,以及无明显胰岛素抵抗的无排卵患者,可单独采用定期孕激素治疗,以周期性撤退性出血改善子宫内膜状态。孕激素治疗的优点:对卵巢轴功能不抑制或者抑制较轻,对代谢影响小。缺点:不降低雄激素。用药的时间和剂量应根据患者月经紊乱的类型、体内雌激素水平的高低及子宫内膜厚度决定,若为长期用药,每周期应用孕激素10~14天。具体制剂有醋酸甲羟孕酮(medroxy progesterone acetate,MPA)6~10mg/d,或地屈孕酮10~20mg/d,或者微粉化黄体酮200mg/d,每月10天。至少每2个月撤退性出血1次。用药10天以上能确保子宫内膜完整性、周期性剥脱。子宫内膜增生EH患者,每个周期用药需至少12~14天,连续用药3~6个周期,以预防子宫内膜癌的发生。

2. 短效口服避孕药　目前临床常用的短效口服避孕药含有不同剂量的炔雌醇和不同种类剂量的孕激素。雌孕激素可以负反馈抑制垂体分泌的FSH和LH,雌激素增加SHBG浓度,降低游离睾酮水平,孕激素转化子宫内膜,预防子宫内膜增生,不同种类和剂量的孕激素还可从多种机制治疗PCOS,包括抑制卵巢和肾上腺来源的雄激素过多,抑制胰岛素样生长因子-1作用、靶器官上竞争雄激素受体,阻断雄激素作用,降低5α-还原酶活性,减少双氢睾酮产生。因此,短效口服避孕药不仅适用于有避孕要求的患者,还可以用于调整月经周期,预防子宫内膜增生。

用药方法为月经第5天,或者孕激素撤退性出血第5天起服用,每日1片,共服用21~28天;停药撤血的第5天或停药7天后重复启动,至少3~6个月,可重复使用。具体制剂如复方去氧孕烯(炔雌醇30μg+去氧孕烯150μg)、复方环丙孕酮(炔雌醇35μg+环丙孕酮2mg)和复方屈螺酮(炔雌醇20~30μg+屈螺酮3mg)等。

PCOS患者是特殊人群,常常存在糖、脂代谢紊乱,用药期间应监测血糖和血脂变化,应用前需对PCOS患者的代谢情况进行评估。有重度肥胖和糖耐量受损的患者长期服用口服避孕药可能加重糖耐量损害程度,必要时可与胰岛素增敏剂联合使用。服药前需排除口服避孕药的禁忌证,包括肝功能异常或肝脏肿瘤、糖尿病伴有血管病变、吸烟≥15支/日、血压>160/100mmHg、血栓栓塞病及缺血性心脑血管病等。

3. 左炔诺孕酮宫内缓释系统(levenorgestrel-releasing intrauterine system, LNG-IUS)　这是一种新型的药物避孕系统,是一个小的"T"形塑料支架,载有左炔诺孕酮(LNG)的储存库,可以在5年内每天向宫腔内释放20μg LNG,LNG-IUS有很高的避孕可靠性,同时对于多囊卵巢综合征的患者月经失调、无排卵、子宫内膜癌风险增加,应用LNG-IUS不仅可以避孕,还可抑制子宫内膜增长及逆转增生的子宫内膜,使内膜呈分泌现象及间质蜕膜样改变,使用者可出现闭经或经量明显减少,从而不用担心有月经失调的问题,还可以预防子宫内膜癌的发生,对于暂无生育要求的患者应用起来方便、安全、有效。

4. 矫正胰岛素抵抗、代谢异常　详见前述。

5. 手术治疗　全子宫切除不是EH治疗的首选方案,大多数EH患者可经规范孕激素治疗逆转至正常。在下列情况下可考虑选择手术:①随访过程中进展为子宫内膜不典型增生而不愿意继续药物治疗;②完成孕激素规范治疗后复发的子宫内膜增生;③EH治疗1~2个月内膜无逆转;④持续的异常子宫出血;⑤不能定期随访或治疗依从性差的患者。方式为全子宫切除术,不建议内膜切除术。

三、子宫内膜病变的长期管理

子宫内膜增生不伴不典型增生(EH)在20年内发展为子宫内膜癌的风险<5%,通过观察随诊,超过80%患者可以自动转归正常。25%~40%的子宫内

膜不典型增生（AH）患者同时存在子宫内膜癌，子宫内膜不典型增生患者患子宫内膜癌的长期风险明显增加。当患者年龄 >35 岁（包括绝经后妇女阴道流血和围绝经期妇女月经紊乱），或月经持续达 10 天以上，月经淋漓不净者应常规取子宫内膜病理检查，以期及早发现子宫内膜增生病变；当 PCOS 患者伴有肥胖、高血压、糖尿病等其他远期并发症时，子宫内膜增生或内膜癌的发生明显增加，应注意使用药物调整月经周期，定期妇科超声监测子宫内膜厚度，内膜厚度 ≥ 12mm 时可考虑行诊断性刮宫或宫腔镜检查取子宫内膜病理检查。

PCOS 患者内膜增生风险终身存在，对 EH 应持续治疗、定期随访。治疗过程中至少 6 个月 1 次内膜活检，建议 2 次内膜活检阴性后改为每年活检随访 1 次。EH 会显著影响患者的生育力，对于有生育要求的患者，需要在逆转子宫内膜后积极促排卵受孕。

长期无排卵和稀发排卵是 PCOS 妇女发生子宫内膜癌的主要原因，肥胖加重了发生子宫内膜癌的风险，是 PCOS 患者发展为子宫内膜癌的危险因素，可能是由于持续无排卵及外周脂肪组织中芳香化酶将雄激素转化为雌激素增加，从而导致无对抗雌激素持续作用的结果。研究表明，减重保持 5 年或更长时间的患者子宫内膜癌发生的风险下降 25%。因此，生活方式调整，包括饮食控制、运动和行为矫正的综合疗法，可以减轻体重、减轻胰岛素抵抗成为 PCOS 患者最重要的基础治疗，妇科医生在关注内膜病变的同时，同时需要注意关注生活方式的调整，可起到事半功倍的效果。

总而言之，对于 PCOS 患者的治疗不能仅局限于解决当前的生育或月经问题，还需要重视远期并发症的预防，应对患者建立起一套长期的健康管理策略，对一些与并发症密切相关的生理指标进行跟踪随访，如糖尿病、代谢综合征、心血管疾病，做到疾病治疗和并发症预防相结合。

（李 琳 杨冬梓）

参考文献

1. 杨冬梓,石一复.小儿和青春期妇科学.2 版,北京:人民卫生出版社,2008:196-204.

2. 中华医学会妇产科学分会内分泌学组及指南专家组.多囊卵巢综合征中国诊疗指南.中华妇产科杂志,2018,53(1):2-6.

3. 中华医学会妇产科学分会妇科内分泌学组.异常子宫出血诊断与治疗指南.中华妇产科杂志,2014,49(11):801-806.

4. Legro RS,Arslanian SA,Ehrmann DA,et al.Diagnosis and treatment of polycystic ovary syndrome:an endocrine society clinical practice guideline.J Clin Endocrinol Metab,2013,98

（12）:4565-4592.

5. Goodman NF, Cobin RH, Futterweit W, et al.American association of clinical endocrinologists, American college of endocrinology, and androgen excess and PCOS society disease state clinical review:guide to the best practice in the evaluation and treatment of polycystic ovary syndrome.Endocrine Practice, 2015, 21 (11): 1291-1300.

6. Conway G, Dewailly D, Diamanti-Kandarakis E, et al.The polycystic ovary syndrome:a position statement from the European Society of Endocrinology.Eur J Endocrinol, 2014, 171 (4):1-29.

7. Kim JJ, Hwang KR, Chol YM, et al.Complete phenotypic and metabolic profiles of a large consecutive cohort of untreated Korean women with polycystic ovary syndrome.Fertil Steril, 2014, 101 (5):1424-1430.

8. Glucose tolerance and mortality:comparison of WHO and American Diabetes Association diagnostic criteria.The DECODE study group.European Diabetes Epidemiology Group. Diabetes Epidemiology:Collaborative analysis of Diagnostic criteria in Europe.Lancet, 1999, 354 (9179):617-621.

9. Haqq L, McFarlane J, Dieberg G, et al.The effect of lifestyle intervention on body composition, glycemic control and cardiorespiratory fitness in women with polycystic ovary syndrome:a systematic review and meta-analysis.Int J Sport Nutr Exerc Metab, 2015, 25 (6): 533-540.

10. Jensterle Sever M, Kocjan T, Pferfer M, et al.Short-term combined treatment with liraglutide and metformin leads to significant weight loss in obese women with polycystic ovary syndrome and previous poor response to metformin.Eur J Endocrinol, 2014, 170 (3): 451-459.

11. Zhang YY, Hou LQ, Zhao TY.Effects of acarbose on polycystic ovary syndrome:a meta-analysis.Exp Clin Endocrinol Diabetes, 2014, 122 (6):373-378.

12. Kahal H, Abouda G, Rigby AS, et al.Glucagon-like peptide-1 analogue, liraglutide, improves liver fibrosis markers in obese women with polycystic ovary syndrome and nonalcoholic fatty liver disease.Clin Endocrinol (Oxf), 2014, 81 (4):523-528.

13. Hogan AE, Gaoatswe G, Lynch L, et al.Glucagon-like peptide 1 analogue therapy directly modulates innate immune-mediated inflammation in individuals with type 2 diabetes mellitus.Diabetologia, 2014, 57 (4):781-784.

14. An Y, Sun Z, Zhang Y, et al.The use of berberine for women with polycystic ovary syndrome undergoing IVF treatment.Clin Endocrinol (Oxf), 2014, 80 (3):425-431.

15. Barry JA, Azizia MM, Hardiman PJ.Risk of endometrial, ovarian and breast cancer in women with polycystic ovary syndrome:a systematic review and meta-analysis.Human Reprod Update, 2014, 20 (5):748-758.

多囊卵巢综合征诊断

中华人民共和国卫生行业标准

前　言

本标准（WS330-2011）由卫生部医疗服务标准专业委员会提出。

本标准由中华人民共和国卫生部批准。

本标准按照 GB/T01.1-2009 给出的规则起草。

本标准主要起草单位：山东大学附属省立医院、中国医学科学院北京协和医院、南京医科大学第一附属医院、中山大学附属第六医院、北京大学第三医院、复旦大学附属妇产科医院、中山大学附属第二医院、安徽医科大学第一附属医院、黑龙江中医药大学附属第一医院、中华医学会妇产科学分会妇科内分泌学组。

本标准主要起草人：陈子江、张以文、刘嘉茵、梁晓燕、郁琦、乔杰、林金芳、杨冬梓、曹云霞、石玉华、吴效科、田秦杰。

多囊卵巢综合征诊断

1. 范围

本标准规定了多囊卵巢综合征的诊断依据和诊断。

本标准适用于全国各级各类医疗卫生机构及其医务人员对多囊卵巢综合征的诊断。

2. 术语和定义

下列术语和定义适用于本文件。

2.1 多囊卵巢综合征（polycystic ovary syndrome，PCOS）

育龄妇女常见的内分泌代谢疾病。临床常表现为月经异常、不孕、高雄激素征、卵巢多囊样表现等，同时可伴有肥胖、胰岛素抵抗、血脂异常等代谢异常，成为 2 型糖尿病、心脑血管病和子宫内膜癌发病的高危因素，严重影响患者的生活质量。

2.2 代谢综合征（metabolic syndrome，MS）

心血管疾病的多种代谢危险因素在个体内集结的状态。

2.3 多囊卵巢（polycystic ovary，PCO）

超声检查对卵巢形态的一种描述，一侧或双侧卵巢内直径 2~9mm 的卵泡数 $\geqslant$ 12 个，或卵巢体积 $\geqslant$ $10cm^3$［卵巢体积按 $0.5\times$ 长径（cm）$\times$ 横径（cm）$\times$ 前后径（cm）计算］。

3. 缩略语

下列缩略语适用于本文件。

BMI：体质指数（body mass index）

BBT：基础体温（basal body temperature）

E_2：雌二醇（estradiol）

FSH：促卵泡激素（follicle-stimulating hormone）

LH：黄体生成素（luteinizing hormone）

P：孕酮（progesterone）

PCO：多囊卵巢（polycystic ovary）

PCOS：多囊卵巢综合征（polycystic ovary syndrome）

PRL：催乳素（prolactin）

T：睾酮（testosterone）

WHR：腰臀比（waist-hip ratio）

4. 诊断依据

4.1 危险因素

包括以下条件：

①2 型糖尿病。

②高血压。

③肥胖。

④早发冠心病。

⑤性毛过多。

⑥ PCOS 的阳性家族史。

4.2　临床表现

4.2.1　症状与体征

4.2.1.1　月经异常

4.2.1.1.1　月经稀发

月经周期为 35 天至 6 个月。

4.2.1.1.2　闭经

继发闭经(停经时间 ≥ 6 个月)常见;原发闭经(16 岁尚无月经初潮)少见。

4.2.1.1.3　不规则子宫出血

月经周期或经期或经量无规律性。

4.2.1.2　高雄激素症状

4.2.1.2.1　痤疮

4.2.1.2.2　性毛过多

4.2.1.3　肥胖

4.2.1.4　黑棘皮征

4.3　辅助检查和实验室检查

4.3.1　血清生殖激素浓度测定(包括 FSH、LH、PRL、E_2、T、P)

4.3.1.1　高雄激素血症

临床上作为常规检查项目的血清总 T 水平,与临床高雄激素症状的程度无正相关关系。高 T 的诊断以本单位实验室检测设备测定当地正常育龄期女性人群后确定。

4.3.1.2　血 LH 浓度与 LH/FSH 比值

PCOS 患者血 LH 水平增高,FSH 水平正常或偏低,LH/FSH 比值 >2,多见于无肥胖的 PCOS 患者。

4.3.1.3　其他

血 E_2 浓度往往相当于中卵泡期水平。部分 PCOS 患者可出现 PRL 水平轻度升高。稀发月经或规律月经的患者偶见 P 浓度相当于黄体期水平。

4.3.2　盆腔超声检查

超声检查前应停用口服避孕药至少 1 个月,在月经规则患者中,应选择在月经周期第 3~5 天检查。稀发排卵患者若有卵泡直径 >10mm 或有黄体出现,应在下一个周期进行复查。无性生活者,可选择经直肠超声检查,其他患者选择经阴道超声检查。

PCO 并非 PCOS 所特有。正常育龄妇女中 20%~30% 可有 PCO。PCO 也可见于下丘脑性闭经、高 PRL 血症及分泌生长激素的肿瘤等。

4.3.3　BBT 测定

患者应于每天早晨醒后,于起床前立即测试舌下体温 5 分钟,至少持续 1 个月经周期,并记录在坐标纸上。测试前不应起床、说话,进行排便、进食、吸烟等活动。根据体温曲线可以了解有无黄体及黄体功能,并估计排卵日期,早期诊断妊娠。如有性交、感冒、迟睡、失眠、服药、治疗等情况应于备注项内注明。

4.3.4　筛查代谢并发症

4.3.4.1　空腹血糖和餐后 2 小时血糖测定

4.3.4.2　空腹血脂(三酰甘油、高密度脂蛋白胆固醇、低密度脂蛋白胆固醇)测定

4.3.4.3　肝[丙氨酸转氨酶(ALT)、天冬氨酸转氨酶(AST)];肾[血尿素氮(BUN)、肌酐(CR)]功能检查

5. 诊断

5.1　诊断步骤

5.1.1　病史询问

患者年龄,就诊原因;月经情况,如月经异常应仔细询问异常类型是稀发、闭经还是不规则出血;婚姻状况,目前有无不孕和生育要求;体质量改变、家族中糖尿病、肥胖、高血压、体毛过多、类似疾病史;既往相关检查结果、治疗措施及效果。

5.1.2　体格检查

身高、体质量、血压、乳房发育、有无挤压溢乳、体毛(包括腋毛、阴毛)分布、有无黑棘皮征、痤疮等。妇科检查:外阴发育和阴蒂情况、阴道黏膜是否受雌激素影响、宫颈黏液量、子宫体及附件有无器质性疾病。

5.1.3　辅助检查和实验室检查

详见 4.3。

5.2　诊断及分型

5.2.1　疑似 PCOS

月经稀发或闭经或不规则子宫出血是诊断必需条件。另外,再符合下列 2 项中的 1 项,即可诊断为疑似 PCOS。

①高雄激素的临床表现或高雄激素血症。

②超声表现为 PCO。

5.2.2　确定诊断

具备上述疑似 PCOS 诊断条件后还必须逐一排除其他可能引起高雄激素的疾病和引起排卵异常的疾病才能确定诊断。

5.2.3　排除疾病

5.2.3.1　甲状腺功能异常

根据甲状腺功能测定和抗甲状腺抗体测定排除。

5.2.3.2　高 PRL 血症

根据血清 PRL 测定升高诊断。垂体 MRI 检查有无占位性病变,同时要排除药物性、甲状腺功能低下等引起的高 PRL 血症。

5.2.3.3　迟发型肾上腺皮质增生,21- 羟化酶缺乏症

根据血基础 17α- 羟孕酮水平和促肾上腺皮质激素刺激 60 分钟后 17α- 羟孕酮反应鉴别。

5.2.3.4　库欣综合征

根据测定血皮质醇浓度的昼夜节律,24 小时尿游离皮质醇,小剂量地塞米松抑制试验确诊。

5.2.3.5　原发性卵巢功能低减或卵巢早衰

根据血 FSH 水平升高,E_2 低下鉴别。

5.2.3.6　卵巢或肾上腺分泌雄激素的肿瘤

根据临床有男性化表现,进展迅速,血 T 水平达 5.2~6.9nmol/L(150~200ng/dl)以上,以及影像学检查显示卵巢或肾上腺存在占位病变。

5.2.3.7　功能性下丘脑性闭经

根据血清 FSH、LH 正常或低下,E_2 相当于或低于早卵泡期水平,无高雄激素血症进行诊断。

5.2.3.8　其他

药物性高雄激素血症须有服药历史,特发性多毛有阳性家族史,血 T 浓度及卵巢超声检查皆正常。

5.2.4　PCOS 分型

5.2.4.1　有无肥胖及中心型肥胖

5.2.4.2　有无糖耐量受损、糖尿病、MS

5.2.4.3　PCOS 可分为经典的 PCOS 患者(月经异常和高雄激素血症,有或无 PCO),无高雄激素血症 PCOS(只有月经异常和 PCO)。经典 PCOS 患者代谢障碍表现较重,无高雄激素血症的 PCOS 则较轻。

附录 2

多囊卵巢综合征中国诊疗指南

中华医学会妇产科学分会内分泌学组及指南专家组

多囊卵巢综合征(polycystic ovary syndrome,PCOS)是常见的生殖内分泌代谢性疾病,严重影响患者的生命质量、生育及远期健康,临床表现呈现高度异质性,诊断和治疗仍存在争议,治疗方法的选择也不尽相同。为规范化临床诊治和管理 PCOS 患者,中华医学会妇产科学分会内分泌学组组织国内相关专家在参考国外相关指南及共识后,结合我国的患者情况、临床研究及诊疗经验,经过讨论,制订本指南,旨在对中国 PCOS 的诊断依据、诊断标准和治疗原则方面给出指导意见。本指南适用于青春期、育龄期和围绝经期 PCOS 患者的诊疗及管理。

一、病史询问

现病史:患者年龄,就诊的主要原因,月经情况[如有月经异常应仔细询问异常的类型(稀发、闭经、不规则出血),月经情况有无变化,月经异常的始发年龄等],婚姻状况,有无不孕病史和目前是否有生育要求。一般情况:体质量的改变(超重或肥胖患者应详细询问体质量改变情况),饮食和生活习惯。既往史:既往就诊的情况、相关检查的结果、治疗措施及治疗效果。家族史:家族中有糖尿病、肥胖、高血压、体毛过多的病史,以及女性亲属的月经异常情况、生育状况、妇科肿瘤病史。

二、体格检查

全身体格检查:身高、体质量、腰围、臀围、血压、乳房发育、有无挤压溢乳、体毛多少与分布、有无黑棘皮痤疮。妇科检查:阴毛分布及阴蒂大小。高雄激素的主要临床表现为多毛,特别是男性型黑粗毛,但需考虑种族差异,汉族人群常见于上唇、下腹部、大腿内侧等,乳晕、脐部周围可见粗毛也可诊断为多毛。相对于青春期痤疮,PCOS患者痤疮为炎症性皮损,主要累及面颊下部、颈部、前胸和上背部。

三、盆腔超声检查

多囊卵巢(polycystic ovarian morphology,PCOM)是超声检查对卵巢形态的1种描述。PCOM超声相的定义为:一侧或双侧卵巢内直径2~9mm的卵泡诊断依据数≥12个,和/或卵巢体积≥10ml(卵巢体积按0.5×长径×横径×前后径计算)。

超声检查前应停用性激素类药物至少1个月。稀发排卵患者若有卵泡直径>10mm,或有黄体出现,应在以后的月经周期进行复查。无性生活者,可选择经直肠超声检查或腹部超声检查,其他患者应选择经阴道超声检查。

PCOM并非PCOS患者所特有。正常育龄期妇女中20%~30%可有PCOM,也可见于口服避孕药后、闭经等情况时。

四、实验室检查

1. **高雄激素血症** 血清总睾酮水平正常或轻度升高,通常不超过正常范围上限的2倍;可伴有雄烯二酮水平升高,脱氢表雄酮(DHEA)、硫酸脱氢表雄酮水平正常或轻度升高。

2. **抗米勒管激素** PCOS患者的血清抗米勒管激素(anti-Müllerian hormone,AMH)水平较正常明显增高。

3. **其他生殖内分泌激素** 非肥胖PCOS患者多伴有LH/FSH比值≥2。20%~35%的PCOS患者可伴有血清催乳素(PRL)水平轻度增高。

4. **代谢指标的评估** 口服葡萄糖耐量试验(OGTT),测定空腹血糖、服糖后2小时血糖水平;空腹血脂指标测定;肝功能检查。

5. **其他内分泌激素** 酌情选择甲状腺功能、胰岛素释放试验、皮质醇、肾上腺皮质激素释放激素(ACTH)、17-羟孕酮测定。

诊 断 标 准

一、育龄期及围绝经期PCOS的诊断

根据2011年中国PCOS的诊断标准,采用以下诊断名称。

1. **疑似 PCOS** 月经稀发或闭经或不规则子宫出血是诊断的必需条件。另外再符合下列 2 项中的 1 项。

(1)高雄激素临床表现或高雄激素血症。

(2)超声下表现为 PCOM。

2. **确诊 PCOS** 具备上述疑似 PCOS 诊断条件后还必须逐一排除其他可能引起高雄激素的疾病和引起排卵异常的疾病才能确定 PCOS 的诊断。

二、青春期 PCOS 的诊断

对于青春期 PCOS 的诊断必须同时符合以下 3 个指标,包括:①初潮后月经稀发持续至少 2 年或闭经;②高雄激素临床表现或高雄激素血症;③超声下卵巢 PCOM 表现,同时应排除其他疾病。

三、排除诊断

排除其他类似的疾病是确诊 PCOS 的条件。

(一)高雄激素血症或高雄激素症状的鉴别诊断

1. **库欣综合征** 是由多种病因引起的以高皮质醇血症为特征的临床综合征。约 80% 的患者会出现月经周期紊乱,并常出现多毛体征。根据测定血皮质醇水平的昼夜节律、24 小时尿游离皮质醇、小剂量地塞米松抑制试验可确诊为库欣综合征。

2. **非经典型先天性肾上腺皮质增生(NCCAH)** 占高雄激素血症女性的 1%~10%。临床主要表现为血清雄激素水平和 / 或 17- 羟孕酮、孕酮水平的升高,部分患者可出现超声下的 PCOM 及月经紊乱。根据血基础 17α- 羟孕酮水平[≥ 6.06nmol/L(即 2ng/ml)]和 ACTH 刺激 60 分钟后 17α- 羟孕酮反应[≥ 30.3nmol/L(即 10ng/ml)]可诊断为 NCCAH。鉴于以上相关检查须具备特殊的检查条件,可转至上级医院内分泌科会诊以协助鉴别诊断。

3. **卵巢或肾上腺分泌雄激素的肿瘤** 患者快速出现男性化体征,血清睾酮或 DHEA 水平显著升高,如血清睾酮水平高于 5.21~6.94nmol/L(即 150~200ng/dl),或高于检测实验室上限的 2.0~2.5 倍。可通过超声、MRI 等影像学检查协助鉴别诊断。

4. **其他** 药物性高雄激素血症须有服药史。特发性多毛有阳性家族史,血睾酮水平及卵巢超声检查均正常。

(二)排卵障碍的鉴别诊断

1. **功能性下丘脑性闭经** 通常血清 FSH、LH 水平低或正常、FSH 水平高于 LH 水平,雌二醇相当于或低于早卵泡期水平,无高雄激素血症,在闭经前常有快速体质量减轻或精神心理障碍、压力大等诱因。

2. 甲状腺疾病　根据甲状腺功能测定和抗甲状腺抗体测定可诊断。建议疑似 PCOS 的患者常规检测血清促甲状腺素(TSH)水平及抗甲状腺抗体。

3. 高 PRL 血症　血清 PRL 水平升高较明显,而 LH、FSH 水平偏低,有雌激素水平下降或缺乏的表现,垂体 MRI 检查可能显示垂体占位性病变。

4. 早发性卵巢功能不全(POI)　主要表现为 40 岁之前出现月经异常(闭经或月经稀发)、促性腺激素水平升高(FSH>25U/L)、雌激素缺乏。

治 疗 原 则

PCOS 病因不明,无有效的治愈方案,以对症治疗为主,且需长期的健康管理。

一、治疗目的

由于 PCOS 患者不同的年龄和治疗需求、临床表现的高度异质性,因此,临床处理应该根据患者主诉、治疗需求、代谢改变,采取个体化对症治疗措施,以达到缓解临床症状、解决生育问题、维护健康和提高生命质量的目的。

二、治疗方法

(一) 生活方式干预

生活方式干预是 PCOS 患者首选的基础治疗,尤其是对合并超重或肥胖的 PCOS 患者。生活方式干预应在药物治疗之前和 / 或伴随药物治疗时进行。生活方式干预包括饮食控制、运动和行为干预。生活方式干预可有效改善超重或肥胖 PCOS 患者健康相关的生命质量。

1. 饮食控制　包括坚持低热量饮食、调整主要的营养成分、替代饮食等。监测热量的摄入和健康食物的选择是饮食控制的主要组成部分。长期限制热量摄入,选用低糖、高纤维饮食,以不饱和脂肪酸代替饱和脂肪酸。改变不良的饮食习惯、减少精神应激、戒烟、少酒、少咖啡。医师、社会、家庭应给予患者鼓励和支持,使其能够长期坚持而不使体质量反弹。

2. 运动　可有效减轻体质量和预防体质量增加。适量规律的耗能体格锻炼(30min/d,每周至少 5 次)及减少久坐的行为,是减重最有效的方法。应给予个体化方案,根据个人意愿和考虑到个人体力的限度而制订。

3. **行为干预** 生活方式的干预应包含加强对低热量饮食计划和增加运动的措施依从性的行为干预。行为干预包括对肥胖认知和行为两方面的调整,是在临床医师、心理医师、护士、营养学家等团队的指导和监督下,使患者逐步改变易于引起疾病的生活习惯(不运动、摄入酒精和吸烟等)和心理状态(如压力、沮丧和抑郁等)。行为干预能使传统的饮食控制或运动的措施更有效。

(二)调整月经周期

适用于青春期、育龄期无生育要求、因排卵障碍引起月经紊乱的患者。对于月经稀发但有规律排卵的患者,如无生育或避孕要求,周期长度短于2个月,可观察随诊,无须用药。

1. **周期性使用孕激素** 可以作为青春期、围绝经期 PCOS 患者的首选,也可用于育龄期有妊娠计划的 PCOS 患者。推荐使用天然孕激素或地屈孕酮,其优点:不抑制卵巢轴的功能或抑制较轻,更适合于青春期患者;对代谢影响小。缺点是无降低雄激素、治疗多毛及避孕的作用。用药时间一般为每周期10~14 天。具体药物有地屈孕酮(10~20mg/d),微粒化黄体酮(100~200mg/d),醋酸甲羟孕酮(10mg/d),黄体酮(肌内注射 20mg/d,每月 3~5 天)。推荐首选口服制剂。

2. **短效复方口服避孕药** 短效复方口服避孕药(combined oral contraceptive,COC)不仅可调整月经周期、预防子宫内膜增生,还可使高雄激素症状减轻,可作为育龄期无生育要求的 PCOS 患者的首选;青春期患者酌情可用;围绝经期可用于无血栓高危因素的患者,但应慎用,不作为首选。3~6 个周期后可停药观察,症状复发后可再用药(如无生育要求,育龄期推荐持续使用)。用药时需注意 COC 的禁忌证。

3. **雌孕激素周期序贯治疗** 极少数 PCOS 患者胰岛素抵抗严重,雌激素水平较低、子宫内膜薄,单一孕激素治疗后子宫内膜无撤药出血反应,需要采取雌孕激素序贯治疗。也用于雌激素水平偏低、有生育要求或有围绝经期症状的 PCOS 患者。可口服雌二醇 1~2mg/d(每月 21~28 天),周期的后 10~14 天加用孕激素,孕激素的选择和用法同上述的"周期性使用孕激素"。对伴有低雌激素症状的青春期、围绝经期 PCOS 患者可作为首选,既可控制月经紊乱,又可缓解低雌激素症状,具体方案参照绝经激素治疗(MHT)的相关指南。

(三)高雄激素的治疗

缓解高雄激素症状是治疗的主要目的。

1. **短效 COC** 建议 COC 作为青春期和育龄期 PCOS 患者高雄激素血症及多毛、痤疮的首选治疗。对于有高雄激素临床表现的初潮前女孩,若青春期发育已进入晚期(如乳房发育 ≥ Tanner Ⅳ 级),如有需求也可选用 COC 治疗。治疗痤疮,一般用药 3~6 个月可见效;如为治疗性毛过多,服药至少需要 6 个月才显效,这是由于体毛的生长有固有的周期;停药后可能复发。有中重度痤疮或性毛过多,要求治疗的患者也可到皮肤科就诊,配合相关的药物局部治疗或物理治疗。

2. 螺内酯(spironolactone) 适用于 COC 治疗效果不佳、有 COC 禁忌或不能耐受 COC 的高雄激素患者。每日剂量 50~200mg,推荐剂量为 100mg/d,至少使用 6 个月才见效。但在大剂量使用时,需注意高钾血症,建议定期复查血钾。育龄期患者在服药期间建议采取避孕措施。

(四) 代谢调整

适用于有代谢异常的 PCOS 患者。

1. 调整生活方式、减少体脂的治疗 调整生活方式、减少体脂的治疗是肥胖 PCOS 患者的基础治疗方案。基础治疗控制不好的肥胖患者,可以选择奥利司他口服治疗以减少脂肪吸收。

2. 二甲双胍 为胰岛素增敏剂,能抑制肠道葡萄糖的吸收、肝糖原异生和输出,增加组织对葡萄糖的摄取利用,提高胰岛素敏感性,有降低高血糖的作用,但不降低正常血糖。适应证:① PCOS 伴有胰岛素抵抗的患者;② PCOS 不孕、枸橼酸氯米酚(clomiphene citrate,CC)抵抗患者促性腺激素促排卵前的预治疗。禁忌证:心肝肾功能不全、酗酒等。

3. 吡格列酮 为噻唑烷二酮类胰岛素增敏剂,不仅能提高胰岛素敏感性,还具有改善血脂代谢、抗炎、保护血管内皮细胞功能等作用,联合二甲双胍具有协同治疗效果。吡格列酮常作为双胍类药物疗效不佳时的联合用药选择,常用于无生育要求的患者。

4. 阿卡波糖 是新型口服降糖药。在肠道内竞争性抑制葡萄糖苷水解酶。降低多糖及蔗糖分解成葡萄糖,使糖的吸收相应减缓,具有使餐后血糖降低的作用。一般单用,或与其他口服降糖药或胰岛素合用。配合餐饮,治疗胰岛素依赖型或非依赖型糖尿病。

(五) 促进生育

1. 孕前咨询 PCOS 不孕患者促进生育治疗之前应先对夫妇双方进行检查,确认和尽量纠正可能引起生育失败的危险因素,如肥胖、未控制的糖耐量异常、糖尿病、高血压等。具体措施包括减轻体质量、戒烟酒、控制血糖血压等,并指出减重是肥胖 PCOS 不孕患者促进生育的基础治疗。在代谢和健康问题改善后仍未排卵者,可给予药物促排卵。

2. **诱导排卵** 适用于有生育要求但持续性无排卵或稀发排卵的 PCOS 患者。用药前应排除其他导致不孕的因素和不宜妊娠的疾病。

(1) CC：为 PCOS 诱导排卵的传统一线用药。从自然月经或撤退性出血的第 2~5 天开始，50mg/d，共 5 天；如无排卵则每周期增加 50mg，直至 150mg/d。如卵泡期长或黄体期短提示剂量可能过低，可适当增加剂量；如卵巢刺激过大可减量至 25mg/d。单独 CC 用药建议不超过 6 个周期。

(2) 来曲唑（letrozole）：可作为 PCOS 诱导排卵的一线用药；并可用于 CC 抵抗或失败患者的治疗。从自然月经或撤退性出血的第 2~5 天开始，2.5mg/d，共 5 天；如无排卵则每周期增加 2.5mg，直至 5.0~7.5mg/d。

(3) 促性腺激素：常用的促性腺激素包括人绝经期促性腺激素（hMG）、高纯度 FSH（HP-FSH）和基因重组 FSH（rFSH）。可作为 CC 或来曲唑的配合用药，也可作为二线治疗。适用于 CC 抵抗和 / 或失败的无排卵不孕患者。用药条件：具备盆腔超声及雌激素监测的技术条件，具有治疗卵巢过度刺激综合征（OHSS）和减胎技术的医院。用法：①联合来曲唑或 CC 使用，增加卵巢对促性腺激素的敏感性，降低促性腺激素用量；②低剂量逐渐递增或常规剂量逐渐递减的促性腺激素方案。

3. **腹腔镜卵巢打孔术** 腹腔镜卵巢打孔术（laparoscopic ovarian drilling，LOD）不常规推荐，主要适用于 CC 抵抗、来曲唑治疗无效、顽固性 LH 分泌过多、因其他疾病需腹腔镜检查盆腔、随诊条件差不能进行促性腺激素治疗监测者。建议选择体质指数（BMI）≤ 34kg/m^2、基础 LH>10U/L、游离睾酮水平高的患者作为 LOD 的治疗对象。LOD 可能出现的问题包括治疗无效、盆腔粘连、卵巢功能不全等。

4. **体外受精 - 胚胎移植** 体外受精 - 胚胎移植（IVF-ET）是 PCOS 不孕患者的三线治疗方案。PCOS 患者经上述治疗均无效时或者合并其他不孕因素（如高龄、输卵管因素或男性因素等）时需采用 IVF 治疗。

(1) 控制性卵巢刺激（controlled ovarian hyperstimulation，COH）方案：PCOS 是 OHSS 的高风险人群，传统的长方案不作为首选。

①促性腺激素释放激素（GnRH）拮抗剂（GnRH-antagonist）方案：在卵泡期先添加外源性促性腺激素，促进卵泡的生长发育，当优势卵泡直径 >12~14mm，或者血清雌二醇 >1 830pmol/L（灵活方案），或促性腺激素使用后的第 5 天或第 6 天（固定方案）开始添加 GnRH 拮抗剂直至"触发（trigger）"日。为避免 PCOS 患者发生早发型和晚发型 OHSS，GnRH 拮抗剂方案联合促性腺激素释放激素激动剂（GnRH-a）触发，同时进行全胚冷冻或卵母细胞冷冻是有

效的策略。

②温和刺激方案:CC+小剂量促性腺激素或来曲唑+小剂量促性腺激素,也可添加 GnRH 拮抗剂抑制内源性 LH 的上升,降低周期取消率。这类方案也是 PCOS 可用的 1 种促排卵方案,适用于 OHSS 高危人群。

③ GnRH-a 长方案:在前 1 个周期的黄体中期开始采用 GnRH-a 进行垂体降调节同时在卵泡期添加外源性促性腺激素。多卵泡的发育和 hCG 触发会显著增加 PCOS 患者 OHSS 的发生率,建议适当降低促性腺激素用量,或小剂量 hCG 触发(3 000~5 000U)以减少 OHSS 的发生。

(2)全胚冷冻策略:全胚冷冻可以有效避免新鲜胚胎移植妊娠后内源性 hCG 加重或诱发的晚发型 OHSS。因此,为了提高 PCOS 不孕患者的妊娠成功率和降低 OHSS 的发生率,全胚冷冻后行冻胚移植是 1 种安全有效的策略。但值得注意的是,冻胚移植可能增加子痫前期的潜在风险。

5. 体外成熟培养 未成熟卵母细胞体外成熟(in vitro maturation,IVM)技术在 PCOS 患者辅助生殖治疗中的应用仍有争议。IVM 在 PCOS 患者辅助生殖治疗中的主要适应证:①对促排卵药物不敏感,如对 CC 抵抗、对低剂量促性腺激素长时间不反应,而导致卵泡发育或生长时间过长。②既往在常规低剂量的促性腺激素作用下,发生过中重度 OHSS 的患者。

6. 胰岛素增敏剂在辅助生殖治疗中的应用 推荐在 PCOS 患者辅助生殖治疗过程中使用二甲双胍。二甲双胍目前在治疗 PCOS 中的方案:①单独应用,适用于非肥胖的 PCOS 患者($BMI<30kg/m^2$);②与 CC 联合应用,适用于肥胖的 PCOS 患者;③与促性腺激素(hMG 或 rFSH)联合应用;④与 CC 或促性腺激素联合应用,适用于 CC 抵抗患者。

(六)远期并发症的预防与随访管理

对于 PCOS 患者的治疗不能仅局限于解决当前的生育或月经问题,还需要重视远期并发症的预防,应对患者建立起一套长期的健康管理策略,对一些与并发症密切相关的生理指标进行随访,如糖尿病、代谢综合征、心血管疾病,做到疾病治疗与并发症预防相结合。

在年轻、长期不排卵的 PCOS 患者,子宫内膜增生或子宫内膜癌的发生明显增加,应引起重视。进入围绝经期后,因无排卵导致的孕激素缺乏会增加子宫内膜病变的发生风险,而雌激素的下降则会在已有的基础上加重代谢异常。使用 MHT 时应格外注意 PCOS 患者。

(七)心理疏导

由于激素紊乱、体形改变、不孕恐惧心理等多方面因素的联合作用,PCOS

患者的生命质量降低，心理负担增加。

心理疏导是借助言语的沟通技巧进行心理泄压和引导，从而改善个体的自我认知水平、提高其行为能力、改善自我发展的方法。在 PCOS 患者的临床诊疗过程中，相关的医务人员应在尊重隐私和良好沟通的基础上，评估其心理状态并积极引导，调整、消除患者的心理障碍，并在必要时结合实际情况，通过咨询指导或互助小组等形式给予患者合理的心理支持及干预，尤其是对于有暴饮暴食、自卑、有形体担忧的肥胖 PCOS 患者。

（八）中西医结合治疗

近 30 多年来，中医学的研究资料认为，PCOS 主要是肾 - 冲任 - 胞宫之间生克制化关系失调，其病机与肝、肾、脾三脏功能失调及痰湿、血瘀密切相关。目前对 PCOS 尚无统一的诊断及辨证分型标准。主要采取脏腑辨证为主，根据其兼证不同辨证分型，分为肾虚痰实、肾虚血瘀、肾虚或肾虚兼血瘀痰阻、肾虚兼肝胆郁热、肝火旺、痰实、脾肾阳虚夹痰和脾肾阴虚兼郁等不同证型。治疗上，采用预防、治疗相结合，辨证辨病相结合的方法，将中医、西医治疗作用的特点有机结合进行治疗。治疗方法主要如下。

（1）中医辨证分型治疗：以辨病与辨证结合的中医基础理论为依据进行中医辨证、中药序贯周期治疗，选方用药上以补肾调经、疏肝清热、化痰通络、活血祛瘀等为主。

（2）中医专方专药治疗：在辨证的基础上选用经典方剂如六味地黄丸合苍附导痰丸、左归饮合二仙汤、四逆散和四物汤、启宫丸、龙胆泻肝汤、葆葵胶囊等治疗。

（3）中医的其他疗法结合西医治疗：使用针刺促排、艾灸、耳穴压豆、中药外敷等配合治疗。

作者贡献声明：本指南由起草专家撰写、函审专家审阅，经修改后完成。除通信作者（陈子江）外，其他起草专家（田秦杰、乔杰、刘嘉茵、杨冬梓、郁琦、黄荷凤、梁晓燕、石玉华、阮祥燕、孙赟、杨菁、李蓉、林金芳）对本指南的贡献相同。

参与制订本指南的专家们：陈子江（山东大学附属生殖医院）、田秦杰（中国医学科学院北京协和医院）、乔杰（北京大学第三医院）、黄荷凤（上海交通大学医学院附属国际和平妇幼保健院）、刘嘉茵（南京医科大学第一附属医院）、杨冬梓（中山大学孙逸仙纪念医院）、郁琦（中国医学科学院北京协和医院）、梁晓燕

(中山大学附属第六医院)、石玉华(山东大学附属生殖医院)、阮祥燕(首都医科大学附属北京妇产医院)、孙赟(上海交通大学医学院附属仁济医院)、杨菁(武汉大学人民医院)、李蓉(北京大学第三医院)、林金芳(复旦大学附属妇产科医院)、马翔(南京医科大学第一附属医院)、王晓红(西安唐都医院)、师娟子(陕西省妇幼保健院)、吕群(四川省人民医院)、朱依敏(浙江大学医学院附属妇产科医院)、伍琼芳(江西省妇幼保健院)、刘见桥(广州医科大学附属第三医院)、刘伟(上海交通大学医学院附属仁济医院内分泌科)、许良智(四川大学华西第二医院)、李洁(香港大学深圳医院)、吴洁(南京医科大学第一附属医院)、邹淑花(青岛市妇女儿童医院)、张云山(天津市中心妇产科医院)、张丹(浙江大学医学院附属妇产科医院)、张波(广西壮族自治区妇幼保健院)、张炜(复旦大学附属妇产科医院)、张学红(兰州大学第一医院)、陈蓉(中国医学科学院北京协和医院)、邵小光(大连市妇女儿童医疗中心)、周坚红(浙江大学医学院附属妇产科医院)、郝桂敏(河北医科大学第二医院)、郝翠芳(烟台毓璜顶医院)、赵君利(宁夏医科大学总医院)、姚元庆(解放军总医院)、徐素欣(河北医科大学第二医院)、徐克惠(四川大学华西第二医院)、徐丛剑(复旦大学附属妇产科医院)、黄元华(海南医学院第一附属医院)、黄薇(四川大学华西第二医院)、曹云霞(安徽医科大学第一附属医院)、章汉旺(华中科技大学同济医学院附属同济医院)、章晓梅(云南省第一人民医院)、谭季春(中国医科大学附属盛京医院)。

55检